AF475032

La Vieillesse

MOYENS DE LA PRÉVENIR ET DE LA COMBATTRE

PAR

Le Dr A. LORAND

MÉDECIN CONSULTANT A CARLSBAD

EDITION FRANÇAISE

Par le Dr BORY

ANCIEN INTERNE DES HÔPITAUX DE PARIS

PARIS

LIBRAIRIE J.-B. BAILLIÈRE ET FILS

19, RUE HAUTEFEUILLE

—

1911

La Vieillesse

MOYENS DE LA PRÉVENIR
ET DE LA COMBATTRE

A LA MÊME LIBRAIRIE

Châteauroux. — Imprimerie MELLOTTÉE.

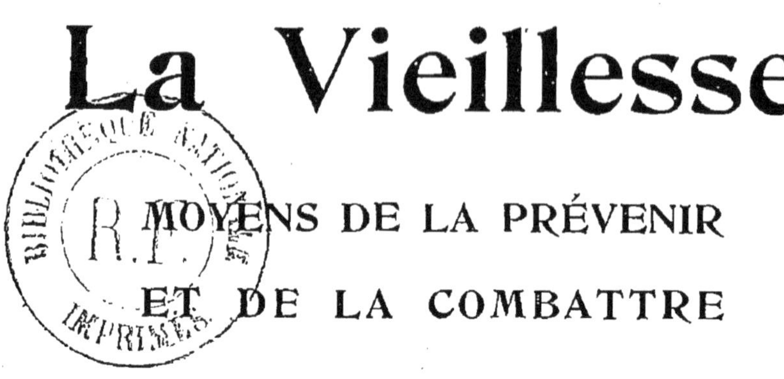

La Vieillesse

MOYENS DE LA PRÉVENIR ET DE LA COMBATTRE

PAR

Le Dr A. LORAND

MÉDECIN CONSULTANT A CARLSBAD

ÉDITION FRANÇAISE

Par le Dr BORY

ANCIEN INTERNE DES HÔPITAUX DE PARIS

PARIS

LIBRAIRIE J.-B. BAILLIÈRE ET FILS

19, RUE HAUTEFEUILLE

—

1911

LA VIEILLESSE

CHAPITRE PREMIER

RAPPORTS DES GLANDES VASCULAIRES SANGUINES AVEC LA VIEILLESSE

1. — LA VIEILLESSE PRÉMATURÉE EST LA CONSÉQUENCE D'ALTÉRATIONS DES GLANDES VASCULAIRES SANGUINES : (GLANDE THYROIDE, GLANDES GÉNITALES)

Les premiers symptômes de la vieillesse font leur apparition chez l'homme régulièrement entre 40 et 45 ans. Cependant il est nombre de personnes qui, de meilleure heure, avant même la 30e année, présentent les signes typiques de la vieillesse tels que une certaine corpulence, des cheveux gris ou des rides sur le visage. Les gencives se rétractent, et les dents apparaissent plus longues. Sur elles se dépose du tartre qui soulève la gencive. Souvent il en résulte une suppuration des alvéoles dentaires et les dents tombent. Il peut même s'en suivre une atrophie de la mâchoire et l'un des principaux soutiens de l'édifice facial disparaît. Le visage prend l'aspect vieilli que lui donnent les années.

Les cheveux perdent leur coloration primitive, se dessèchent et grisonnent, surtout aux tempes. Ils montrent des altérations en forme de nodosités, deviennent fragiles et tombent. Par suite de l'apparition de zones de calvitie, limitées par des cheveux gris, l'aspect du visage semble d'autant plus vieux.

Le pouls est dur, tendu; les artères temporales sont sinueuses; le revêtement cutané est sec et souvent écailleux, surtout aux genoux et aux pieds. La peau des mains est violacée, froide au toucher. Souvent ces personnes se plaignent du froid, alors même que la température n'est nullement abaissée. En général elles ont aussi une tendance à la constipation. L'appétit est indifférent. L'urine contient souvent des traces d'albumine et des cylindres hyalins.

Certaines modifications surviennent dans l'acuité auditive. Très souvent on constate une nervosité de la mentalité très prononcée, un degré de neurasthénie ou d'hystérie. La mémoire devient plus lente et ce qui domine c'est un état d'âme troublé ou qui a des tendances à l'être. Chez l'homme survient l'impuissance; chez la femme apparaissent les modifications de la menstruation.

Mais tout dans ce monde a une cause et pour qu'entrent en scène des phénomènes de sénilité chez des personnes encore jeunes, nous devons admettre qu'il existe des raisons. En étudiant les antécédents, la vie antérieure de ces individus, nous faisons la remarque que de telles apparences sont plus fréquentes chez ceux qui sont atteints d'une affection des glandes vasculaires sanguines, surtout d'une dégénérescence du corps thyroïde, autrement dit du myxœdème, aussi bien dans sa forme complète que dans ses formes frustes. Une autre maladie du corps thyroïde, la maladie de Basedow, est causée d'après *Mœbius* et *Gauthier* par une hyperactivité du corps thyroïde. Mais si celle-ci dure longtemps, elle aboutit à un épuisement, une inactivité de la glande, à un état semblable au myxœdème. Ce fait, qui peut réellement survenir, a été démontré, après *Mœbius*, par un grand nombre d'autres auteurs et par nous-même. Il est démontré maintenant que les personnes qui, pour un goître, ont eu leur corps thyroïde extirpé, présentent quelque temps après cette opération des symptômes de la vieillesse (heureusement à l'heure actuelle, on ne fait que des extirpations partielles). Chez les animaux on a pu faire apparaître, expérimentalement, des phénomènes semblables à ceux qui se montrent dans le myxœdème complet ou partiel. Le premier est une affection rare; le second lié à une dégénérescence partielle de la glande, est une maladie beaucoup plus fréquente.

Le complexus symptomatique de la vieillesse n'est pas seulement provoqué par les altérations de la glande thyroïde, mais encore par celles des autres glandes vasculaires sanguines. Nous le voyons particulièrement apparaître dans la dégénérescence de l'hypophyse, cause de l'acromégalie, qui, comme on le sait, s'accompagne d'une augmentation de volume, d'un épaississement des extrémités des membres et de certaines parties du visage. Le visage le plus gracieux devient aussi grimaçant que celui d'un polichinelle. Dans cette affection où n'existent au début bien souvent que peu de symptômes subjectifs, l'attention du malade est presque toujours attirée par des personnes étrangères, frappées de son aspect plus âgé. Cela est très net sur les photographies du docteur *G. A. Gibson*, médecin en chef de l'hôpital royal d'Edimbourg (Edimburgh, *Medical Journal,* 1899). Elles montrent une jeune malade de 27 ans atteinte d'acromégalie. Un an à peine après le début de sa maladie, elle avait, malgré ses 26 ans, l'aspect d'une personne de 36 à 40 ans. A 25 ans, c'est-à-dire au début de la maladie, une première photographie la montre avec des cheveux noirs ; à 26 ans, à peine une année après, ses cheveux étaient devenus blancs. Dans un prochain chapitre, nous rapporterons les résultats de l'autopsie de cette femme jeune encore et, dont les organes présentaient les caractères de la sénilité.

Ceux-ci surviennent encore après la dégénérescence des capsules surrénales, comme nous pouvons le voir dans la maladie bronzée d'Addison. Dans le peu de cas que j'ai observés, l'aspect extérieur était de beaucoup plus vieux que l'âge réel ne l'aurait fait supposer. L'hypertrophie des surrénales, comme nous le montrerons plus tard, conduit avec de grandes probabilités à l'état artérioscléreux qui encore une fois entraîne la vieillesse.

Une cause beaucoup plus puissante de sénilité réside dans la dégénérescence des glandes génitales. Il est bien connu que les gens châtrés vieillissent rapidement. Les eunuques d'Orient, de même que les fanatiques russes qui se laissent priver de leurs attributs sexuels, apparaissent beaucoup plus vieux, avec leur visage parcheminé, couvert de rides nombreuses. De même les sujets aux testicules insuffisants, misérablement développés ou non encore descendus, sont bientôt porteurs de rides. Les femmes qui possèdent des ovaires dégénérés par la maladie ou qui les ont perdus chirurgicalement de façon complète, vieillissent régulièrement plus vite que les autres. C'est également un fait d'observation, que les jeunes femmes, après des grossesses répétées, ont une apparence beaucoup plus vieille; c'est surtout le cas, lorsque elles ont nourri pendant longtemps. Si dans ces conditions surviennent des altérations du corps thyroïde, elles sont, comme nous le verrons, en rapport intime avec celles des organes génitaux. C'est ainsi que le myxœdème apparaît le plus souvent chez des femmes après de nombreuses grossesses, surtout après des allaitements prolongés, comme l'ont bien montré *Ord, Morvan* et *Combe*, auteurs qui ont beaucoup contribué à l'étude du myxœdème.

Les excès génitaux causés par la débauche peuvent même, chez de jeunes filles, entraîner une maturité, une défloraison, un dépérissement rapide. Les seins se développent précocement, deviennent pendants, les traits sont boursouflés et flasques. Un signe évident de ce « vieillissement » est l'embonpoint, sur lequel nous reviendrons plus tard avec plus de détails.

D'un autre côté on observe un vieillissement rapide chez des individus atteints d'une suppression complète de l'activité sexuelle ; nous y reviendrons également plus tard.

Les expériences de *von Mering* et *Minkowski* ont montré que le diabète pouvait être rapporté à une dégénérescence du pancréas. Les malades qui souffrent depuis longtemps de cette maladie offrent, surtout dans les cas graves, une série de signes de la vieillesse qui approche. Cela pourrait bien être en rapport avec ce fait, démontré de bonne heure par nous-même, qu'il existe non seulement des altérations du pancréas, mais encore du corps thyroïde. D'autres glandes paraissent encore jouer un rôle important, comme il résulte des travaux de *Blum* et *Zuelzer*. C'est un fait important à souligner que les diverses glandes vasculaires sanguines sont ensemble dans la plus intime dépendance comme les anneaux d'une même chaîne. C'est en quelque sorte une loi de pathologie générale que si l'une des glandes vasculaires, la thyroïde par exemple, est atteinte, les autres le sont peu de temps après. Il existe entre elles une sorte d'équilibre. Que celui-ci vienne à être détruit par la maladie de l'une des glandes, les autres réagissent comme par sympathie. Ainsi, dans la maladie de Basedow, nous trouvons non seulement des altérations de la glande thyroïde, mais encore des altérations semblables des glandes génitales. Dans le diabète sucré, le pancréas, la thyroïde, les glandes génitales sont souvent malades en même temps; l'hypophyse dans l'acromégalie souvent aussi le corps thyroïde, les organes génitaux, le pancréas, les capsules surrénales. Dans le myxœdème, l'hypophyse est atteinte, ainsi que les organes génitaux. Des faits semblables ont été constatés expérimentalement par *Stieda*, *Gley*, et *Hofmeister*. Après l'extirpation de la glande thyroïde chez le lapin, ils ont trouvé une hypertrophie du lobe antérieur de l'hypophyse.

Nous voyons donc que les altérations d'une glande vasculaire sanguine suffisent pour entraîner celles de la plus importante, la thyroïde. D'autre part les altérations primitives de la thyroïde en provoquent secondairement de semblables sur les autres et même sur toutes.

Le foie et les reins appartiennent à ce même groupe de glandes, à sécrétion interne, comme l'ont établi les travaux de *Gilbert* et de *Strauss* sur les fonctions du foie, ceux de *Brown-Sequard* et *Senator* sur celles des reins. Dans nos travaux antérieurs, nous avons montré dans quel rapport étroit ces organes se trouvaient vis-à-vis du corps thyroïde.

C'est pourquoi, aussi bien dans les maladies du foie, surtout dans les cirrhoses, que dans celles des reins, la néphrite interstitielle par exemple, nous voyons apparaître les symptômes de la décrépitude.

En plus des causes que nous venons de citer, on peut ajouter comme causes les plus fréquentes de la vieillesse précoce : les chagrins et les soucis, l'alcoolisme chronique, les maladies infectieuses, la syphilis surtout, enfin les diverses intoxications chroniques (mercure, plomb, tabac, etc.). Tous ces agents agissent, comme nous le verrons, en altérant les glandes vasculaires sanguines. Que celles-ci puissent être altérées également par les émotions morales, telles que les chagrins et les soucis, c'est ce que nous préciserons dans le chapitre sur le rôle des grandes agitations morales dans l'apparition de la vieillesse. L'abus prolongé de l'alcool lèse avant tout la thyroïde (*Hertoghe* et de *Quervain*), mais plus tardivement aussi les surrénales, les glandes génitales, le foie et les reins. De toutes les infections, c'est la syphilis surtout qui lèse la thyroïde, les surrénales et l'hypophyse. En provoquant des altérations des vaisseaux sanguins, elle est une des causes les plus fréquentes de l'artériosclérose. D'ailleurs, diverses espèces de poisons altèrent les glandes sanguines ; nous y reviendrons en étudiant l'influence de certains organes sur notre immunisation vis-à-vis des maladies infectieuses ou toxiques.

L'artériosclérose est la maladie qui, le plus fréquemment entraîne la sénilité précoce. Elle accompagne régulièrement le myxœdème et on la trouve aussi fréquemment dans l'acromégalie et le diabète. Comme nous le verrons plus tard, la dégénérescence de la glande thyroïde d'une part, l'hyperactivité des capsules surrénales de l'autre jouent un rôle important dans la production de l'artériosclérose.

Nous voudrions encore parler brièvement de ce fait que les symptômes de sénilité, mentionnés au début du chapitre, sont causés par les altérations des glandes sanguines, surtout de la glande thyroïde. Les cheveux gris s'observent très fréquemment chez les jeunes gens, à la suite d'altérations de la glande thyroïde, dans la maladie de Basedow, par exemple, et plus encore dans le myxœdème. Dans ce dernier, on voit apparaître très souvent des plis au visage; cela même chez les nourrissons, atteints de myxœdème congénital. Après le traitement thyroïdien, ils peuvent disparaître. L'atrophie des gencives, le tartre, la pyorrhée alvéolaire sont aussi des phénomènes très fréquents dans le myxœdème, même dans ses formes frustes. La chute des cheveux est d'ailleurs pour ces maladies un symptôme typique. Le plus souvent, le myxœdème est accompagné de phénomènes d'artériosclérose. Chez ces malades, règnent alors une constipation persistante. L'appétit est en général irrégulier, l'urine contient des traces d'albumine et des cylindres hyalins, parfois granuleux. Les altérations de la glande thyroïde concordent avec une dépression morale, le plus souvent la neurasthénie ou l'hystérie; la mémoire décroît. Chez les hommes, c'est l'impuissance; chez les femmes, les menstrues sont supprimées ou irrégulières. A cela s'ajoutent souvent des métrorrhagies, qu'*Hertoghe* conseille de traiter avec des tablettes de glandes thyroïdes.

Pour conclure, nous ferons remarquer que nous avons placé en tête des symptômes de la sénilité précoce, la corpulence, l'embonpoint ; c'est là un phénomène que les altérations des glandes sanguines peuvent aussi provoquer.

Dans le prochain chapitre, nous montrerons comment ces phénomènes remarquables règlent notre apparence extérieure et influent sur les processus intimes de la nutrition.

2. — INFLUENCE DES GLANDES SANGUINES SUR LE SYSTÈME NERVEUX, LES QUALITÉS DE L'ESPRIT ET LE CARACTÈRE

Si l'on traite avec des glandes thyroïdes animales un enfant idiot, ou d'un développement intellectuel très arriéré, on peut faire des observations remarquables. L'enfant se développe à vue d'œil, non seulement au physique, mais au moral ; on peut même avoir la joie de le voir se transformer en un enfant pourvu de qualités intellectuelles normales. De cette unique observation nous pouvons déjà conclure, que la glande thyroïde doit exercer une grande influence sur les centres nerveux et sur notre activité intellectuelle.

Une preuve en est que tout changement dans l'état de la glande thyroïde en entraîne un aussitôt dans celui du système nerveux central. Il en est d'ailleurs de même des autres glandes sanguines, en particulier des glandes sexuelles et de l'hypophyse ; il est aussi bien probable que l'état des centres nerveux, par suite les qualités intellectuelles de l'individu, sont régis par ces glandes sanguines. Et c'est là ce que nous allons montrer dans les lignes qui suivent.

Si l'on extirpe la glande thyroïde d'un animal, il se produit dans son système nerveux central des modifications profondes (*Albertoni*, *Tizzoni*, *Blum*, *Walter Edmunds*). Il se produit une destruction des cellules nerveuses et de leurs prolongements, une chromatolyse. Les corpuscules de *Nissl* disparaissent, la névroglie est augmentée. Partout se produit, après l'extirpation de la glande thyroïde, une augmentation du tissu conjonctif.

Des altérations semblables du système nerveux central se produisent, dans la dégénérescence de la glande thyroïde, ainsi que l'observa *Whitwell* chez des personnes myxœdémateuses. Comparez le cerveau d'un crétin qui est atteint de dégénérescence de la glande thyroïde avec celui d'un homme normal ; vous verrez chez le premier beaucoup moins de circonvolutions ; elles sont d'ailleurs plus superficielles. A ces altérations anatomo-pathologiques correspondent nécessairement des symptômes cliniques.

Mais leur énumération nous conduirait trop loin. Nous nous bornerons à souligner l'influence nuisible de ce facteur sur les qualités intellectuelles. Comme symptômes typiques du myxœdème, *Pilcz* [1] mentionne : lenteur de pensée, apathie, faiblesse de mémoire, somnolence. Nous trouvons tous ces symptômes, également typiques, dans la sénilité, et c'est pourquoi elle nous apparaît comme un état très analogue au myxœdème.

Nous devons faire remarquer que, après extirpation ou dégénérescence de la glande thyroïde, les qualités

1. Cité par OPPENHEIM. Traité des maladies nerveuses. Berlin, 1905.

intellectuelles sont très fortement touchées, jusqu'à atteindre l'idiotie et le crétinisme.

Plus généralement, sont altérées toutes les fonctions que nos connaissances physiologiques présentes localisent dans l'écorce cérébrale : l'intelligence, l'imagination, la volonté, la mémoire, etc... ; il est logique de conclure que ces fonctions sont régies par la glande thyroïde. En effet, il semble qu'une altération dans la glande thyroïde concorde toujours avec une altération de ces facultés. Certaines personnes se rappellent très bien les événements antérieurs à la production d'altération dans leur corps thyroïde ; il leur est impossible au contraire de fixer dans leur cerveau les événements postérieurs. L'intégrité de la glande thyroïde paraît donc être pour cela une condition essentielle ; du reste ces mêmes personnes, après absorption de tablettes de glande thyroïde, peuvent mieux retenir les événements et mieux les rappeler à leur mémoire, une fois enregistrés. Cette amélioration de la mémoire, nous avons pu l'observer nous-même chez de nombreux patients sous l'influence du traitement thyroïdien. Nous citerons le cas d'un homme très gros, un Anglais qui avait vécu au Siam et qui, le premier jour de sa cure, se leva au milieu de la nuit (il y avait trois heures qu'il avait pris les tablettes de glande thyroïde), s'assit à sa table de travail pour travailler à un traité scientifique.

Un savant bien connu, le Dr *Hertoghe,* m'a raconté, qu'avant une conférence, il lui arrivait parfois de prendre trois ou quatre tablettes de glande thyroïde.

Nous avons souvent observé des cas, où l'intelligence prématurément amoindrie, fut améliorée par le traitement thyroïdien.

C'est ainsi que nous avons traité récemment une Américaine de 69 ans, souffrant d'artériosclérose, et se plaignant de vertiges qui l'empêchaient de marcher. L'intelligence de cette dame, avant le traitement complètement sotte, se modifia, à vue d'œil, de jour en jour, à la grande surprise de sa « trained nurse » anglaise ; celle-ci nous raconta qu'auparavant sa maîtresse se laissait faire n'importe quoi et s'accommodait de tous les arrangements possibles ; maintenant elle faisait des objections continuelles, et voulait savoir la raison de toutes choses.

L'action de la glande thyroïde sur l'état moral est donc très remarquable. Est-elle dégénérée par la maladie ou par l'âge, alors apparaissent des altérations remarquables de l'état moral.

Chez les personnes, atteintes de myxœdème ou seulement de dégénérescence incomplète, d'une simple insuffisance de la glande thyroïde, nous trouvons très fréquemment des dépressions morales. Ce sont les pensées tristes, « les idées noires », comme disent les Français, « the blues », comme disent les Anglais, sans que ces idées soient basées sur quelque réalité. Ces sujets se créent mille soucis sur les conséquences éventuelles d'événements de la plus faible importance. Leur état général s'affaiblit.

Avec un collègue, nous avons traité avec des tablettes d'iodothyrine une femme, de 42 ans, qui montrait encore d'autres symptômes d'hypothyroïdie. Son état déprimé s'améliora bientôt. Mais après un séjour à la campagne, durant lequel elle négligea sa cure, les symptômes d'une profonde dépression morale apparurent à nouveau. Sa sœur souffre d'une maladie mentale pour laquelle elle séjourne dans une maison de santé. Dans quelques cas de mélancolie, l'emploi des tablettes de glande thyroïde nous a donné de bons résultats.

D'après nos observations, la glande thyroïde doit exercer une très grande influence sur le sommeil. Sa dégénérescence concorde avec une forte somnolence. On trouve aussi dans la vieillesse un besoin de sommeil, que *Popelauer* tient pour caractéristique de la sénilité. Ainsi que nous l'avons prouvé, il est possible de provoquer le sommeil par le sérum d'animaux éthyroïdés et de traiter ainsi avec succès des cas d'insomnie persistante.

Une hyperactivité de la glande thyroïde, comme dans la maladie de Basedow, entraîne au contraire l'insomnie, de même que l'absorption de préparations thyroïdées.

La grande influence exercée par la glande thyroïde sur l'état moral est démontrée aussi par l'influence qu'elle exerce sur la volonté. C'est ainsi que nous voyons un animal privé de sa glande thyroïde, un homme dont la glande thyroïde est dégénérée, devenir un être faible, sans volonté, sans aucune espèce d'énergie. De tels individus se laissent facilement tout suggérer. N'ayant pas la moindre volonté, ils se laissent facilement imposer une volonté étrangère. Ils sont tout à fait prédisposés à l'hypnose ; un homme de volonté forte n'a pas grand'peine à les faire complices de n'importe quel crime. C'est ce que j'ai expliqué dans une conférence sur la criminalité, à une séance spéciale de la Medico-legal Society de Philadelphie [1], conférence

1. The pathogeny of crime séance du 19 avril 1907, reproduite dans le *Journal of the American Medical Association*, 11 may 1907.

dont les matériaux nous furent donnés par un neurologiste, notre collègue *Dercum*.

Puisque les glandes sanguines influencent hautement l'état moral, leur état pathologique doit entraîner nécessairement des modifications de cet état moral. Sur cette base, il nous est permis de considérer les deux facteurs, qui, comme une sorte de barrière nous retiennent loin du crime : la volonté libre, la distinction entre le bien et le mal. Si la première nous manque, nous ne pouvons pas suffisamment nous dominer; si la seconde est défectueuse, il nous est impossible d'avoir devant les yeux la portée de nos actes. Nous agissons alors sans réflexion. C'est encore là que les glandes sanguines jouent un grand rôle.

Dans la maladie de Basedow, qui, nous l'avons vu, est causée par une hyperactivité de la glande thyroïde, nous observons en général une grande exaltation. Dans le myxœdème, au contraire, maladie où nous constatons une dégénérescence de la glande thyroïde, nous observons l'apathie ou la mélancolie. Dans plusieurs cas de mélancolie, nous avons observé des altérations de la glande thyroïde. Parfois, la menstruation manquait. Le traitement thyroïdien, aussi bien que l'emploi de tablettes ovariennes, m'ont donné dans ce cas de bons résultats.

Dans les maladies mentales surtout, il n'est pas rare de trouver une hypertrophie de la glande thyroïde. Nous avons pu le constater chez 100 sur 600 des malades femmes que nous avons visitées aux Etats-Unis à l'asile d'aliénés de Pontiac près du Détroit (Etat de Michigan).

Ainsi que nous l'avons déjà montré au chapitre Ier il y a entre la glande thyroïde et les ovaires des liens très étroits. Une altération des premiers entraîne celle des seconds, et inversement, il n'y a pas en général de lésion des ovaires qui ne soit accompagnée d'une altération de la glande thyroïde.

Ainsi, nous avons observé des altérations thyroïdiennes non seulement dans les maladies ovariennes, mais aussi pendant la menstruation, à l'approche de la puberté, pendant la grossesse, la puerpéralité, l'allaitement. Lorsque la glande thyroïde est malade, nous devons nous attendre à des changements dans l'état moral ; c'est ce qui arrive aux femmes et aux filles dans les circonstances mentionnées ci-dessus.

Parfois, on peut voir survenir de véritables psychoses. C'est ainsi que par exemple les filles au temps de la puberté ont une véritable tendance aux fugues. Des crimes même peuvent être commis par des femmes, dont la vie antérieure avait été toute vertueuse. On trouve ainsi des cas de kleptomanie, parfois même des crimes plus graves. Chose curieuse, ils ont souvent pour cause une futilité. C'est ainsi qu'il n'y a pas longtemps, en France, une garde-barrière de dix-huit ans, à l'état de grossesse avancée, commit, pour voler une somme minime, un crime épouvantable. Le Dr *Verwaek*, médecin de la prison Saint-Gilles, à Bruxelles, me racontait le cas d'une ouvrière, qui n'avait jamais commis la moindre faute, et qui, durant deux grossesses, commit chaque fois deux larcins. Elle fut d'ailleurs condamnée sévèrement. Il serait tout indiqué et surtout humain même devant le tribunal, de tenir compte de ces faits et dans tous les cas où une femme est accusée d'un délit quelconque, surtout quand on ne peut trouver une proportion raisonnable entre le délit et sa cause, de rechercher s'il n'a pas été commis à une époque, où la femme se trouvait dans l'un des états précédents.

Chez l'homme également, les maladies des glandes sexuelles peuvent provoquer la neurasthénie ou des psychoses ; en tous cas elles influencent toujours l'état moral.

C'est ainsi que les adultes, à qui l'on a enlevé les deux testicules, sont généralement atteints de mélancolie, comme l'a constaté pour la première fois le célèbre *Dupuytren*.

Heureusement lorsque la castration est nécessaire, on a l'habitude actuellement de conserver une partie des testicules. Comme nous le dirons plus tard, il peut se produire des modifications encore plus graves.

La grosse influence chez l'homme des glandes sexuelles sur le système nerveux nous est encore prouvée par le fait que, même après une blennorrhagie passée à l'état chronique et atteignant la prostate, une neurasthénie, parfois très grave, peut se développer.

Comme certains auteurs, en particulier *Gley* et *Camus* l'ont montré, la prostate a les rapports les plus étroits avec les testicules ; elle est probablement le siège d'une sécrétion interne ; c'est du moins ce que tendent à prouver une série d'observations faites sur la question. Les rapports sont donc, semble-t-il, à peu près les mêmes qu'entre les ovaires et l'utérus, qui, ainsi qu'on le sait par les recherches de *Frankel*, est sous la dépendance des premières.

Très fréquemment, la neurasthénie et l'hystérie s'observent à la suite d'altérations des glandes sexuelles ; *Baldwin* l'a montré à l'autopsie de la plupart des cas. L'auteur de cet ouvrage n'était peut-être pas allé trop loin, quand, dans une communication au congrès neurologique belge de Liège, il soutenait que la neurasthénie et l'hystérie, comme toute autre maladie, ont des causes anatomiques et qu'elles dépendent très fréquemment d'altérations de certaines glandes sanguines, en particulier de la glande thyroïde, des glandes sexuelles et de l'hypophyse. Dans la maladie de Basedow la neurasthénie apparaît si souvent, que *Collins* la nomme une « neurasthénie avec Tachycardie ».

Combien y a-t-il de femmes, traitées comme hystériques, qui souffrent en réalité de la maladie de Basedow ? L'acromégalie, elle aussi, où le rôle capital est joué par l'hypophyse, n'apparaît que bien rarement sans les symptômes les plus typiques de la neurasthénie et de l'hystérie.

La plupart des cas incomplets restent ordinairement méconnus et sont pris seulement pour de la neurasthénie ou de l'hystérie.

Dans le diabète aussi, où nous pouvons constater des altérations de la glande thyroïde, la neurasthénie apparaît très fréquemment. Nous l'observons souvent chez des femmes célibataires, qui pratiquent l'abstinence sexuelle totale. Comme nous le verrons plus tard, on a constaté chez des animaux, qui se trouvaient dans des circonstances analogues, des phénomènes de dégénérescence des glandes sexuelles.

Il est très fréquent d'observer chez de telles femmes des dyspepsies nerveuses, en particulier une hyperesthésie stomacale. Après les repas, elles se plaignent de poids, de douleurs dans l'estomac. On en vient naturellement à penser qu'il s'agit là d'impulsions, qui parties des glandes sexuelles, agissent sur le sympathique et le pneumogastrique, nerfs principaux de l'estomac, et provoquent leur hypersensibilité. Ils réagiront alors aux moindres atteintes, irriteront les glandes stomacales produisant une hypersécrétion acide à la suite d'ingestion de substances qui, dans un estomac normal, auraient été tolérées sans le moindre inconvénient. Ainsi s'explique la fréquence de l'hyperchlorhydrie chez les personnes vivant dans l'abstinence sexuelle totale, et, comme nous l'avons remarqué, cela n'est pas rare chez les hommes. Nous renvoyons au chapitre qui traite de l'hygiène des glandes sexuelles.

Comme *Gall* a pu le constater, il y a près de 100 ans, la castration produit chez l'homme et l'animal des altérations profondes du système nerveux central. C'est avant tout le cervelet, qui témoigne d'une dégénérescence nette. Parfois même, il finit par s'atrophier, ainsi que l'ont montré *Gall* et après lui *Dannecy* et *Rousseau*. Il est à noter, que lorsqu'un seul des testicules est enlevé ou détruit par la maladie, c'est l'atrophie de l'hémisphère opposé du cervelet que l'on observe. Ce fait a été constaté par *Gall*, expérimentalement sur plusieurs lapins châtrés.

Ces données ont été plus récemment combattues par *Rieger*, et, comme *Mœbius* le fait remarquer en défendant *Gall*, seulement sur le fondement de pesées faites sur quelques cerveaux de lapins ; *Mœbius*, dont la mort récente nous a fait perdre non seulement un neurologiste aux observations pleines de sagacité, mais encore un philosophe de marque, blâme en quelques paroles dures cette « exactitude », où se complaisent ainsi quelques auteurs, cette « pseudo-exactitude » comme il la nomme « qui nous a causé tant de dommages ».

Plus tard, la question fut reprise par *Vimont*, qui

lui aussi, après castration bilatérale, trouva une diminution du cervelet, puis par *Leuret* et *Hoffmann*, qui chez des chevaux châtrés, des porcs et des moutons, observèrent une atrophie de la tête.

Nous avons montré que chez les animaux châtrés d'autres parties du squelette sont altérées.

Si la castration est capable de provoquer sur la forme du cerveau de pareilles altérations, mais seulement lorsqu'elle est faite avant la puberté, on ne sera pas surpris de trouver que l'état d'âme, les qualités de l'esprit chez de telles personnes soient différentes de ce qu'elles sont chez des personnes normales. Nous avons déjà dans un précédent chapitre montré que leur développement physique est aussi différent.

C'est un fait connu que les animaux châtrés sont beaucoup plus dociles. Personne, à moins d'être né dans les prairies de l'ouest, ne monterait volontiers un étalon. Si on le châtre dans sa jeunesse, il devient docile et obéissant. De même un paysan attelle plus volontiers à sa charrue un bœuf ou une vache qu'un taureau indompté. Tandis que les garçons se trémoussent dans la cour comme des sauvages, les filles restent obéissantes à la maison auprès de leur mère. C'est surtout après la puberté qu'apparaît cette puissante différence. Quand on mange la viande d'un animal mâle, d'un taureau, d'un sanglier par exemple, on lui trouve bientôt un goût rebutant. Il est probable que les glandes sexuelles renferment une substance, sécrétion interne, qui se répand dans les tissus. Dans le langage populaire, c'est ce qu'on traduit du moins dans certaines régions d'Autriche, par l'expression « es stirlt ».

Mais ce qui avant tout caractérise l'individu en pleine possession de ses attributs sexuels, c'est le courage. Chez les eunuques, aussi bien que chez les animaux châtrés, il manque. Ils sont lâches et souples comme des vrais esclaves. Quand, dans la vieillesse les glandes dégénèrent (par bonheur cela n'arrive pas toujours chez l'homme) le courage s'amoindrit. Il manque souvent chez ceux qui ont abusé de leur puissance génitale. En étudiant l'histoire du monde, on trouve rarement, comme le fait remarquer *Mœbius*, un grand chef d'armée qui fut eunuque. Cependant la stratégie n'exige guère de courage personnel : beaucoup de soldats peut-être surpasseraient en courage le plus célèbre des généraux.

Il est hors de doute que les grandes qualités de l'esprit sont liées à la possession de glandes sexuelles saines et actives.

Jamais aucun châtré ne s'est fait remarquer par sa grande intelligence ou par ses découvertes. De grands savants ou de grands écrivains n'ont jamais existé parmi eux, et Abeilard ne fut châtré qu'après sa première jeunesse. Au contraire, des hommes tels que Napoléon, Gœthe, Victor Hugo, Ibsen, avaient le sens sexuel développé. Peut-être pouvons-nous nous expliquer les actes remarquables accomplis par eux par la conservation du sens sexuel et l'écoulement naturel de la sécrétion interne des glandes sexuelles. Du reste, l'amour même est un état d'âme qui n'est compatible en général qu'avec la possession de glandes sexuelles. Mainte chaste pucelle bannirait de son cœur l'image de son idéal, si elle avait appris que c'est par accident ou maladie qu'il a perdu sa virilité. Dans de telles circonstances nous tiendrions pour impossible un amour purement platonique. Ce que la femme aime dans l'homme c'est surtout la virilité. Peut-on se la représenter sans la possession de glandes génitales actives.

La force, le courage, la grandeur d'âme, la générosité, l'altruisme, ces grandes qualités sont étroitement liées à la possession des glandes sexuelles mâles. Et les femmes qui combattent pour leur émancipation devront bien nous avouer cela. Une armée de soldats dont les glandes sexuelles ne seraient dégénérées ni par les débordements, ni par la maladie, si d'autres circonstances venaient aussi les favoriser, seraient toujours victorieux.

L'hygiène de ces glandes, leur protection contre toute maladie par tous les moyens, devrait être considérée comme le premier devoir des chefs d'armée. La victoire des anciens Germains sur les Romains dépravés peut servir d'exemple.

Une qualité très précieuse que l'on trouve presque exclusivement chez l'homme, c'est l'initiative, le génie inventif et créateur. C'est là ce qui manque plus ou moins aux femmes ; c'est pourquoi il y a si peu de grandes artistes. Aussi bien que peigne une femme, le connaisseur, à première vue, saura reconnaître que l'auteur est une femme. Il lui manque surtout cette force, cette expression que l'on trouve chez un Velasquez ou un Van Dyck. Si quelquefois ces qualités se trouvent par exception chez des femmes, c'est qu'elles ont acquis des habitudes masculines. Ainsi Rosa Bonheur portait des vêtements masculins ; de même une artiste belge de nos amies, qui réalisa de grandes œuvres, fume aussi passionnément qu'un homme.

Dans la peinture de fleurs ou dans la représentation

des paysages, la femme peut montrer des talents. Dans la copie elle est parfois très supérieure à l'homme. D'ailleurs les arts d'initiative sont, chez la femme, très développés. Comme actrices elles possèdent des talents merveilleux : l'art d'une Rachel, d'une Sarah Bernhardt, d'une Duse, de la Hollandaise Bouwmeester, a été rarement atteint par un homme. Dans une littérature moyenne la femme peut faire aussi bien que l'homme.

Une vertu que possède la femme, c'est l'assiduité. Lorsque nous avons étudié l'hygiène dans une grande école de commerce de Vienne que fréquentaient des centaines d'écoliers et d'écolières, nous avons pu remarquer que les filles rivalisaient d'assiduité, au contraire des garçons.

Vertu, douceur, pitié, compassion, confiance, crédulité sont donc les qualités féminines les plus idéales. Mais elles sont en général liées à la possession d'ovaires fonctionnant bien, non dégénérés. Après les années critiques, elles diminuent fréquemment, parfois disparaissent. La crédulité seule peut dégénérer chez certaines en superstition, bigoterie, méfiance.

Heureusement que l'homme et la femme ont des qualités précieuses différentes. Le mariage aurait donc, en dehors d'autres avantages, celui de créer un tout harmonieux. L'homme et la femme sont anatomiquement et physiologiquement différents, même en dehors de la sphère sexuelle, comme nous le savons depuis les recherches de *Walderer*, *Ranke*, *Rüdinger*, *Benecke*, etc. Nous devons nous demander sincèrement s'il est juste que les femmes répondent de leurs actes devant des juges masculins qui ne peuvent que suivre difficilement le cours souvent mystérieux de leurs pensées.

Quel homme peut regarder en juge dans l'âme féminine !

Il est possible que par suite des progrès de l'émancipation féminine, beaucoup de qualités de la femme soient influencées dans le bon sens. Mais nous espérons que les autres n'en seront pour cela nullement amoindries.

Parmi les qualités des châtrés, on a peine à en trouver une digne de remarque. D'après les informations qui nous ont été transmises, par trois médecins de la cour de Perse, parmi lesquels notre ami sir *Hugh Adcock,* qui a passé plus de vingt années dans ce pays, ainsi que de hauts dignitaires persans qui avaient vu des centaines d'eunuques, ces derniers ont un ensemble de défauts les plus graves. Ils sont cupides, faux, rusés, sournois, superstitieux, avant tout lâches et cruels, vaniteux et enfantins. Ils n'aiment personne, si ce n'est peut-être quelques animaux, comme les chats, qu'ils torturent cependant.

Si les glandes sexuelles dégénèrent chez l'homme avec l'âge, son caractère se transforme aussi. Nous observons souvent la lâcheté, l'égoïsme, l'étroitesse de cœur, l'avidité. On voit les individus commettre souvent des indélicatesses ; les recéleurs et les usuriers sont la plupart du temps des gens âgés. Heureusement cela n'est pas constant ; nous montrerons en effet qu'à l'autopsie d'hommes âgés, on trouve les testicules souvent en bon état.

La cruauté, comme je l'ai dit, est un défaut de beaucoup d'eunuques. Si des actes cruels, des meurtres par exemple, sont commis par des individus atteints de démence précoce, il est peut-être permis de penser que l'altération des glandes sexuelles n'y est pas étrangère. Aussi, nous avons trouvé, dans plusieurs cas semblables, bien que hommes ou femmes fussent dans la vingtième année, une absence de caractères sexuels extérieurs.

Les hommes n'avaient pas de moustache, les testicules étaient parfois non descendus ou atrophiés. Nous avons observé deux cas analogues, il y a peu de temps, pendant mes vacances d'hiver, dans le service du Dr *Dercum*, à l'asile d'aliénés à Philadelphie.

Chez les femmes, les glandes mammaires n'étaient pas développées et la menstruation manquait ou était irrégulière. Pourtant, il n'est pas rare de voir commettre des meurtres ou des actes brutaux par des hommes pourvus de glandes sexuelles très actives, même hyperactives. Les actes de jalousie ou de meurtres passionnels sont chez les châtrés absolument impossibles.

Il ne faut donc pas rejeter l'idée d'un rapport entre les altérations des glandes sanguines, en particulier des glandes sexuelles et la production d'un crime.

Ce n'est pas seulement chez les castrats qu'on peut observer une pareille altération, mais aussi dans les cas d'insuffisance testiculaire. Les enfants, avant la puberté ne sont pas en pleine possession de leur intelligence ; par suite ils ne peuvent être rendus responsables de leurs actes. Dans les cas où les testicules, vers 18 ou 20 ans, ne sont pas encore descendus, on peut constater également un amoindrissement de l'intelligence. Ainsi, nous avons examiné récemment un jeune homme de 18 ans, dont le développement intellectuel était resté fort en arrière. Sans qu'on puisse le considérer comme idiot, il ne peut rien comprendre, rien retenir. C'est un grand garçon dégingandé, dont les mains et le visage sont violacés et froids au contact. Malgré ses 18 ans, il n'a pas la moindre moustache. Les cheveux sont courts et rares; les testicules ne sont pas descendus; la voix est celle d'un enfant. Pourtant, l'insuffisance testiculaire peut permettre une certaine intelligence. Je connais certaines personnes dans cet état, qui ont publié des travaux scientifiques. Mais il leur manque le pouvoir créateur. Ils travaillent un sujet, parfois avec un grand étalage de labeur et de patience; mais ils sont pauvres d'idées et toute originalité leur manque. Une telle personne ne saurait devenir un génie.

Aussi la responsabilité juridique, pour être rationnelle, ne devrait pas dépendre d'une limite fixée de façon arbitraire, mécanique, mais de l'atteinte de la puberté, de la maturité des glandes sexuelles. En l'absence de caractères sexuels secondaires, on devrait examiner les organes génitaux dont le non-développement devrait suffire à faire écarter toute punition. La responsabilité des personnes d'âge élevé devrait être diminuée ou écartée.

Que les glandes sexuelles régissent à ce point l'intelligence, c'est ce qui ressort clairement de ce fait que les enfants sexuellement prématurés sont également précoces au point de vue intellectuel. Je connais le cas d'un garçon qui, à l'âge de six ans, essaya d'avoir des rapports sexuels d'ailleurs infructueux avec une fillette et qui déjà à quatre ans et demi connaissait toutes les capitales du monde. En général, chez ces enfants précoces, on trouve des habitudes d'onanisme. C'est là une sorte d'aide personnelle de la nature en face des impulsions sexuelles dont la satisfaction est encore impossible. L'éducation de ces enfants précoces doit être particulièrement soignée. On peut en faire de grands hommes ; mais il n'est pas rare de les voir devenir de grands criminels. Pour les filles de cette catégorie, il est avant tout important de les marier jeunes. Puisqu'elles sont déjà formées à douze ans, il n'est pas nécessaire d'attendre jusqu'à vingt ans, âge que nous considérons comme le plus convenable au mariage.

Il y a peu de choses à dire sur l'influence de l'hypophyse, et des capsules surrénales sur le système nerveux central. Cette influence n'a jamais été étudiée encore avec précision. Le plus souvent, chez les animaux, l'extirpation de l'hypophyse entraîne rapidement la mort. On n'a réussi que très rarement à provoquer expérimentalement un état analogue à l'acromégalie. *Rénon* l'a vu apparaître après absorption d'extrait hypophysaire. D'autre part, *von Hoehnegg* a pu guérir l'acromégalie par extirpation de l'hypophyse. De cette influence de la glande sur le système nerveux central nous pouvons conclure que son atteinte entraîne des modifications morales.

C'est ainsi que nous avons observé le fait suivant : Deux millionnaires atteints d'acromégalie étaient devenus d'une extrême avarice. Ce n'est pas là un phénomène exceptionnel chez des millionnaires, il est même peut-être plus fréquent que chez d'autres ; il faut pourtant remarquer qu'ils présentaient avant leur maladie justement le défaut contraire. De même, après l'apparition de la maladie, survint chez eux une méfiance envers toutes choses. Dans un autre cas, que nous fit connaître le Dr *Dercum,* nous avons observé chez le malade un grand dégoût de toute nouveauté. Comme chef d'une grande fabrique, qui occupe des milliers de travailleurs, il s'attira le mécontentement de ses collègues du jour où il présenta les premiers symptômes de la maladie ; il leur causait en effet de grands dommages en s'opposant à toute innovation utile. D'ailleurs, par sa méfiance perpétuelle, il fit naître partout le mécontentement. Dans ces cas cependant où le mal peut être attribué à une hyperactivité hypophysaire, l'intelligence n'est généralement pas altérée. Parfois même, elle peut atteindre un haut degré de développement. Un de nos amis de Vienne souffre depuis 16 ans d'acromégalie typique avec diabète grave. Bien que son caractère soit altéré dans le sens indiqué, son intelligence, sa force de pensée et de réflexion sont restées si parfaites que, pour des affaires sérieuses, beaucoup de personnes lui demandent conseil. Malgré ses pénibles souffrances (il est maintenant presque entièrement aveugle), sa sagesse et sa résignation sont admirables. D'autres auteurs, *Gibson* par exemple, ont remarqué souvent l'intelligence de tels malades.

Quelques auteurs, avec *Tizzoni*, ont observé, après l'extirpation des capsules surrénales, un grand nombre d'altérations du système nerveux central ; nous-même, avons pu, dans quelques cas de maladie d'Addison, remarquer, à côté d'une grande faiblesse et d'une grande caducité, une dépression morale générale, une intelligence amoindrie. Un signe caractéristique chez ces malades, c'est encore la sensation de grande fatigue perpétuelle.

3. — FACTEURS QUI RÉGISSENT NOTRE ASPECT EXTÉRIEUR ET LA NUTRITION DES TISSUS

En règle générale, les enfants des deux sexes se ressemblent à un tel point que parfois un examen approfondi est nécessaire pour déterminer le sexe. Mais cette ressemblance ne persiste que pendant une certaine période, jusqu'à ce que des modifications surviennent dans les glandes sanguines, spécialement dans les glandes sexuelles et dans le corps thyroïde.

Ce dernier ne contient chez l'enfant que peu ou pas de substance colloïde; celle-ci augmente ensuite graduellement, et elle devient abondante à l'époque de la puberté, quand les glandes sexuelles se modifient à leur tour, avec la maturation des follicules ovariens et l'apparition des règles. La menstruation est sous l'influence de la glande thyroïde. Il est admis que la puberté et la menstruation font défaut chez les sujets dont la glande thyroïde est dégénérée.

A la puberté, des changements se manifestent dans l'aspect extérieur de l'individu ; on voit apparaître les attributs de la virilité : les moustaches, le développement pileux du pubis, les modifications de la voix, etc. Chez les femmes, c'est le développement des seins. En même temps, les traits deviennent caractéristiques; le visage même imberbe de l'homme se distingue de celui de la femme.

Les individus chez qui la puberté n'apparaît pas à l'âge normal, de 14 à 16 ans pour nos climats, se voient privés des attributs de leur sexe. Dans ces cas, les hommes ressemblent beaucoup plus aux femmes.

Un phénomène analogue se remarque chez les femmes, après la castration ou à la ménopause ; il y a alors tendance à l'apparition de moustaches et de poils sur le visage, aux endroits correspondant à la barbe. Nous observons le même phénomène chez les femmes dont les ovaires ont été altérés par des maladies ou des excès sexuels.

Ces attributs des sexes peuvent se dénommer *caractères sexuels extérieurs* ; ils résultent directement de la *sécrétion interne* des glandes sexuelles ; ils n'existent que grâce à cette sécrétion, ce qui se démontre aisément par ce fait qu'ils n'apparaissent pas dans les cas de castration infantile. On voit quelquefois des adultes, même des hommes âgés, sans moustaches. Dans ces cas on trouve généralement un état atrophique des testicules. Les cheveux ne deviennent pas longs. Ils restent courts et ils sont secs et cassants.

Ces sujets eux-mêmes sont fréquemment très développés, mais la plupart n'ont guère allongé que les bras et les jambes ; le tronc par contre est resté court. Dans les cas moins marqués, le visage est parfois rosé et il existe un léger duvet à la place de la moustache. Pourtant si les testicules sont entièrement atrophiés, la coloration du visage est blême, ou même jaunâtre, les mains sont rouges bleuâtres et froides. Souvent la peau du visage est parcheminée et profondément sillonnée de rides. Dans ces cas, la moustache manque régulièrement et le corps est petit. Dans le service du professeur *Launois* à Paris (Hôpital Lariboisière), nous avons vu un quinquagénaire de ce genre, qui était resté un aimable nain. Il avait, comme il est habituel en pareil cas, une intelligence bornée, poussée jusqu'à la niaiserie. Dans le chapitre précédent nous avons insisté sur cet état d'esprit de pareils individus, à propos des personnes atteintes d'insuffisance testiculaire. Par suite de l'insuffisance des glandes sexuelles féminines, la menstruation manque, les hanches, les glandes mammaires restent arriérées dans leur développement; les seins sont plats; la configuration du visage est souvent irrégulière. Les autres conséquences sont: des mâchoires saillantes; des dents très longues, tombant précocement; une atrophie des gencives et l'existence de cheveux secs, cassants, rigides. Plus tard, dans des cas plus sérieux, on voit survenir l'engraissement, au contraire la maigreur, dans les cas moins marqués. L'intelligence surtout est limitée; les époques menstruelles manquent ou sont irrégulières. Presque toujours survient l'anémie ou la chlorose. Dans certaines contrées de l'Orient, il y a des eunuques femelles. *Roberts* en a trouvé dans un voyage de Delhi à Bombay. Elles n'avaient pas de mamelles. Les poils du pubis faisaient défaut; les fesses ressemblaient à des fesses d'homme. Mais le reste du corps était plus gras. Il est à remarquer que ces femmes avaient bien entendu été castrées dans leur jeunesse.

Par opposition, nous trouvons des femmes qui, par suite d'une suractivité ovarienne, ont un développement luxuriant précoce de leurs caractères sexuels, des seins et des hanches en particulier. La menstruation apparaît habituellement chez elle de bonne heure; leur apparence est souvent florissante, et leur intelligence est souvent supérieure à celle de leur âge.

La chlorose est une maladie souvent reconnaissable à ses manifestations extérieures. Elle est causée d'après *Von Noorden*, *Dalché* et d'autres, par un état dégénératif des ovaires. Dans la chlorose, il est habituel que la menstruation s'établisse tard ; *et l'on sait que c'est un phénomène en rapport avec l'activité ovarienne;* aussi est-elle irrégulière et souvent accompagnée de douleurs profondes. Souvent le développement est en retard ; il n'est pas rare de voir survenir un engraissement lardacé (anémique) ; il n'est pas exceptionnel d'observer une absence du sens génésique. Des excitations sexuelles peuvent, par leur action sur les ovaires, hâter le développement des attributs sexuels de la femme ; à la suite d'excès sexuels, la menstruation peut apparaître déjà précocement dans le jeune âge, comme cela résulte des recherches effectuées par *Pauline Tarnowska* à Saint-Pétersbourg sur cent cinquante prostituées.

Une expérience bien simple permet d'écarter tout doute concernant l'existence d'une telle sécrétion.

Châtrons un jeune coq ; il n'aura ni crête ni éperons et les autres coqs, trop fiers, refuseront de se battre avec cet animal dégénéré, privé de ses attributs de mâle. Or, si nous prenons les testicules extirpés d'un tel coq et si nous les lui greffons sous la peau, les autres coqs combattront avec lui, car la crête et les éperons se développeront comme chez les coqs normaux. L'existence d'une sécrétion interne des ovaires ne peut être douteuse après les expériences précises de *Fraenkel, Knauer, Halban, Ribbert* et d'autres.

Poncet a démontré que les membres d'un lapin châtré deviennent anormalement longs ; c'est un fait bien connu que les eunuques ont des bras et des jambes d'une longueur démesurée. Le même fait s'observe dans les cas d'infantilisme dû à une absence de développement des glandes sexuelles. En outre, chez ces sujets, la glande thyroïde est altérée, comme l'a prouvé *Hertoghe*.

Si nous examinons le *squelette* à l'aide des rayons Röntgen, nous constatons que les cartilages épiphysaires demeurent non ossifiés, longtemps encore après la puberté.

C'est un fait très intéressant qu'après la castration et dans le myxœdème, on ait trouvé la même persistance des cartilages épiphysaires et le même retard de l'ossification ; de nombreux auteurs en ont donné la confirmation radiographique : *Hertoghe* en 1896, *Springer* et *Serbanesco* en 1897, *Gasne* et *Lande* en 1898, *Legry* et *Renault* en 1902, *Jeandelize* en 1903. *Hertoghe* a observé le même phénomène dans les cas d'infantilisme du type de *Lorain*.

L'influence de la glande thyroïde sur le squelette et sur le développement du corps se révèle clairement par une simple observation. Les enfants, nés de parents cachectiques (tuberculose chronique, syphilis, alcoolisme) chez qui la glande thyroïde est en règle générale dégénérée, ont souvent la glande thyroïde atrophiée. La démonstration en a été faite par *Garnier* et *Perrando*.

Semblables aux jeunes animaux éthyroïdés, ces enfants ne grandissent pas ; nous savons que les crétins, dont la glande thyroïde est dégénérée, en règle générale, restent nains toute leur vie. Nous pouvons produire chez eux des modifications très curieuses en les alimentant avec des extraits de corps thyroïde ; on les voit alors grandir petit à petit en un très court laps de temps (*Hertoghe*) ; leurs facultés mentales s'améliorent en même temps d'une manière indiscutable.

Gauthier a également démontré l'influence du corps

thyroïde sur le squelette par ce fait que, dans une fracture avec peu de tendance à la formation d'un cal, la soudure s'opère beaucoup plus vite dès que l'on administre de l'extrait thyroïdien.

Dans la maladie de Basedow, avec hyperactivité de la glande thyroïde, on note une élimination exagérée du composant le plus important du squelette, le carbonate de chaux ; la même chose survient dans l'acromégalie et le diabète, affection où la glande thyroïde est très fréquemment altérée *(Lorand)*.

L'ostéomalacie, qui est associée à une élimination énorme du carbonate de chaux, est due, d'après les idées actuelles, à une hyperactivité ovarienne *(Fehling)*; elle est favorablement influencée par la castration et même par la simple cure thyroïdienne.

Le corps pituitaire n'a pas une influence moindre sur le squelette que la glande thyroïde. Cette action s'exerce surtout sur les mains, les pieds et le menton. Si nous voulons démontrer la grande influence des glandes vasculaires sur les traits du visage, il nous suffit de noter les modifications qui surviennent chez un sujet acromégalique. Cette maladie fait ressembler les patients à la caricature bien connue de Polichinelle. On pourrait opposer aux doigts larges des acromégaliens, les doigts minces, longs et pointus de beaucoup de basedowiens typiques.

La *peau* et l'*embonpoint* des personnes qui souffrent d'altération des glandes vasculaires présentent aussi des variations très notables. Nous ne mentionnons ni la coloration toute particulière des addisoniens, — laquelle fait ressembler un homme blanc plus ou moins à un Peau Rouge — ni la pigmentation cutanée des sujets atteints d'une forme partielle de cette affection, mais nous pouvons démontrer que des lésions de la glande thyroïde s'accompagnent également de modifications cutanées. Dans la dégénérescence thyroïdienne et dans le myxœdème, la peau est pâle avec une teinte jaunâtre. Dans la maladie de Basedow, on observe des pigmentations et fréquemment des éruptions cutanées.

Chez les femmes atteintes d'affections des organes sexuels, des altérations semblables peuvent se manifester à la peau. Certaines femmes présentent des rides précoces et paraissent plus vieilles que leur âge. Des enfants souffrant de myxœdème congénital ou infantile ont souvent le visage si ridé qu'ils ressemblent à des sexagénaires. Une semblable apparence s'observe chez les eunuques ou dans les cas d'insuffisance testiculaire. Nous avons déjà dit que la chlorose est provoquée par des altérations ovariennes. Les pâles couleurs, l'aspect anémique que l'on observe si fréquemment chez les vieilles gens, surtout chez les femmes, pourraient bien être en rapport avec la dégénération des organes génitaux et de la thyroïde, dont l'action est si considérable sur la constitution sanguine.

L'influence des glandes génitales sur la peau est aussi démontrée par la pigmentation qui survient à l'occasion de la grossesse à la suite des menstruations pénibles *(Dalché* et *Fouquet)*. L'apparition de boutons d'acné chez les garçons et les filles pendant la puberté est également en rapport avec cette influence.

Les *cheveux* présentent souvent des altérations dans les maladies de la glande thyroïde ou des ovaires. Dans le myxœdème, il y a atrophie des follicules pileux avec chute des cheveux et même des sourcils.

Il est particulièrement intéressant de noter que la

médication thyroïdienne peut amener une nouvelle pousse des cheveux sur des places dénudées depuis longtemps. Nous avons observé le fait sur nous-même, et chose étrange à dire, les nouveaux cheveux étaient tout à fait noirs, tandis que les anciens étaient déjà gris avant leur chute. On possède des observations authentiques de personnes âgées de 60 à 70 ans qui gagnèrent des cheveux noirs à la suite de la médication thyroïdienne.

D'autre part, chez un grand nombre de jeunes sujets, âgés de moins de trente ans, ayant souffert de myxœdème total ou partiel, les cheveux grisonnent rapidement, à tel point que Hertoghe considère ce fait comme un des symptômes typiques du myxœdème fruste.

La chute ou le blanchissement des cheveux après des maladies infectieuses aiguës ou après des peines et des ennuis, doit avoir des rapports avec les modifications bien connues qui s'opèrent sous de telles conditions dans les glandes vasculaires et spécialement dans la glande thyroïde.

Ainsi que nous l'avons dit, une moustache et des favoris peuvent croître chez les femmes qui souffrent de maladie des ovaires, exactement comme après la castration ou la ménopause. Il est aussi très intéressant de constater qu'un grisonnement prématuré survient souvent chez les aliénés, ce qui doit se rapporter aux altérations, fréquentes dans ces cas, de la glande thyroïde et des glandes sexuelles.

La *nutrition de la peau* est entièrement sous la dépendance de la glande thyroïde. Après l'extirpation ou la dégénérescence de cette glande, les glandes sébacées et sudoripares s'atrophient. Dans le myxœdème, la peau est sèche, sans perspiration. Au contraire, dans la maladie de Basedow ou après une médication thyroïdienne intensive, on note une transpiration abondante.

Des *dépôts de tartre* et la *pyorrhée alvéolaire* sont des symptômes ordinaires du myxœdème, sous toutes ses formes. Les gencives se rétractent, les dents se déchaussent et tombent. C'est là également un symptôme habituel du diabète, mais seulement dans les degrés avancés. Dans des cas semblables, ainsi que nous l'avons démontré, il s'agit d'un myxœdème développé à la suite d'une activité exagérée de la glande thyroïde, dans les premiers mois de la maladie. Il est de règle que les dents d'un diabétique ne tombent que dans les formes graves de la maladie, généralement après l'apparition de l'acétone dans l'urine. La glande thyroïde, le corps pituitaire, les glandes sexuelles influencent puissamment la production du calorique. Les myxœdémateux et les eunuques se plaignent, même en été, de froid aux mains et aux pieds. Nous avons observé une dame âgée de 67 ans, qui avait été châtrée 30 ans auparavant : elle avait les pieds et les mains glacés, même au fort de l'été ; pendant des promenades estivales en automobile, elle frissonnait malgré ses fourrures. Artificiellement on arrivait à la réchauffer en lui donnant des tablettes d'ovaire et de corps thyroïde. Dans la maladie de Basedow, qui s'accompagne d'une hyperactivité du corps thyroïde, les malades se plaignent au contraire d'avoir trop chaud. Le même phénomène s'observe dans l'acromégalie, probablement à la suite d'une hyperactivité de la glande thyroïde hypertrophiée. Le diabète sucré s'accompagne souvent au début de sensibilité au chaud, plus tard de sensibilité au froid ; et cela parce que les glandes thyroïdes sont d'abord hypertrophiées, puis atrophiées.

Des changements importants se manifestent dans les *tissus sous-cutanés*, après l'extirpation de la glande thyroïde ; le tissu connectif et le tissu graisseux augmentent. *Hertoghe* nous a cité le cas d'un jeune taureau qui prit 30 kilogrammes de graisse en quelques mois après l'ablation de la glande thyroïde. Le même phénomène apparut chez un jeune cheval éthyroïdé.

Il y a, d'ailleurs, de nombreux faits qui démontrent la grande influence de la glande thyroïde sur le métabolisme de la graisse. Nous savons tous que la médication thyroïdienne réduit considérablement le tissu graisseux par accroissement des processus d'oxydation. De nombreux auteurs en ont donné la démonstration. Dans la maladie de Basedow, ces processus sont accrus ; ils sont diminués dans l'état opposé qui est le myxœdème. En donnant de l'extrait thyroïdien, nous augmentons nettement les processus d'oxydation dans les tissus, ainsi que l'ont prouvé le professeur *Magnus Lévy*, de Berlin, et beaucoup d'autres.

Nous avons démontré, dans mes travaux précédents, que la graisse se forme en abondance dans les cas récents de myxœdème, ainsi que dans les formes partielles de cette maladie. Il y a parfois une obésité colossale qui n'a rien à voir avec la suralimentation. Ces individus ont généralement très faible appétit ; ils mangent très peu. C'est pourquoi, dans une communication faite au Congrès français de médecine interne à Paris (1904), nous avons distingué deux espèces d'obésité : 1° l'*obésité exogène*, produite par des agents extérieurs, tels que les aliments que nous introduisons dans notre corps ; 2° l'*obésité endogène*, ayant son origine dans notre organisme et dépendant des altérations de certaines glandes qui gouvernent les processus d'oxydation, tels que la glande thyroïde, les glandes sexuelles, le corps pituitaire. Cette forme est indépendante de la suralimentation.

J'ai démontré que cette seconde variété peut être engendrée par tous les agents qui sont nuisibles aux glandes sanguines et spécialement à la *glande thyroïde* et aux *glandes sexuelles*, par exemple les maladies infectieuses, les grossesses répétées, certains produits toxiques tels que l'alcool, les excès sexuels, la ménopause. Ces facteurs peuvent amener l'obésité par épuisement de la glande thyroïde et des ovaires, après hyperactivité antérieure.

L'influence des ovaires sur la production de l'obésité se voit nettement à la suite de la castration. En outre, les femmes qui ont eu une ou plusieurs grossesses, ou qui se sont livrées à des excès vénériens prennent parfois un embonpoint énorme. Chez elles, l'obésité peut n'être que partielle et se limiter, aux seins ou aux hanches, ainsi que nous l'avons rapporté au Congrès international de médecine tenu à Lisbonne en 1906.

Il n'est pas douteux que les glandes sexuelles ont une action très marquée sur la nutrition des tissus. La preuve expérimentale en a été donnée par deux savants berlinois, le professeur *Loewy* et le Dr *P.-I. Richter*. Ces auteurs ont démontré que la castration amène une diminution des oxydations. En faisant ingérer des extraits de testicules de chiens à des chiens mâles châtrés, ils augmentent les processus d'oxydation. Ces processus cependant s'accroissaient encore davantage après l'administration d'extraits femelles à ces mêmes chiens châtrés. L'administration d'extraits ovariens à des chiennes châtrées a toujours donné des résultats supérieurs à ceux obtenus chez les mâles. C'est ainsi que, dans ce cas, il y eut en moyenne une augmentation de 67,7 p. c. après la castration. L'accroissement de l'oxydation chez les chiens mâles fut de 44,5 p. c. après la castration par le traitement à l'aide des extraits ovariens.

Si les résultats après l'ingestion d'extraits mâles ne furent pas plus marqués, c'est que nous ne sommes pas encore en état de préparer des extraits testiculaires aussi actifs que les extraits ovariens.

Narbuth a montré l'action du corps pituitaire sur le métabolisme ; il a trouvé l'oxydation diminuée après la dégénérescence du corps pituitaire et augmentée après l'administration d'extraits hypophysaires. En clinique, on connaît les cas d'obésité consécutive à la dégénérescence du corps pituitaire dans l'acromégalie. On se rappelle également ce fait intéressant, relaté par un grand nombre d'auteurs et récemment par *Berger* et d'autres qu'il existe des cas de tumeur hypophysaire avec obésité seule, sans aucun symptôme acromégalique. Le cas de *Madelung* est particulièrement suggestif ; il s'agit d'une obésité colossale chez une fillette de 9 ans après une blessure du corps pituitaire par coup de feu.

L'aspect extérieur de ces cas d'obésité, que nous avons décrits au Congrès français de médecine, en 1907, et à la Société pathologique de Londres, le 21 février 1905, comme étant d'origine endogène, est fort différent des cas d'obésité par suralimentation. Nous avons indiqué que les individus, qui prennent une nourriture copieuse avec peu d'exercices physiques, ont souvent le visage rouge ; ils sont pléthoriques, ils ont vite chaud et ils transpirent facilement. Ils se plaignent rarement de constipation. Au contraire, ceux qui souffrent d'obésité endogène sont généralement pâles ; ils se plaignent d'avoir froid ; leur peau est sèche ; ils transpirent rarement ou pas du tout. La règle est qu'ils soient constipés.

Il y a encore une autre glande vasculaire qui influe énergiquement sur la nutrition. C'est le *pancréas* dont les trois ferments agissent sur les albuminoïdes, les hydrates de carbone et les graisses. La sécrétion interne du pancréas, due probablement aux îlots de Langerhans, agit sur l'oxydation du sucre introduit dans le canal alimentaire sous forme de matière amylacée ou contenu dans le radical hydrate de carbone de la molécule albuminoïde, comme l'a montré *Pavy*. La dégénérescence totale du pancréas et spécialement de la partie contenant des îlots de Langerhans, produit une maladie caractérisée par la perte du poids et l'émaciation souvent poussée à un degré extrême, dans le diabète notamment.

Les individus qui sont atteints de formes bénignes de cette affection ont le teint rose et un aspect sain et nous avons déjà fait remarquer qu'ils paraissent souvent plus jeunes que leur âge. Selon nous, et nous reviendrons encore ultérieurement sur cette question, ce fait n'est pas étranger à l'état de la glande thyroïde. Nous avons démontré par des recherches faites au laboratoire du Prof. *Minkowski*, que, dans le diabète, la glande thyroïde contient parfois des quantités énormes de substance colloïde.

A cet aspect juvénile de beaucoup de cas de diabète léger, on peut opposer l'aspect vieillot des diabétiques graves, qui présentent en règle générale des symptômes de myxœdème, suite de l'épuisement de la thyroïde après hyperactivité préalable. Comme nous l'avons démontré dans une communication présentée par le Prof. *Gley* à la Société de Biologie de Paris les glandes vasculaires sanguines et notamment la thyroïde jouent un rôle très important dans la pathogénie de la sénilité. Celle-ci présente tous les symptômes d'un état myxœdémateux.

Toutes ces données permettent de conclure que notre aspect extérieur et l'état de nutrition de nos tissus sont réglés par la sécrétion interne des glandes vasculaires sanguines.

4. — RAPPORTS DES GLANDES VASCULAIRES SANGUINES AVEC L'HÉRÉDITÉ ET LA LONGÉVITÉ

Maintes personnes, qui mènent une vie très régulière, mangent peu, s'abstiennent d'alcool, ont une vieillesse prématurée. D'autres jouissent d'une vieillesse florissante bien qu'elles aient bu et mangé avec force. Nous connaissons un de nos confrères, d'environ 80 ans, à qui j'ai vu manger six plats de très grand appétit, boire ensuite une bouteille de bordeaux, fumer un gros cigare et supporter sans la moindre fatigue un voyage ininterrompu de 37 heures.

De tels cas sont cependant exceptionnels ; la raison en est que ces personnes ont le bonheur de vivre de la fortune de leurs parents et d'en hériter à tous les points de vue ; car la santé, comme la fortune, est transmissible. Il en est de même du caractère, de l'aspect extérieur, de la croissance. Ces derniers dépendent de la sécrétion interne des glandes vasculaires sanguines, comme nous l'avons vu précédemment ; puisque ces propriétés sont héréditaires, il est probable que les dispositions de glandes vasculaires qui les provoquent sont également héréditaires. Dans une discussion au Congrès allemand de médecine interne de 1904, nous avons montré la fréquence de l'hérédité de l'altération des glandes à sécrétion interne. Par exemple, la maladie de Basedow est souvent un fait d'hérédité ; dans ce cas, les enfants, surtout après la maturité sexuelle, ont assez souvent un petit goître. De tels malades ont en général de l'exophtalmie et sont tellement nerveux que toute excitation peut provoquer l'explosion des symptômes basedowiens. Comme *Mœbius* le raconte, *Oesterreicher* a trouvé dans une seule famille neuf cas de maladie de Basedow. D'autres auteurs font remarquer encore la fréquence de l'hérédité, dans cette maladie.

Les dégénérations de l'hypophyse sont souvent aussi héréditaires. *Bonardi*, *Schwoner*, etc., ont publié des cas d'hypercroissance maladive, héréditaire. Le diabète lui aussi repose presque toujours sur l'hérédité, et découle en général d'altérations des glandes sanguines. Les enfants de malades atteints de myxœdème montrent en général des signes de myxœdème congénital et les crétins engendrent des crétins. *Lanz* rapporte le cas intéressant d'une femme, qui, jusqu'à l'âge de 40 ans, avait eu deux enfants normaux, qui eut ensuite un goître et mit alors au monde un enfant goîtreux.

Les parents, atteints de dégénérescence de la glande thyroïde due à des maladies cachectiques classiques (tuberculose, malaria, syphilis), ont des enfants qui grandissent lentement, qui restent en retard aussi bien au point de vue physique qu'au point de vue intellectuel et qui contractent facilement des infections, surtout la tuberculose. Ceci s'explique lorsqu'on remarque, avec *Perrando* et *Garnier*, que, chez ces enfants, l'atrophie congénitale de la glande thyroïde est la règle. Cette malformation héréditaire explique aussi que beaucoup de ces enfants devenus adultes vieillissent prématurément et meurent le plus souvent très tôt de maladies contagieuses. L'hérédité de constitution de la glande thyroïde nous est d'ailleurs confirmée par l'expérience. *Lanz* (d'Amsterdam), extirpait la glande thyroïde chez des chèvres et constatait que leurs petits étaient retardés dans leur croissance.

Il n'est pas rare de rencontrer dans une même famille les maladies des différentes glandes à sécrétion interne, entre autres, le diabète sucré, le gigantisme, la maladie de Basedow. On trouve le plus souvent le diabète et la maladie de Basedow l'un à côté de l'autre. Chez les filles de deux diabétiques, d'une même ville hongroise, nous avons observé de petits goîtres, et ces doigts effilés et minces, comme ceux de la madone du Pérugien, si caractéristiques de la maladie de Basedow. La tachycardie (accélération anormale de l'activité du cœur) manquait encore, mais probablement un simple choc moral aurait suffi à provoquer le développement soudain du mal encore latent.

Très précieuse est l'observation faite par *Pel* dans une famille où le père était syphilitique, la fille myxœdémateuse, le fils au contraire acromégalique; c'est une preuve évidente de l'étroite liaison qui existe entre les différentes glandes vasculaires à sécrétion interne, et dans le cas particulier entre la glande thyroïde et l'hypophyse.

La bonne constitution des glandes sanguines est

aussi bien héréditaire que la mauvaise. Qui possède de bonnes glandes sanguines peut s'attendre en toute probabilité à jouir d'une longue vie. C'est sur l'hérédité de ces dispositions favorables que repose la longévité héréditaire de certaines familles. La longévité dépend en grande partie du fonctionnement normal de ces glandes; une vie hygiénique fait le reste. Certainement une vie hygiénique influence favorablement la capacité fonctionnelle des glandes sanguines. Mais la bonne constitution congénitale est une chose tellement fondamentale, que, dans certaines circonstances favorables, elle peut, malgré une mauvaise hygiène, assurer à elle seule la longévité.

Une constitution normale des glandes à sécrétion interne est donc nécessaire à la longévité. Comme cette constitution est héréditaire (nous avons suffisamment insisté sur ce point), il s'en suit nécessairement que la longévité l'est également. L'histoire de nombreux centenaires montre que leurs ancêtres ou leurs descendants, ou même leurs parents consanguins, atteignaient l'ultime vieillesse. Citons quelques exemples:

Lorsqu'un nommé Jenkins, alors âgé de 160 ans, se présenta devant les juges, pour y témoigner d'événements antérieurs de 120 ans, il était accompagné de ses deux enfants, âgés eux-mêmes de 104 et 100 ans.

En 1726 mourut aux environs de la ville hongroise de Temesvar un certain Petraz Czarten, âgé de 185 ans; il laissait un fils de 95 ans. Dans un prochain chapitre, nous parlerons du célèbre vieillard Thomas Parr (mort en 1635), qui atteignit l'âge de 153 ans. Un de ses rejetons féminins atteignit l'âge de 103 ans. Le paysan Joseph Surrington, mort en 1795 dans le voisinage de Bergen à l'âge de 160 ans, laissa une jeune veuve et un fils de 9 ans ; il avait aussi un fils âgé de 103 ans.

Une femme morte en 1692 dans un village finlandais, Maria Millamow, avait atteint l'âge de 114 ans 3/4. Son frère avait 108 ans et tous ses parents se firent remarquer par leur longévité. Le soldat Jean Thouret, malgré plusieurs blessures reçues à la guerre, vécut 104 ans ; sa mère atteignit l'âge de 118 ans, un de ses grands oncles, 130 ans. Dans une famille dont nous connaissons l'histoire, le bisaïeul avait 96 ans ; ses sept fils comptaient ensemble 600 ans, et une fille, déjà très âgée, vivait aussi.

Notre propre famille offre un exemple de longévité : notre grand'père maternel mourut à 105 ans, trois de ses enfants ont actuellement 96, 86 et 83 ans et sont encore solides. Notre grand'père paternel atteignit 82 ans. Notre père a 84 ans ; un de nos oncles mourut à 96 ans, une de nos tantes à 82 ans.

Nous voyons donc que les membres de semblables familles ont la perspective de devenir vieux, surtout si, par une bonne hygiène, ils se protègent contre la dégénérescence des glandes sanguines. L'hygiène a d'ailleurs une telle importance qu'elle peut pourvoir d'une bonne santé et d'une longue vie les descendants de gens à vitalité faible. Un célèbre médecin, sir *Herman Weber*, fils de parents morts jeunes, est âgé aujourd'hui de 86 ans et paraît beaucoup plus jeune. Il faut dire qu'il ne néglige aucun des conseils qu'il donne à autrui dans son petit ouvrage sur la prolongation de la vie, et la défense contre la sénilité précoce. Il est si solide, qu'il y a quelques années à Carlsbad il fit l'ascension, en notre compagnie et malgré la forte chaleur, d'une colline haute et escarpée, puis, sans arrêt, celle d'une haute tour.

Un célèbre clinicien Berlinois, qui a toujours mené une vie régulière, a maintenant 75 ans, bien que ses parents soient morts à 33 et 52 ans, et que ses frères soient morts tout à fait prématurément.

Les exemples sont nombreux de descendants de familles à vitalité forte, qui réagissent à merveille contre les maladies infectieuses chroniques et qui peuvent devenir très vieux, sans amoindrissement notable de leur force.

Un homme de 72 ans, très solide, que nous avons eu l'occasion d'observer, et qui paraît de 10 à 12 ans plus jeune que la réalité, attrapa la syphilis à 20 ans, et suivit un traitement par pilules tout à fait insuffisant. Bien qu'une série de manifestations tertiaires, entre autres une glossite interstitielle de la langue, prouvent la persistance de cette maladie sexuelle, celle-ci nuit si peu à son état général que sa puissance sexuelle ferait honneur à un homme de 40 ans; il se plaignait même de ses trop vifs désirs sexuels. Un malade de 50 ans que nous traitons est syphilitique depuis 32 ans; il est à cela près florissant de santé. Une syphilis incomplètement guérie, n'empêcha pas un de mes clients d'atteindre sa 92e année. Il est vrai que ces cas-là sont plutôt rares.

En général, pour devenir vieux il faut respirer le plus d'air pur, se lever tôt et mener une vie régulière : nous parlerons de ce point dans un autre chapitre. Les gens les plus âgés se trouvent en Angleterre, en Ecosse, car dans ce pays on aime le séjour fortifiant à l'air libre. La plupart des centenaires existent, paraît-il, en Bulgarie, 3800 environ sur 4 millions d'habitants, tandis que l'empire allemand avec sa population de 60 millions, n'en compte que 70 environ. Les Bulgares, dit-on, devraient cette longévité à l'emploi journalier du lait de Yogourth. Dans un prochain chapitre, nous parlerons des avantages du régime lacté à ce point de vue.

CHAPITRE II

LA VIEILLESSE

1. — CAUSES DE LA VIEILLESSE

Comme la mort, la vieillesse est inévitable. La date de son début seule est variable. La plupart des hommes commencent à vieillir vers 50 ou 60 ans, et meurent après un temps plus ou moins long. D'autres peuvent dès la trentième année montrer déjà des signes de sénilité. Nous distinguerons donc deux espèces de sénilité, la sénilité prématurée pathologique, et la sénilité normale que des auteurs célèbres, comme *Johannès Müller* et *Cohnheim*, regardent comme un phénomène physiologique. Ces deux espèces sont d'ailleurs en relation intime, et l'une peut se transformer en l'autre. La sénilité précoce est susceptible d'amélioration ; il est plus difficile de l'obtenir dans la sénilité normale, bien que plusieurs de ses symptômes puissent être favorablement influencés par la thérapeutique. Lorsque, chez un homme d'environ 30 ans, apparaissent les premiers symptômes d'une vieillesse prématurée, semblables à ceux du myxœdème, nous pouvons les améliorer par l'administration de tablettes de glandes thyroïdes, et la physionomie peut rajeunir. Les mêmes phénomènes, d'après les observations d'expérimentateurs distingués tels que *Mackenzie*, *Hertoghe*, *Murray*, *Laache*, etc., ont été constatés chez des gens de 50 à 60 ans, même davantage, chez qui, par suite de phénomènes myxœdémateux, on avait enlevé le corps thyroïde.

Si la sénilité, qui se produit vers 60 ou 70 ans était une nécessité exclusivement physiologique, une influence thérapeutique, cependant non douteuse, serait difficile à admettre. Aussi comment pourrait-on s'expliquer ces nombreuses exceptions de personnes très âgées qui n'en présentent aucun symptôme typique ? Comment se ferait-il que l'autopsie de personnes plus que centenaires, n'a parfois révélé aucun signe organique de sénilité. *Harvey* trouva le corps de Thomas Parr, l'un des hommes les plus vieux des temps modernes, dans un état presque juvénil. Les cartilages costaux n'étaient même pas ossifiés. *Cunningham*[1] constata récemment un phénomène semblable à l'autopsie d'un vieux marin plus que centenaire.

Si nous comparons le genre de vie de personnes qui vieillissent prématurément à celui de personnes atteignant un âge avancé, sans qu'apparaissent les phénomènes séniles, nous pourrons trouver le plus souvent une relation pour ainsi dire obligatoire entre leur genre de vie, leurs maladies passées, ainsi que les autres influences nocives qu'ils ont éprouvées et leur état excellent de santé. Un homme qui descend d'une famille où l'on vit longtemps et qui mène une vie analogue à celle de Thomas Parr qui vivait seulement de lait, se couchait tôt, se levait tôt et accomplissait en plein air et sans soucis sa tâche pénible, un tel homme pourrait peut-être, comme lui, atteindre l'âge de 152 ans. Il en aurait du moins la possibilité. Lorsque

1. Communication orale.

Parr, sur l'ordre royal, dût abandonner sa vie campagnarde pour être conduit à Londres, où on le gorgea des mets les plus délicats, il mourut bientôt. D'autre part, il y a des personnes de 50 ans qui ont l'apparence plus vieille que notre honorable confrère sir *Thomas Weber* (de Londres), qui, malgré ses 86 ans, gravit de hautes montagnes et entreprend ses promenades quotidiennes, la tête découverte, le visage sainement brûlé par le soleil.

Il n'y a donc entre la vieillesse prématurée et la vieillesse normale qu'une différence de degré.

Comme tout a une cause, la vieillesse a également pour conditions une série de modifications, en particulier celles des glandes vasculaires sanguines. Qu'elles atteignent un homme de 30 ou un de 60 ans, elles provoquent toujours la vieillesse. Epargnent-elles au contraire un homme de 70 ans, il sera exempt de ces symptômes. Le facteur essentiel est la constitution individuelle, telle que l'a faite l'hérédité.

Il est sûr que certaines parties du corps subissent même très tôt une métamorphose régressive. Cela ne suffit pas à amener la sénilité de l'organisme entier ; c'est bien plutôt aux causes nocives externes, chagrins, soucis, etc., impossibles à éviter, qu'appartient ce rôle.

Si quelqu'un pouvait vivre au moins 200 ans, sans que ces facteurs aient agi sur lui, il aurait en même temps la possibilité de vieillir en conservant une jeunesse éternelle.

L'état de vieillesse de la cellule consiste en une diminution de ses fonctions, par suite d'une insuffisance de l'activité physiologique. Pour vivre, la cellule a besoin de sang; au moment où la moelle allongée ne reçoit plus de sang, la vie est supprimée. Cet afflux de sang est dirigé surtout par le nerf splanchnique. Celui-ci est-il sectionné ou détruit, le sang afflue alors dans les intestins ; le cœur et les centres médullaires sont vides. Ce nerf important, ainsi que la pression sanguine et les éléments du sang, sont, comme nous le montrerons plus tard, sous l'influence de diverses glandes vasculaires, corps thyroïde, surrénales, hypophyse. Si la cellule est dépourvue de sang, elle meurt. Lorsque les gencives ou les papilles des cheveux ne reçoivent pas suffisamment de sang, les dents et les cheveux tombent.

La constitution du sang est influencée de façon capitale par les glandes vasculaires sanguines, surtout la thyroïde et les ovaires. Dans le myxœdème ou après l'extirpation du corps thyroïde, on voit diminuer le nombre des globules rouges et la quantité d'hémoglobine *(Buschan, Albertoni, Tizzoni, Sanquirico, Lévy)*. Des constatations semblables ont été faites par *Breuer* et *Seiler* après la castration. Que l'on donne par contre de l'extrait thyroïdien ou ovarien, on peut voir l'état du sang revenir à la normale. Des rapports intimes existent donc entre la thyroïde et la composition du sang ; c'est ce sur quoi *Magnus Lévy* insiste encore. Cette glande, nous l'avons vu, commande le système osseux ; c'est pourquoi la moelle des os, lieu essentiel de formation des globules rouges, est sous leur dépendance. La pression sanguine est fortement influencée par les glandes vasculaires. Les extraits aqueux ou glycérinés de corps thyroïde *(Schaeffer* et *Oliver)* ou l'iodothyrine *(Cyon* et *Oswald)* déterminent un abaissement de la pression sanguine. Les extraits hypophysaires la relèvent *(Oliver* et *Schaeffer*, *Garnier* et

Thaon, Livon). L'élévation de la pression sous l'action des capsules surrénales est un fait bien connu. De même il n'est pas douteux que le tonus vasculaire et l'apport régulier du sang aux tissus sont sous la dépendance des glandes vasculaires sanguines. Celles-ci dégénèrent en vieillissant ; l'apport du sang ne peut naturellement qu'en souffrir.

Pour que la cellule se maintienne en bon état, fonctionne bien, elle ne doit pas seulement être approvisionnée de sang ; celui-ci doit surtout être d'une qualité non douteuse. Pour que les échanges de substance puissent se faire dans la cellule, il doit contenir certaines substances, qui lui sont fournies avant tout par les glandes vasculaires sanguines, telles que la thyroïde, l'hypophyse, les glandes génitales. Ces organes règlent la nutrition générale de l'organisme. D'après certains auteurs, le trouble de cette nutrition générale serait une cause de la vieillesse. D'après *Friedmann,* les manifestations de la vieillesse apparaissent à la suite d'une diminution de l'assimilation et de la capacité régénératrice de l'organisme, survenue sous une cause quelconque. Le rôle de l'affaiblissement de la nutrition générale dans la vieillesse est admis par la plupart des auteurs. D'après *Kövesi,* c'est un trouble de la nutrition intracellulaire qui cause la décrépitude. Il a également constaté qu'à un âge élevé peu de calories sont nécessaires et avant lui, *von Noorden* et *Munk* avaient déjà constaté que les échanges nutritifs par kilog. du poids du corps s'abaissaient. C'est encore ce qui résulte des travaux de *Sonden* et *Tigerstedt, Magnus Lévy* et *Falk.*

Il résulte de tout cela que les cellules sont suffisamment nourries quand le sang est de bonne composition. S'il vient à manquer, la cellule périt et sa place est prise par du tissu conjonctif. Maintenant, plus il y a de cellules qui meurent, plus on voit de tissu conjonctif se former sous l'influence irritative de ces cellules mortes, qui agissent comme de véritables corps étrangers. L'accroissement du tissu conjonctif influence également la nutrition cellulaire, et c'est ainsi que les parties nobles de l'organe disparaissent pour faire place au tissu conjonctif. L'hypertrophie peut résulter de diverses causes, des inflammations par exemple ou de l'arrivée aux cellules de substances nocives venues de l'extérieur. Il en résulte une telle abondance de tissu conjonctif dans les vaisseaux sanguins, que l'apport sanguin aux cellules devient difficile ou est entièrement supprimé et que leur ruine est inévitable. Ce n'est pas seulement l'accroissement du tissu conjonctif, cause essentielle de la vieillesse pour Demange, qui est susceptible de provoquer la mort cellulaire ; il y a aussi la dégénérescence graisseuse des tissus. Ces altérations sont toujours sous la dépendance des glandes vasculaires sanguines. C'est ainsi que l'enlèvement de la thyroïde provoque une hypertrophie du tissu conjonctif et l'augmentation du tissu graisseux. *Von Eiselsberg* a pu observer dans ces conditions l'apparition d'athérome aortique. *Josué* a provoqué chez le lapin de pareils phénomènes par injection d'extrait de glandes surrénales. Inversement les extraits thyroïdien ou ovarien entraînent la disparition du tissu graisseux.

Certains auteurs attribuent aux putréfactions intestinales un rôle important dans l'apparition de la vieillesse. C'est le grand mérite de *Metchnikoff* d'avoir insisté sur l'importance de ce facteur, bien que je ne puisse approuver sa doctrine de la macrophagie des cellules nobles. De même *Maly* regardait l'intestin comme l'origine des altérations qui conduisent à la vieillesse. Que des putréfactions intestinales puissent exister dans ces conditions, il pourrait peut-être expliquer le fait que ceux qui suivent un régime favorisant la production d'acide lactique dans l'intestin, ont dans la règle une apparence plus fraîche. On sait que l'acide lactique est un puissant désinfectant et qu'il supprime les putréfactions. Ainsi pourrait s'expliquer peut-être la longévité des personnes qui suivent un régime lacté et dont nous avons déjà plus haut cité un exemple. En se fondant sur un raisonnement semblable, *Metchnikoff* a recommandé l'usage du yogourth et de la lactobacilline qui est retirée des cultures pures du bacille lactique.

Nous ne pourrions montrer ici que certaines glandes sanguines, comme la thyroïde, la parathyroïde, le foie et les reins, sont destinées à détruire et à éliminer les poisons formés dans l'intestin. C'est ainsi que la glande thyroïde neutralise les produits nocifs résultant de la désintégration des albumines, comme cela résulte des recherches de *F. Blum* et du japonais *Kishi*; les parathyroïdes détruisent les poisons qui se forment pendant la digestion ; le foie détruit celles qui lui sont apportées de l'intestin par la veine porte ; le reste est éliminé dans les conditions d'équilibre (normales) par les poumons, l'intestin, la peau et les reins. Nous parlerons des fonctions antitoxiques des glandes closes, auxquelles on doit adjoindre les surrénales et nous mentionnerons aussi les qualités antitoxiques des glandes sexuelles.

Il est clair maintenant que, lorsque ces glandes,

dans la vieillesse par exemple, sont dégénérées, différents poisons sont retenus dans l'organisme. Nous pouvons même considérer la vieillesse, comme un état d'auto-intoxication chronique. Et à coup sûr cet état existe dans d'autres maladies de la nutrition, telles que le myxœdème et la maladie de Basedow. Nous avons surtout insisté sur ce fait à propos du diabète, dans de précédents travaux.

Nous avons vu quelle puissante influence ont les glandes vasculaires sanguines sur les facteurs que les divers auteurs considèrent comme les causes de la vieillesse, à savoir : les altérations de la nutrition, l'accroissement du tissu conjonctif, les putréfactions intestinales ; et la réflexion suivante s'impose à nous : La vieillesse peut-elle être provoquée presque exclusivement par des altérations des glandes vasculaires sanguines ?

Comme nous l'avons montré dans le premier chapitre de cet ouvrage, tous les agents nocifs qui entraînent une dégénérescence des glandes sanguines provoquent aussi la sénilité précoce. Nous allons maintenant examiner s'ils sont capables aussi d'amener l'état de vieillesse, normal, physiologique.

Selon nous, entre les deux états, il n'y a qu'une différence de degré. Les mêmes causes nocives qui atteignent un homme de 30 ans et font apparaître chez lui les symptômes typiques d'une sénilité précoce, peuvent en épargner un autre jusqu'à 60 ou 70 ans, en raison de son mode de vie et de son hygiène. Mais une fois qu'elles ont agi, personne ne pourra échapper à leurs conséquences. Tôt ou tard chacun sera touché. Que des influences nocives, plus violentes (infections, alcoolisme, grossesses nombreuses, affections ovariennes, chagrins et soucis) agissent sur les glandes vasculaires, la vieillesse se montrera d'autant plus vite installée.

Fait très important, nous voyons des symptômes semblables à ceux de la vieillesse apparaître après la dégénération ou l'extirpation de la glande thyroïde et disparaître inversement après un traitement thyroïdien.

C'est ainsi que *Horsley*, à qui nous devons la connaissance des rapports du myxœdème avec la dégénérescence du corps thyroïde, a trouvé chez les vieillards dans ce même organe, un accroissement du tissu conjonctif, une forte dégénération de l'épithélium, une concentration du contenu des vésicules. *Hale White* a constaté, en examinant le corps thyroïde de quarante vieillards, une atrophie de cet organe, d'autant plus prononcée que l'individu était plus âgé. *Erdheim* a vu coïncider, dans la vieillesse, avec une dégénération de la thyroïde, une dégénération semblable des parathyroïdes. Nous avons, chez de vieux hommes et de vieux chiens, trouvé cette coïncidence et une diminution considérable du contenu colloïde des vésicules. D'après *Baumann* et *Jollin* la glande thyroïde des vieillards contient peu d'iode ; et comme nous le montrerons ailleurs, cette teneur en iode dépend de la quantité de substance colloïde *(Hutchison)*. Il serait donc indiqué d'essayer un traitement de la vieillesse avec l'iode ou avec les glandes d'animaux pourvues de cet élément.

Si la glande thyroïde des vieillards est dégénérée et amoindrie dans ses parties les plus importantes l'on peut dire alors avec une sûreté quasi-mathématique qu'elle ne peut plus exercer son activité dans la même mesure qu'auparavant, et si elle montre enfin des altérations semblables à celles que l'on trouve dans le myxœdème, nous devons, chez ces vieillards, voir apparaître des symptômes analogues à ceux du myxœdème. C'est ce qui arrive, et Sir *Victor Horsley* est le premier qui nota cette ressemblance. Dans la suite *Vermehren* et *Ewald* ont décrit une série de symptômes communs au myxœdème et à la vieillesse. D'après nos propres observations, nous pourrions citer surtout les suivants : rides du visage, paupières tombantes avec amoindrissement de la fente palpébrale (*Walter Edmunds* a pu la réaliser expérimentalement chez le singe par l'extirpation de la thyroïde), rides précoces de la main, une continuelle sensation de froid aux mains et aux pieds qui prennent une couleur violacée. Souvent l'obésité est le premier signe de la vieillesse qui approche, c'est aussi le premier symptôme du myxœdème, comme on peut le voir signalé dans les œuvres de *G. Murray*. De même que dans le myxœdème non traité, aux derniers stades, survient un amaigrissement profond, de même nous voyons celui-ci survenir dans l'extrême vieillesse. Dans les deux cas, les cheveux blanchissent. Leurs papilles, les glandes sébacées et sudoripares s'atrophient ; les cheveux tombent. Souvent la constipation apparaît et c'est avec peine que, par suite de la paresse intestinale, les matières sont éliminées ; j'ai pu l'observer également chez le chien après l'extirpation de la glande thyroïde. Typique également est la grande faiblesse musculaire qui existe dans la vieillesse aussi bien que dans le myxœdème. La parole est lente, la démarche incertaine et chancelante. La peau est pâle et sèche ; rarement la sueur apparaît. Les vieillards et les myxœdémateux sont en général anémiques. On observe encore chez eux de l'apathie, de la paresse intellectuelle. La mémoire est faible. Les derniers événements ne se retiennent que difficilement ; par contre les souvenirs de jeunesse restent beaucoup plus précis ; il est à remarquer, que la thyroïde, si elle ne présente aucun signe de dégénérescence, est capable d'aider la fixation des événements dans l'écorce grise et qu'elle influence au plus haut point notre intelligence. Cela est si vrai que la mémoire des personnes âgées peut devenir meilleure à la suite d'un traitement thyroïdien.

Le caractère tout entier est altéré dans la vieillesse, comme dans le myxœdème. Le vieillard est plus égoïste, dur ; il a des tendances à l'avidité. Tout cela s'observe souvent aussi chez les myxœdémateux. Après l'embonpoint du début surviennent l'amaigrissement et la cachexie. Chez l'homme s'installe l'impuissance ; chez la femme les règles disparaissent. L'artériosclérose est un symptôme typique de la vieillesse comme du myxœdème. Nous ne pouvons plus douter de la ressemblance des deux états, depuis surtout que j'ai eu l'occasion d'observer une grande quantité de ces cas dans les hôpitaux du Danemark, d'Ecosse, de Belgique, de Hollande et de l'est des Etats-Unis où le myxœdème est très fréquent.

La glande thyroïde n'est pas seule altérée par l'âge ; il en est de même des autres glandes vasculaires sanguines. D'après les recherches de *Minervini* les surrénales décèlent une cirrhose de tout l'organe. On trouve des gouttes graisseuses dans les cellules épithéliales de la zone médullaire ; *Delamare* par contre a vu les surrénales hypertrophiées dans la vieillesse. Les ovaires montrent, entre 40 et 50 ans, une augmentation de tissu conjonctif et une dégénérescence de l'épithélium. Ils sont atrophiés et leur poids en fait preuve. Les follicules de Graaf sont transformés en tissu fibreux et les corps jaunes dégénèrent. Le pancréas s'atrophie parfois *(Cannstatt)*, et j'ai constaté une série de cas où il était entièrement transformé par le processus de cirrhose. Les îlots de Langerhans seuls étaient intacts. *Cornil et Rauvier* ont constaté dans la vieillesse une dégénérescence graisseuse de l'organe. L'hypophyse montre dans ses deux lobes antérieur et postérieur une hypertrophie conjonctive et une diminution de la substance colloïde. D'après *Xavier Spangaro*, dans la moitié des cas, les testicules étaient atrophiés et les cellules interstitielles considérablement diminuées. Dans les reins, les cellules épithéliales, les glomérules dégénèrent ainsi que beaucoup de canalicules urinifères. Leur épaisseur et leur poids tombent à peu de chose. Peu à peu les organes se ratatinent. Dans la prostate, le Prof. Launois a trouvé, dans 50 cas, une sclérose considérable avec élargissement des canaux excréteurs. Dans le foie également surviennent des altérations scléreuses des vaisseaux sanguins.

En nous basant sur ces faits, nous avons, dans une communication à la Société de biologie de Paris, le 4 décembre 1904, émis l'hypothèse que la vieillesse était causée par les altérations des glandes vasculaires sanguines, surtout de la thyroïde, des glandes sexuelles, des surrénales et de l'hypophyse. La dégénération de tous ces organes, qui commandent dans l'organisme les échanges nutritifs et la destruction des poisons, provoque un état d'auto-intoxication et la vieillesse ne serait elle-même qu'un lent empoisonnement. Les dégénérations glandulaires sont primitives et les modifications des tissus secondaires. Ce sont les glandes vasculaires sanguines qui commandent aux tissus et non pas les tissus qui commandent à ces glandes. Il est démonstratif que nous puissions provoquer à notre gré les symptômes de la vieillesse chez l'animal, en lui extirpant un des organes cités, la glande thyroïde par exemple. Nous voyons alors survenir le symptôme le plus caractéristique de la vieillesse, l'hypertrophie du tissu conjonctif dans les artères et les différents tissus, comme *Ord* et *Mahomet* l'ont observé dans le myxœdème. De semblables désordres se rencontrent après la dégénération de l'hypophyse.

De même dans ces cas où les glandes vasculaires subissent de sérieux dommages, les symptômes de la vieillesse font leur apparition. Ceux-ci étaient-ils encore peu sensibles vers la 50e ou la 60e année, ils s'installeront nettement, lorsque les influences nocives atteindront les glandes vasculaires ; ils augmenteront à vue d'œil s'ils existaient déjà. Sans hésitation, nous pouvons affirmer que l'alcoolisme, les chagrins et les soucis, peut-être les suites de la misère, enfin les excès sexuels provoquent chez de telles personnes l'éclosion d'une vieillesse jusque-là retardée. Tantôt, chez une femme de 46 à 52 ans, la menstruation cesse, l'évolution ovarienne s'accomplit et il est habituel de voir chez cette femme, qui jusque-là était en parfaite santé, s'installer les symptômes de la vieillesse, absolument comme chez une jeune fille de 26 ans, quelque temps après la castration. Dans d'autres cas, la femme peut être âgée de 60 ans et paraître jeune, pourvu qu'elle soit encore réglée et que ses ovaires fonctionnent. Nous citerons plus loin un cas de ce genre chez une dame de 64 ans.

Comme argument capital en faveur de notre théorie, nous invoquons ce fait que, par un traitement thyroïdien ou ovarien, on peut plus ou moins faire disparaître ou améliorer les phénomènes de la vieillesse. Ce fait parle certainement en faveur d'une action collective de ces organes sur l'apparition de ces symptômes. Comme l'ont mis en lumière *Pineles* et l'auteur de cet ouvrage, l'altération d'une glande vasculaire entraîne celle des autres. Le point de départ peut être la glande thyroïde, l'ovaire ou l'hypophyse. Nous avons eu l'occasion, grâce à l'obligeance du Dr *Gibson* et de son assistant le Dr *Geddes* (d'Edimbourg), d'étudier les ovaires d'une malade de moins que 50 ans morte d'acromégalie. On sait que depuis *Pierre Marie*, qui en fit la découverte, il est classique d'attribuer la maladie à une altération du corps pituitaire. Les ovaires de cette malade étaient dans un état comparable à celui qu'on trouve seulement dans l'extrême vieillesse. L'ovaire gauche était représenté par une corde fibreuse dure. Le droit était également transformé en tissu fibreux. L'examen microscopique n'y montrait que du tissu fibreux; on ne voyait que quelques rares follicules de Graaf dégénérés. Aucun des nombreux examens que j'ai pratiqués ne me permit de voir un seul corps jaune. Outre cela il existait des symptômes typiques d'une vieillesse avancée. Les parois vasculaires étaient épaissies et c'est là un état que *Demange* et *Oettinger* considèrent comme caractéristiques de la sénilité. Les os étaient poreux et dans les tissus cutanés le tissu conjonctif prédominait.

Comme nous l'avons déjà signalé, les altérations d'une glande vasculaire retentissent sur les autres et, nous basant sur nos observations, j'ai affirmé, dans mes communications à la Société de biologie de Paris, aussi bien qu'au Congrès français de médecine interne de 1905, que des altérations de la glande thyroïde étaient suivies d'altérations semblables du foie et des reins et que ces organes étaient en quelque sorte contrôlés par le premier. Au Congrès de médecine interne de 1906, *von Neusser* confirma le fait pour le foie et la thyroïde. Divers auteurs l'ont confirmé expérimentalement. C'est ainsi que *Jeandelize* observa à la suite de la thyroïdectomie une hépatite interstitielle; que le japonais *Kishi*, après semblable opération chez 150 chiens et singes, trouva une hypertrophie du tissu conjonctif du foie. Dans les reins, *Blum* observa de la néphrite interstitielle et dans le cerveau une surabondance de névroglie comme *Walter Edmunds* et d'autres, l'ont également constaté.

Un phénomène fréquent, après l'extirpation du corps thyroïde, est l'accroissement du tissu conjonctif de la peau. C'est pourquoi la dénomination de cachexie pachydermique au lieu de myxœdème, proposée par *Charcot*, nous paraît plus juste, car cette maladie ne consiste que dans une minorité de cas, dans une altération myxœdémateuse muqueuse de la peau. Les altérations de la glande thyroïde et des capsules surrénales peuvent aussi provoquer des altérations du pancréas, comme nous l'avons montré dans une monographie parue il y a six ans. Les altérations des ovaires en entraînent aussi sur d'autres glandes sanguines. *Launois* et *Mulon* ont trouvé une hypertrophie notable de l'hypophyse durant la grossesse chez la femme, *Guieysse* en a trouvé une semblable dans les capsules surrénales du cobaye. *Minervi* constata chez des bœufs châtrés un accroissement prononcé du tissu conjonctif des capsules surrénales. Les cellules épithéliales étaient plus petites et contenaient davantage de matières graisseuses. Après extirpation des ovaires, *Cecca* a remarqué un accroissement de la substance colloïde du corps thyroïde. *Jayle* vit après castration apparaître une maladie de Basedow avec goître. *Freund* trouve constamment des goîtres dans des cas de fibromyome de l'utérus. Dans deux faits publiés, ils disparurent après l'opération. On peut peut-être y rattacher ce fait, que, dans les premières années après la ménopause, on observe des symptômes analogues à ceux de Basedow. D'autre part, comme l'a montré *Latzko*, nous pouvons par des tablettes d'ovaires agir favorablement sur le goître exophtalmique. Cette hyperactivité thyroïdienne est suivie naturellement de son épuisement et beaucoup de symptômes analogues à ceux du myxœdème chez des femmes châtrées ou vieilles. Inversement, il peut se produire une dégénération ovarienne; il n'y a pas d'altération ovarienne tant que le corps thyroïde n'est pas altéré. On observe son hypertrophie pendant la puberté, à chaque menstruation bien souvent, pendant la grossesse, l'allaitement et la *ménopause*. Un goître apparaît souvent après la grossesse. Le corps thyroïde est en somme souvent entraîné chez la femme à souffrir par sympathie: il est donc naturel qu'il arrive à s'épuiser et que son insuffisance conduise au myxœdème. En réalité, c'est là une maladie beaucoup plus fréquente chez la femme que chez l'homme. Chez ce dernier l'importance de la glande thyroïde est moindre. Cela peut expliquer que les femmes vieillissent plus tôt en général que les hommes, surtout lorsqu'elles ont eu de nombreuses grossesses. Comme le dit *Hertoghe* de façon pittoresque : « chaque grossesse demande une dent ».

Le corps pituitaire est souvent atteint par les altérations ovariennes, mais ici les recherches font à peu près défaut.

Cependant chez l'homme la dégénérescence sexuelle entraîne la sénilité. Les gens châtrés acquièrent très tôt un visage ridé, parcheminé et sans expression. Au contraire, si les glandes sexuelles sont en parfait état, on atteint souvent un âge avancé en gardant un visage juvénile.

De ce fait que dans la vieillesse surviennent des altérations de l'hypophyse, on peut expliquer que des personnes, surtout les femmes après la ménopause, présentent une augmentation de volume plus ou moins marquée d'une partie du visage, du nez par exemple ; les traits sont épaissis et plus grossiers ; ce sont en somme les symptômes typiques d'une acromégalie fruste.

Delamare a trouvé dans la vieillesse une hypertrophie des surrénales ; comme nous le savons il en résulte une sécrétion toxique qui cause une augmentation de la pression sanguine ; survient alors l'artériosclérose que nous observons si souvent dans la vieillesse. De même les pigmentations cutanées souvent brunes qui apparaissent en si grand nombre, nous permettent de conclure à une participation des surrénales.

Puisque la glande thyroïde contrôle en quelque sorte les fonctions des autres glandes, en particulier du foie et des reins, la diminution ou l'abolition de son fonctionnement peut faire apparaître cet état chronique d'auto-intoxication qui est caractéristique de la vieillesse.

Nous avons déjà signalé les diverses causes nuisibles qui peuvent hâter la précocité de la vieillesse. Nous les considérons comme particulièrement nocives pour les glandes vasculaires. Plus l'individu est vieux, plus dangereux deviennent ces différentes causes, en raison même des altérations profondes que la vieillesse fait subir aux glandes vasculaires sanguines. Mais la première influence nocive se localise avant tout sur la thyroïde qui, ayant une certaine prépondérance sur les autres glandes, joue le rôle le plus important dans le mécanisme des échanges.

Il n'est guère facile dans la lutte pour l'existence d'éviter toutes les influences nocives, souvent inappréciables, mais qui s'accumulent lentement et sûrement. Celui qui échappe aux attaques des innombrables bactéries qui sont en nous, et ne contracte aucune des maladies infectieuses qui, faisant dégénérer la thyroïde, les surrénales, les testicules, les ovaires, l'hypophyse et entraînent la vieillesse, celui-là pourrait affirmer hautement qu'il en a hâté l'apparition par des intempérances dans le manger ou le boire, ou bien par une hyperactivité ou bien au contraire une suppression complète des fonctions sexuelles. Les jouissances charnelles, les abus d'alcool et de tabac sont des conditions qui favorisent la vieillesse. Tous ces agents atteignent les glandes vasculaires comme nous nous plaisons à le répéter dans les divers chapitres de cet ouvrage. S'il est certain que l'alcoolisme chronique occupe une place prépondérante parmi les causes de la vieillesse, l'alcool peut cependant, pris en quantité raisonnable, ne pas être un poison, comme l'ont soutenu ses adversaires, surtout si nous tenons compte de ce fait que beaucoup de personnes, ayant bu de grandes quantités d'alcool, ont atteint une très grande vieillesse et ont même pu dépasser la centaine. *Hufeland, Lejoncourt, Pflüger* et *Pel* signalent quelques-uns de ces cas. Il existait en Silésie une femme, Johanna Obst, qui en dépit de ses deux verres d'eau-de-vie par jour arriva à l'âge de 155 ans. On peut citer également le cas d'un boucher qui mourut à 102 ans après s'être régulièrement grisé deux fois par semaine. On rapporte le cas de deux chirurgiens qui arrivèrent à un âge patriarcal : l'un, qui s'appelait Politiman, mourut à Vaudemont en Lorraine à 140 ans ; son biographe attribue cette longévité à la pratique qu'il suivait fidèlement : depuis sa vingt-cinquième année, il se grisait tous les soirs. Un autre chirurgien, Espagno, qui vivait à Comminges sur la Garonne, avait le même vice, ce qui ne l'empêcha pas de vivre jusqu'à 112 ans. Dans des temps plus modernes on trouve des gens qui ont pu dépasser la centaine sans s'être privés d'alcool. Ainsi il existe à Springfield, près de Glascow, une dame Anderson dont le *Daily Mail* parlait l'an passé dans un de ses numéros de février et qui malgré ses 103 ans s'administrait journellement un petit verre de whisky. A Berlin on fêtait l'an dernier un général retraité parvenu à sa 102ᵉ année, bien qu'il ait bu chaque jour dans les brasseries sa chope de bière. Nous citerons encore von Drakenberg, buveur endurci, qui atteignit un âge très avancé. Mais le plus joyeux buveur paraît avoir été l'agriculteur Brown qui vécut jusqu'à 120 ans. On écrivit sur sa tombe : « Il était continuellement ivre et c'est en le trouvant dans cet état si redoutable que la mort elle-même le redoutait. Comme il se trouvait un jour, contre ses habitudes, calme et désenivré, la mort reprit courage, le saisit et triompha enfin de ce buveur insurpassé. »

Si parmi tous ceux qui ne méprisent pas l'alcool on en trouve beaucoup qui atteignent ou dépassent la centaine, on ne peut affirmer pareille chose en ce qui concerne le tabac. Il est certain qu'on ne cite que des cas exceptionnels de gens très âgés, fumant encore. Le centenaire Famin, de Chartres, qui n'avait pas cessé de priser, est une de ces exceptions.

Celui qui échappe à toutes les influences nocives ne peut guère par contre se soustraire aux émotions ou aux fatigues de l'esprit. Celles-ci sont capables, bien plus encore que les autres influences, d'entraîner la vieillesse. Leur action sur les glandes sanguines nous occupera plus loin (chap. IX, 1). En présence de ces nombreuses causes nuisibles qui s'additionnent dans le cours des années, tout dépendra de l'état dans lequel se trouveront les glandes sanguines qui nous protègent, nous l'avons dit, contre les bactéries et toutes sortes de poisons. Si les diverses influences agissent en même temps, l'apparition de la vieillesse en sera d'autant plus précoce. Le protecteur le plus efficace est une bonne hérédité dans le fonctionnement parfait de nos glandes.

Même si nous avons hérité d'une bonne constitution, — et celle-ci ne peut exister sans des glandes sanguines saines, — nous pouvons voir la vieillesse apparaître avant l'heure, par suite de fautes diverses commises dans l'hygiène alimentaire par exemple. Réciproquement des individus délicats peuvent grâce à leur prudence retarder beaucoup l'apparition de la vieillesse. Celui qui, tout en possédant héréditairement de bonnes glandes sanguines, surveille l'hygiène de sa vie, conservera très longtemps la jeunesse et sa vie elle-même peut se prolonger bien au delà des limites normales. Nous en donnerons plus tard des exemples.

Quelques auteurs, en apparence ignorants de nos communications, ont exprimé cette opinion que la vieillesse peut être attribuée aux altérations des glandes sanguines. Tel est *Harry Campbell*, dans une note parue quelques mois plus tard dans la *Lancette*; tel est encore le *Docent Pineles* (de Vienne). Ce chercheur soutint l'identité de l'agent qui provoque le diabète, la vieillesse, la tétanie, et en vint à conclure que la vieillesse est dans un rapport étroit avec les altérations des glandes vasculaires sanguines. Sir *Herman Weber*, dans son ouvrage sur la vieillesse, leur attribue une importance primordiale dans l'apparition de celle-ci. Il recommande en particulier le massage du corps thyroïde qu'il pratique depuis longtemps sur lui-même. Il cite les travaux de *Victor Horsley* et de *Vermehren* sur la thyroïde, ainsi que nos communications sur l'influence de diverses sécrétions internes sur l'apparition de l'état de vieillesse. Dans ses intéressants « Essais optimistes », *Metchnikoff* n'accepte qu'en partie ma manière de voir. Il convient sans plus de la grande importance qu'a la dégénérescence des glandes sanguines dans l'établissement de la vieillesse, du rôle capital qu'elles jouent elles-mêmes dans la neutralisation des toxines de l'organisme, mais il ne peut accepter entièrement notre théorie, en raison de certaines exceptions. Cependant quiconque a vu et étudié cliniquement beaucoup de myxœdémateux doit convenir que les exceptions apportées par *Metchnikoff* ne peuvent être un argument décisif. D'après lui on trouve par exemple de l'œdème dans le myxœdème ; on n'en trouve pas nécessairement dans la vieillesse. De même les femmes myxœdémateuses ont des métrorrhagies abondantes qui ne se rencontrent pas chez les vieillards. Chez ces derniers nous ne trouvons que des muscles débiles, tandis que les premiers nous montrent une musculature bien développée. Dans le myxœdème les cheveux tombent, tandis que chez beaucoup de vieillards la croissance des cheveux est encore abondante. Or, c'est un fait connu que beaucoup de cas de myxœdème ne présentent en réalité pas d'œdème ; c'est surtout le cas de ces malades avancés où s'établit un état cachectique analogue à la grande vieillesse. Il n'est pas rare que dans le myxœdème les cheveux ne tombent pas, et c'est au moins aussi fréquent que chez les gens âgés.

Dans le myxœdème, la menstruation habituellement tarde à s'établir. *Hertoghe* a vu apparaître sans nul doute des métrorrhagies dans certains cas d'hypothyroïdie bénigne ou myxœdème fruste. En outre il est des personnes myxœdémateuses qui n'ont pas de système musculaire développé, ou celui-ci montre au contraire une hypertrophie conjonctive ou graisseuse, parfois même une transformation muqueuse. *Metchnikoff* affirme encore que certains animaux, qui veillissent rapidement, ne montrent aucune cachexie, si on leur enlève les thyroïdes. C'est ce que l'on soutenait encore il y a dix-huit ans. Mais depuis les recherches poursuivies dans ces dernières années, nous savons que tous les animaux deviennent myxœdémateux si on leur enlève exactement toutes les parties de l'appareil thyroïdien. Il s'agit précisément de savoir si les parathyroïdes ont été extirpées en même temps ou laissées en place, ce qui peut facilement arriver chez certains animaux en raison de leur disposition anatomique. L'importance de ces petits corps a été mise en évidence dans ces vingt dernières années. Les restrictions de Metchnikoff sur cette théorie doivent donc être considérées comme non fondées.

Magnus-Lévy fait remarquer dans le livre de *von Noorden*, que les analogies trouvées par nous entre la vieillesse et le myxœdème seraient seulement extérieures. Cela ne serait vrai que pour le cas où les glandes thyroïdes ne seraient pas dégénérées dans la vieillesse. Mais *Magnus-Lévy* apporte la preuve que la thyroïde est dégénérée dans la vieillesse, en constatant qu'elle ne contient qu'une quantité d'iode insuffisante. Cela signifie, puisque l'iode est la partie essentielle de la thyroïde et que sa présence dépend de l'existence de la substance colloïde, produit de la sécrétion de la glande, qu'une petite quantité de substance colloïde seulement peut être sécrétée. C'est donc une thyroïde dégénérée.

En admettant que, dans la vieillesse, les glandes sanguines sont dégénérées, on doit s'attendre aussi par répercussion à une série de dégénérescences. Même si l'on n'admettait pas que les caractères séniles des tissus ne sont que secondaires, provoqués par les altérations premières de glandes sanguines qui les commandent, on ne pourrait cependant pas nier le fait que ces glandes sont dégénérées dans la vieillesse et que cette dégénérescence doit se traduire par des manifestations pathognomoniques. Autrement dit, quand une personne âgée de 30 ans présente une dégénérescence de la thyroïde ou quand cette glande a été extirpée, il apparaît des symptômes de décrépitude, des symptômes de myxœdème qui sont semblables à ceux de la vieillesse. Une personne de 70 ans a-t-elle sa thyroïde dégénérée, comme c'est plus ou moins le cas à cet âge, doit-on alors créer une exception en niant l'existence à ce moment des symptômes d'une insuffisance thyroïdienne ? Qui est capable de soutenir semblable opinion ? Bien plus, si on attribue à la dégénérescence thyroïdienne les symptômes myxœdémateux d'un homme de 30 ans, et si un homme de 70 ans qui a une semblable dégénérescence présente des phénomènes tout à fait semblables, devrait-il justement ici exister une exception et les symptômes de sénilité si analogues à ceux du myxœdème ne seraient-ils pas causés par la dégénérescence de la glande thyroïde ? Pourquoi donc les lois de la logique ne s'appliqueraient-elles plus dans ce cas-là ? Si la logique reprend ses droits, on ne peut pas nier le rapport qui existe, rapport dont je suis le défenseur. Je pourrais encore rappeler que, dans le myxœdème aussi bien que dans la vieillesse, il n'est pas absolument nécessaire que toutes les parties de la thyroïde ou des autres glandes soient dégénérées. Tous ces organes sont constitués par un nombre considérable de petites parties, qui sont les follicules. Une cause nocive peut provoquer l'insuffisance d'un certain nombre de ces follicules. Il en résulte alors un myxœdème partiel (myxœdème fruste, myxœdème incomplet, hypothyroïdie bénigne). Si de nouvelles causes apparaissent, le processus continue son évolution et un nombre croissant de follicules se trouvent détruits. Par suite de l'accroissement plus ou moins marqué du tissu conjonctif, on voit se développer aux divers âges, entre 50 et 75 ans, les degrés divers d'un état de plus en plus rapproché du myxœdème. Plus les actions nocives se manifestent, plus elles atteignent des parties de plus en plus considérables des glandes. C'est pourquoi maints individus atteignent un âge avancé sans grande altération de leur thyroïde, sans myxœdème bien apparent, sans symptômes de vieillesse. D'autre part de graves atteintes sont susceptibles de provoquer chez de jeunes personnes des signes de myxœdème ou de vieillesse, par cela même que leur thyroïde est dégénérée.

Pour se préserver longtemps de la vieillesse, nous devons veiller à écarter toutes les actions nocives et, comme la vieillesse n'est qu'une véritable maladie chronique causée par des altérations glandulaires, on doit traiter comme tel cet état morbide. C'est chose possible, comme nous chercherons à le montrer dans le prochain chapitre.

2. — GÉNÉRALITÉS SUR LA MANIÈRE D'ÉLOIGNER ET DE TRAITER LA VIEILLESSE

Dans l'exposé qui précède, nous avons, en nous basant sur une série de faits de pathologie expérimentale et d'anatomie pathologique, que sur des observations cliniques, apporté la preuve que la vieillesse est une maladie qui est caractérisée par la diminution des échanges organiques, par l'augmentation du tissu conjonctif dans tout l'organisme, surtout dans les glandes vasculaires, par une auto-intoxication chronique résultat de la suppression des fonctions antitoxiques des divers organes. Nous avons de plus montré que la cause de cette maladie est la dégénérescence des diverses glandes sanguines qui commandent les échanges organiques, l'état des tissus et le fonctionnement de ces organes, qui doivent détruire ou éliminer les substances nuisibles introduites dans l'organisme ou élaborées à son intérieur. Il est évident que, comme toute maladie chronique en général, la vieillesse doit être une maladie n'ayant guère tendance à régresser. Plus nous avançons dans le temps, plus agissent sur nous les influences nocives visibles ou latentes. Elles sont alors si nombreuses qu'il devient impossible pour nous de les éviter toutes. Nous les respirons avec l'air, nous les introduisons avec nos aliments et c'est pourquoi le fait d'empêcher la vieillesse, dans l'état actuel de nos connaissances, est une impossibilité. Cependant si nous réfléchissons à ce fait que la mortalité actuelle a baissé notablement par rapport aux époques précédentes, nous pouvons pour l'avenir espérer une prolongation de la vie et l'apparition plus tardive de la vieillesse. Bien que la vieillesse soit très proche parente de la mort, nous pouvons espérer, si le terme de la mort peut être différé (les statistiques actuelles mettent le fait hors de doute), que pareille chose puisse arriver pour la vieillesse. Déjà, nous pouvons hardiment l'affirmer ; nos connaissances nous permettent d'allonger la jeunesse, et de vivre jusqu'au delà des moyennes normales, si nous éloignons de notre route les principales causes nocives qui agissent sur nos glandes. Cela dépend surtout de l'état où se trouvent celles-ci et nous devons agir de notre mieux pour les maintenir dans le meilleur état grâce à l'hygiène et à notre mode de vie. Nous devons commencer de très bonne heure, car les causes nocives agissent sur nous dès la naissance. Les plus heureux sont ceux qui tiennent de leurs parents une bonne constitution de leurs glandes sanguines. Les glandes thyroïdes des parents étaient-elles dégénérées sous l'influence de la syphilis, de la tuberculose, de l'alcoolisme, de la malaria, les enfants naissent avec une thyroïde atrophiée et sont bien peu armés pour la résistance. Si l'Etat veut augmenter la capacité vitale de la postérité, il ne doit pas autoriser le mariage de personnes atteintes des maladies que nous venons de citer. De pareils enfants restent arriérés non seulement corporellement mais encore intellectuellement ; nous l'avons déjà dit en divers endroits de cet ouvrage.

Pour que le nouveau-né ait une bonne vitalité, il est de première importance qu'il se nourrisse du lait maternel. Du fait que ses glandes vasculaires ne sont pas encore bien développées, elles sont incapables de le protéger contre les infections et les intoxications. Grâce au lait maternel, il reçoit la sécrétion glandulaire interne indispensable. Dans les premières années, l'alimentation lactée doit être continuée, car les enfants ne peuvent se défendre contre les poisons, qui existent dans la viande par exemple ; leur thyroïde, incomplètement développée, contient, en effet, trop peu de substance colloïde, trop peu d'iode pour qu'il en soit ainsi. L'importance du lait maternel a été démontrée expérimentalement par nombre d'auteurs. On a, par exemple observé que des jeunes chiens qui tètent leur mère, prospèrent beaucoup mieux que d'autres de la même portée nourris avec du lait de vache, surtout avec du lait bouilli. L'homme doit être nourri avec du lait humain, ou au moins avec le lait de certains animaux, comme l'ânesse, la chèvre ou la jument, fournissant un lait, qui par sa qualité, se rapproche du lait de femme. Le lait d'un animal en bonne santé peut être pris à l'état cru. Plus tard nous reviendrons sur cette question et nous montrerons surtout l'utilité du lait de chèvre.

Les maladies infectieuses, si fréquentes dans l'enfance, doivent être surtout évitées, car elles altèrent au premier chef les glandes vasculaires sanguines et sont préjudiciables à l'espoir d'une longue jeunesse. Il est donc important, à propos de chaque malade, de lui demander s'il n'a pas eu déjà dans sa jeunesse de maladie infectieuse. L'alcool est extrêmement nuisible à l'enfant ; car ses glandes sanguines sont encore mal développées et ne sont pas en état d'exercer, comme dans la suite, leurs fonctions antitoxiques. C'est pour cela qu'on voit rester en arrière des enfants dont les parents abusent d'eau-de-vie. *Donner de l'alcool aux enfants est un crime qui devrait être puni par les lois.* Le fait que de pareils enfants ne se développent pas est encore une preuve que l'alcool agit sur le corps thyroïde et vraisemblablement aussi sur la glande pituitaire. Ce sont ces glandes, nous l'avons vu, qui règlent le développement. Du reste, j'apporterai plus tard des arguments encore plus puissants en faveur de ce fait que l'alcool pris en grande quantité a une influence délétère sur les glandes sanguines.

Il est très important de veiller à l'éducation de l'enfant. On doit systématiquement lui appliquer, aussi bien à l'école que dans la famille, les principes les plus importants de l'hygiène corporelle. On devrait lui expliquer clairement quelles causes nuisibles menacent l'organisme et l'obliger à observer toutes les règles de l'hygiène, surtout la propreté. Cette éducation empêcherait une vieillesse précoce de s'établir. L'hygiène de l'esprit serait également à considérer et d'après nous devrait être enseignée à l'école, comme le faisaient les latins et les grecs. Dans l'âme si neuve des enfants, on devrait éveiller le goût des beaux-arts, de la musique, de la peinture. Nous reviendrons sur ce sujet à propos de l'hygiène de l'esprit. Il y a avantage à ce que la première éducation de l'enfant ait une base religieuse. Il faudrait cependant écarter certain zélotisme ; une sincère religiosité sera pour l'enfant comme une barrière intérieure contre les mauvaises passions et les instincts vicieux. Les passions sont, en effet, parmi les agents qui raccourcissent l'existence, l'un de ceux que nous devons combattre par tous les moyens. Nous considérons l'équilibre de l'âme, la sérénité comme la chose la plus susceptible d'éloigner la vieillesse et d'allonger la vie ; et, en pareil cas, la religion peut nous être d'un grand secours. Il serait indiqué de soustraire les enfants à l'influence pernicieuse des parents habitués au crime ou à l'ivresse, et de les élever par exemple dans des établissements d'éducation aux frais de l'Etat. Cela coûterait évidemment fort cher ; moins cependant que le maintien ultérieur de ces individus dans des maisons de discipline ou des asiles d'aliénés. La prophylaxie des maladies est le premier devoir de la médecine ; la prophylaxie du crime et l'assurance de la sécurité personnelle des citoyens sont la première obligation de l'Etat.

En outre de l'alcool, le thé et le café ne sont pas moins nuisibles à l'enfant. *Strümpell* écrit dans sa Pathologie pédagogique : Parmi les intoxications chroniques dont les suites peuvent être des états psychopathiques passagers ou durables, l'empoisonnement par l'alcool et tous les stimulants en général joue le plus grand rôle. Leur abus est particulièrement nuisible chez l'enfant et cause un grand nombre de maladies suivies de troubles psychopathiques. Le Dr *F. Heyer*, dans une statistique sur l'idiotie, montre que dans 17, 6 0/0 des cas intervenaient comme causes de l'idiotie chez les enfants, une hygiène défectueuse, surtout l'usage d'alcool, de café et de thé. Dans une monographie parue il y a 15 ans sur les états psychopathiques chez l'enfant, *Trüper* insiste sur la nécessité pour les femmes enceintes de s'abstenir d'alcool et de café, car les conséquences de leur usage immodéré se font sentir des années encore après la naissance de l'enfant. Ces conséquences sont d'autant plus à craindre que les enfants ont reçu de leurs parents des glandes dégénérées et qu'ils offrent les symptômes plus ou moins marqués du myxœdème congénital.

On doit donc dès l'enfance instituer une prophylaxie rationnelle de l'alcoolisme ; on devrait aussi défendre systématiquement l'abus du tabac. L'alcool et le tabac devraient être absolument interdits avant la puberté, c'est-à-dire avant l'établissement parfait des fonctions antitoxiques de nos glandes. Il y aurait intérêt à appeler l'attention des enfants, surtout à l'approche de la puberté sur les risques qui, au point de vue sexuel, les menacent. *Jouer à l'autruche* pourrait leur créer des dangers ; c'est pourquoi les enfants devraient être éclairés de bonne heure au point de vue sexuel. Pour éviter un malheur, cela devrait se faire de façon très adroite. Ce qu'il y aurait de mieux, c'est que des parents intelligents préviennent leurs enfants, le père, le garçon et la mère, la fille. Etant donnée la grosse influence des glandes sexuelles sur l'esprit et les qualités intellectuelles, l'onanisme devrait être combattu par tous les moyens. Sans doute ses conséquences ont été profondément exagérées, car elles ne sont véritablement graves que chez ceux qui se livrent à cette passion longtemps et fréquemment.

Pour écarter les dangers des infections sexuelles, le mariage devrait être plus précoce. Malheureusement cela n'est guère possible que pour les jeunes filles ; elles devraient du reste ne pas se marier avant leur complet développement du corps et de l'esprit, c'est-à-dire avant 20 ans. Nous verrons que le mariage n'est pas seulement pour la raison sus-indiquée un bon moyen pour lutter contre la vieillesse précoce et pour assurer la longévité. Le manque de mesure en amour apporte avec lui de gros dangers, mais par contre la suppression totale et contre nature des fonctions sexuelles pendant toute la vie peut être préjudiciable à l'organisme. Un bonheur familial est certainement un brevet de longue jeunesse et de longue vie. La réussite des enfants est un des plus grands bonheurs sur la terre et si Solon n'accorde pas qu'un homme puisse être heureux avant sa mort, je pourrais cependant affirmer qu'en présence de nombreux petits-fils, les grands-parents possèdent le bonheur ; suivant l'expression de *Schopenhauer*, ils se sentent immortels puisque c'est leur chair et leur sang qui continuent de vivre éternellement. C'est surtout vrai pour les qualités qui se transmettent héréditairement.

Il y a cependant dans la vie familiale maints écueils menaçants et les plus gros orages surviennent, quand la femme, surtout si elle est belle et un peu vaniteuse, ce qui n'est pas très rare, entre dans la période critique. Les ovaires subissent une régression et celle-ci ne va pas sans exercer une grande et détestable influence sur l'état nerveux et moral ; aussi la perte graduelle de ses charmes est-elle d'autant plus pénible pour la femme qu'elle leur devait plus de triomphes. C'est cet effroyable état d'esprit des jolies femmes à terme qu'a dépeint une divette célèbre dans son émouvant roman « Les demi-vieilles ». Elle dit entre autres choses : « Elles s'ingénient à rester jeunes, à dissimuler leur disgrâce progressive ; elles tournent leurs désirs vers l'occasion de savourer à nouveau les plaisirs de l'amour. Elles soupirent sur le passé et si elles arrivent à lutter contre les outrages du temps, elles ne peuvent cependant pas l'arrêter dans sa course ». Heureuse la femme qui, dans ces douloureuses peines de l'âme, possède à ses côtés un bon époux et d'affectueux enfants ; à plus forte raison si elle a de plus le bonheur d'être grand'mère. Mais comment se consolera la pauvre vieille fille abandonnée ou la veuve ? Elle ne tarde pas à se déprécier et comme elle ne trouve pas dans son entourage d'adoucissement à sa déchéance, la religion devient sa seule consolation. La plus indifférente beauté devient croyante. L'hygiène de l'esprit, l'influence de la religion peuvent encore ici exercer leurs bienfaits, et de cette façon contrebalancer les progrès de l'âge. D'utiles occupations, les bonnes œuvres, les soins donnés aux malades ou à ceux qui souffrent, seraient le meilleur traitement d'un pareil état. Je ne sais pas pourquoi, en France et en Belgique, les jeunes filles de la classe aisée n'apprennent pas, comme cela se fait en Angleterre et en Amérique, à soigner les malades et, au lieu de traîner comme des vieilles filles, une existence triste et vide, à se dévouer pour leur prochain, à soulager leur souffrance ; le travail et les occupations sont pour elles un inappréciable moyen d'éviter de se faner trop vite.

On peut souvent remarquer, *Hermann Weber* insiste sur ce point, que des personnes, déjà mûres au point de vue des ans, dès qu'elles abandonnent leurs occupations, vieillissent vite et meurent rapidement. Cependant là encore il faut observer la juste mesure. Si en effet on ne se réserve dans le travail aucun loisir, qu'on évite le soleil et l'air libre, on vieillira certainement plus vite et on deviendra malade. C'est un fait bien connu que les campagnards, les paysans, qui travaillent à l'air libre et en plein soleil, restent longtemps jeunes et vigoureux et atteignent un âge avancé. De telles personnes auront peu de besoins, car elles n'ont à supporter dans leur existence aucun combat susceptible d'irriter leurs nerfs et de déprimer leur esprit ; ils sont bien différents des gens des villes, surtout de ceux dont les fonctions exigent une tension nerveuse considérable. Aussi voit-on les religieux et même les pensionnaires des hospices atteindre un âge élevé sans rien perdre de leur vigueur, par suite de leur vie bien réglée et de leur grande modération. Ils se lèvent de très bonne heure, se couchent de même ; l'ambition, la chasse à l'argent ne les exposent pas aux préjudices dont nous parlerons dans notre chapitre sur l'hygiène morale et l'influence des soucis sur la vieillesse.

Pendant notre dernier séjour à Rome, nous avons pu faire une intéressante observation sur cette question. Nous avons vu dans les catacombes une grande quantité de crânes de religieux des couvents des Capucins de Rome ; les dents de devant manquaient à peu près sur tous. Il y avait là une intéressante opposition avec ce que nous avions vu la veille au Forum, sur des crânes des martyrs chrétiens. Toutes les dents sans exception étaient présentes et leur émail brillait d'une éblouissante blancheur comme si leurs possesseurs étaient morts d'hier, et non pas depuis deux mille ans. Déjà. d'après l'état de toutes les dents, ainsi serties encore de leur bel émail, nous pouvions, sans connaître d'autres détails du squelette, conclure que ces personnes avaient été conduites à leur mort héroïque en pleine jeunesse; au contraire l'absence des dents de devant sur les crânes des religieux était une preuve suffisante qu'ils étaient morts après avoir longtemps vécu. Il est donc certain que la vie a beaucoup plus de chance d'être longue quand on se consacre béatement à la religion plutôt que si l'on combat activement pour elle.

Toutes les professions qui comportent le séjour en plein air et en plein soleil, peu de soucis et de tristesses et s'accompagnent d'une vie sobre et des habitudes régulières donnent les garanties les plus sûres d'une longue vie. Si, d'après les statistiques de toutes les professions, celle dont la mortalité est le plus élevée est la profession médicale, la faute en est certainement aux nombreuses préoccupations morales de cette carrière déprimante. L'artériosclérose apparaît chez les médecins souvent bien avant l'heure. Il n'y a pas de profession qui exige de plus difficiles et de plus coûteuses études, il n'en est pas qui rende de plus précieux services, mais aussi qui soit si maigrement rétribuée par rapport au service rendu (car quel plus grand service peut-on rendre à un homme, que de l'aider à retrouver la santé ?) En général en effet doit-on attribuer à la santé une valeur marchande ? La plupart d'entre nous ne mesurent pas leurs services à la somme donnée. C'est avec raison que *Hufeland* dit en soupirant : *Alios inserviendos consummuntur, alios medendos moriuntur !* Ils sont dignes d'envie ceux qui n'ont pas été éduqués *to earn that damned guinea*, comme le disait le grand *John Hùnter*.

La mesure en tout est le plus sûr moyen en fin de compte d'allonger la jeunesse et la vie. Consciemment ou non, nous apportons à notre organisme par le manger et le boire une grande quantité de substances nuisibles ; c'est surtout le cas pour l'alimentation carnée, car les produits toxiques résultant de la désintégration des albumines exercent une grosse influence sur l'activité de nos organes antitoxiques les plus puissants, le foie, les reins, la glande thyroïde. Un régime lacto-végétarien avec du beurre, des œufs, serait le plus rationnel, si un usage modéré de viande chaque jour ou par intervalles n'était également inoffensif. L'expérience montre qu'un pareil régime lacto-végétarien est le plus propre à allonger la jeunesse et la vie. L'usage journalier de fruits, d'oranges par exemple, est fort à recommander.

On ne devrait prendre des choses excitantes qu'en très petite quantité. Le vin rouge comme le Bordeaux, mais aussi le vin blanc comme le vin de la Moselle et du Rhin, les vins autrichiens encore plus légers, la bière sont certainement inoffensifs pour l'homme qui les prend en petite quantité. Mais si on ne les supporte pas dans ces conditions, il vaut bien mieux s'en abstenir. Cependant on ne doit pas pour cela devenir un anti-alcoolique. Tous les actes humains doivent se faire par persuasion ; malheureusement c'est la conviction qui manque le plus souvent aux adversaires de l'alcool ; et ceux qui prêchent aux autres la modération sont souvent les premiers à faire preuve de la plus grande intempérance.

Le café et le thé, boissons favorites de beaucoup d'adversaires de l'alcool, sont très nuisibles quand ils sont pris en grande quantité. L'emploi immodéré du tabac est aussi très nuisible ; et il n'est pas douteux que son usage ne soit une des causes les plus fréquentes de l'artériosclérose. Pourtant c'est l'un des stimulants les plus utiles dans les travaux intellectuels qu'il nous fait accomplir avec plus de goût ; il calme même beaucoup de dépressions morales. On comprend donc que beaucoup préfèrent vivre moins longtemps et ne pas s'en passer. Beaucoup aussi ont vécu très longtemps, tout en s'adonnant à son usage. Celui qui tient à sa santé doit veiller à ce que ses fenêtres restent ouvertes de jour et de nuit ; une personne habituée à l'air frais, dès qu'elle pénètre dans un café, dans un vestibule d'hôtel où l'air est stagnant, surchauffé, enfumé, éprouve aussitôt une impression désagréable et cherche à partir de cet enfer. Si l'on veut combattre efficacement la tuberculose, pourquoi ne chercherait-on pas à entretenir dans les lieux de réunion une atmosphère respirable. Évidemment, les prescriptions d'hygiène des bâtiments devraient être plus sévères ; la ventilation devrait être exigée légalement, de nuit et de jour, comme dans les hôpitaux. En effet, ce qui est sain pour les malades l'est à plus forte raison pour les gens bien portants. La réglementation du sommeil est aussi très importante ; c'est, durant le sommeil que s'éliminent les toxines produites par la fatigue. Son importance sur notre aspect extérieur est surtout évidente chez les personnes qui n'ont pas dormi une nuit ou deux et qui paraissent vraiment avoir vieilli.

Mais si un sommeil de moins de six heures n'est pas un repos, un sommeil de plus de huit heures n'est pas sain. Les enfants et les femmes, surtout les jeunes filles anémiques, ont besoin d'un long sommeil.

J'ai insisté sur ce fait que pour combattre la vieillesse, les organes antitoxiques doivent être maintenus dans un parfait état. Nous parlerons plus tard de leur activité et des moyens hygiéniques de la conserver intacte. La vieillesse est un état d'auto-intoxication chronique. Nous devons ouvrir toutes les écluses de l'organisme afin d'éliminer ses poisons. Nous ferons seulement remarquer dès maintenant que le meilleur moyen de provoquer les selles est d'instituer une diète appropriée. Les laxatifs, lorsqu'ils sont pris fréquemment, entraînent plutôt la constipation; car ils affaiblissent les muscles de l'intestin dont la réaction est moins rapide à toute excitation intestinale. Tout homme doit aller à la selle une fois par jour. Il est indiqué de plus de prendre une fois toutes les semaines une purgation, afin d'éliminer les résidus, en excitant le péristaltisme intestinal.

L'activité des reins et de leur auxiliaire, la peau, peut être obtenue surtout par des bains, par les moyens qui provoquent la sueur, par un habillement rationnel, enfin par les exercices physiques qui favorisent l'afflux sanguin à la surface cutanée et par cela même la sécrétion sudorale. Je considère un bain de sueur hebdomadaire comme une excellente mesure hygiénique. Toute minute de liberté devrait être employée à des exercices de plein air. Nous pouvons enfin retarder l'apparition de la vieillesse par des moyens thérapeutiques. Nous cherchons à augmenter l'activité amoindrie par l'âge des glandes sanguines par un traitement thyroïdien, ovarien, pancréatique ou rénal.

L'iode peut aussi, à certains points de vue, être considéré comme un spécifique de la vieillesse ; il exerce son influence surtout sur la circulation ; d'après *Huchard*, il est vaso-dilatateur, diminue la pression sanguine et le frottement du sang contre les parois vasculaires *(Romberg, O. Müller)*. L'arsenic, le fer peuvent aussi rendre des services dans le traitement de la sénilité chez les femmes surtout.

Cela ne paraîtra certainement pas illogique si l'on connaît bien l'action de ces médicaments. Que le corps thyroïde puisse activer les échanges nutritifs, c'est là un fait que personne ne niera. On peut soutenir une thèse analogue au sujet des glandes sexuelles. Que l'iode exerce une action contraire à l'augmentation du tissu conjonctif, c'est là un fait depuis longtemps admis et ce médicament est employé avec avantage dans toutes les maladies accompagnées d'une hypertrophie de ce tissu. La diminution d'activité des organes antitoxiques peut être aussi favorablement compensée par les préparations thyroïdiennes ; cela paraît évident si l'on songe que l'activité du foie, glandes sexuelles de l'intestin et de la peau dépendent étroitement de l'état du corps thyroïde. Toutes ces considérations ont été la base des tendances thérapeutiques de certains grands médecins du passé. Le grand *Bœrhave* faisait coucher tranquillement un bourgmestre tout décrépi d'Amsterdam, entre deux jeunes personnes ; le vieux monsieur parut se trouver à merveille de ce traitement. Cela a peut-être un rapport avec ce fait que parfois un vieux garçon ou un veuf, époux d'une jeune femme, ou au contraire une vieille fille pourvue d'un jeune mari, acquièrent un aspect florissant, tout à fait juvénile. Nous donnerons plus loin notre opinion sur ce sujet.

CHAPITRE III

LA DÉSINTOXICATION DE L'ORGANISME ; MESURES HYGIÉNIQUES QUI LA FAVORISENT

1. — GÉNÉRALITÉS SUR LA DESTRUCTION ET L'ÉLIMINATION DES SUBSTANCES TOXIQUES

Il n'y a pas une particule de notre corps qui ne soit entourée de milliers de bactéries. Dès qu'une solution de continuité se produit à la surface de la peau, celles-ci pénètrent aussitôt dans les tissus et commencent l'attaque. Mais l'organisme est si merveilleusement organisé, que l'arrivée du corps étranger dans les tissus provoque la mobilisation de toute une série d'éléments défensifs, qui sont les leucocytes. Ils arrêtent l'envahisseur, le dissolvent et le mettent hors d'état de nuire. Le processus constitue la phagocytose de *Metchnikoff*. Mais c'est avec plus d'art encore que les différentes fonctions sont organisées en nous ; il existe même certaines substances qui agissent spécialement sur les bactéries pour permettre aux leucocytes de les digérer plus facilement. Ce sont les alexines *(Buchner)* et les opsonines *(Wright)*. Il existe encore une autre variété de substances qui rendent encore plus facile l'action des alexines ; ce sont les agglutinines *(Bordet, Grüber, Durham)*; elles immobilisent les bacilles et viennent en aide aux alexines et aux phagocytes, dans l'exercice de leur fonction si salutaire. Les leucocytes proviennent des tissus et glandes lymphoïdes et de la rate. De là, ils se répandent dans l'organisme et barrent la route aux microbes ou autres envahisseurs. Le lieu essentiel de formation des globules rouges chez l'adulte est la moelle osseuse.

Les organes lymphoïdes ne jouent pas seulement un rôle important comme centres de production des leucocytes, mais ils peuvent encore constituer de véritables barrières contre l'entrée des substances nuisibles dans l'organisme. Cette capacité des tissus lymphoïdes est encore démontrée par ce fait que, dans les maladies graves, comme le typhus et la malaria, la rate est toujours augmentée de volume. Une telle hypertrophie des glandes lympathiques, comme nous l'avons observé, existe dans les tissus où pénètrent des microorganismes virulents. C'est ainsi qu'on la trouve dans la gonorrhée, dans le chancre mou, dans l'accident primitif de la syphilis. Le fait que, dans certaines maladies infectieuses, comme la syphilis, les adénopathies persistent toute la vie, démontre, semble-t-il, une disposition défensive particulière et la mise en réserve, l'emprisonnement du spirochète.

L'importance des glandes lymphoïdes est encore démontrée par les rapports étroits qui les unissent aux diverses glandes vasculaires, surtout à la glande thyroïde, dont les altérations retentissent habituellement sur les organes lymphoïdes. C'est ainsi qu'on trouve des adénopathies dans le myxœdème, dans la maladie de Basedow *(Kocher)*, dans l'acromégalie.

Les amygdales sont également d'importants édifices lymphatiques qui nous protègent contre les infections. Dans la scarlatine, la rougeole, les néphrites aiguës, dans la maladie de Basedow, ou bien encore après l'administration de certains médicaments, tels que l'iode, qui accélèrent l'élimination des produits toxiques, on peut voir les amygdales, très volumineuses, hyperémiques. Leurs follicules éliminent une grande quantité de détritus bactériens.

La grande valeur de ces organes, en tant qu'organes de défense, ressort clairement de ceci : après leur extirpation totale, on a observé, dans un grand nombre de cas, l'apparition d'une éruption cutanée. Comme nous le verrons plus tard, les éruptions cutanées, quand elles ont une cause interne, peuvent être considérées comme un résultat de la rétention des substances toxiques. Les amygdales sont comme de véritables sentinelles placées à l'entrée de nos principaux organes ; elles sont vraisemblablement destinées à surveiller et à défendre les portes d'entrée des substances les plus indispensables à la vie, l'air et la nourriture. C'est par une prudente disposition que la masse la plus importante des bactéries, contenues dans l'air et la nourriture, sont obligées de passer sur le chemin de ces deux sentinelles. C'est une action antiphysiologique que d'enlever entièrement d'aussi importants organes. On ne devrait donc les extirper qu'en partie, quand elles sont trop volumineuses et qu'elles gênent la respiration, ou quand elles sont fréquemment enflammées ; ainsi on éviterait les dangers d'une néphrite toxique. L'hypertrophie chronique de tous les tissus lymphoïdes chez l'enfant, a une cause analogue ; elle est souvent l'expression d'une constitution anormale, la conséquence d'une altération de certaines glandes vasculaires sanguines. Après avoir franchi les amygdales, les micro-organismes nuisibles qui nous sont apportés par l'air et la nourriture, sont saisis par la salive et le suc gastrique qui en achèvent une grande quantité.

Comme les glandes sanguines, les glandes lymphatiques sont en rapport étroit les unes avec les autres. Les altérations des premières, enfin, peuvent en provoquer de semblables sur les dernières. Il n'est pas rare d'observer à la suite de l'inflammation des amygdales, une semblable lésion des tissus lymphoïdes de l'intestin, de l'appendice. Celui-ci a une structure si analogue à celle des amygdales qu'on a pu l'appeler à juste titre, l'amygdale intestinale. Déjà plusieurs auteurs, Lanz et Tavel par exemple, ont attiré l'attention sur le rôle étiologique de l'amygdale dans l'apparition de l'appendicite. Delcour, dans une monographie parue il y a quelques années, attribue l'appendicite indirectement à une dégénérescence de la glande thyroïde, c'est-à-dire au myxœdème congénital. Il montre à ce propos, que les végétations adénoïdes sont régulièrement accompagnées d'un catarrhe chronique des fosses nasales ; celui-ci entraîne une inflammation amygdalienne et celle-ci à son tour l'appendicite. Comme les végétations adénoïdes sont l'expression d'une insuffisance thyroïdienne, l'appendicite serait en dernière ligne la conséquence de celle-ci. Il y a cependant des cas de végétations adénoïdes où il est impossible d'observer le moindre symptôme d'un fonctionnement imparfait de la glande thyroïde. D'après notre propre expérience, il nous semble exact que les individus atteints d'appendicite ont fréquemment du catarrhe nasal et des grosses amygdales. L'appendice pourrait bien avoir, comme tous les tissus lymphoïdes, une importante fonction et ne devrait être enlevé que lorsque toute médication interne est inefficace, qu'apparaissent des signes de suppuration ou de fortes douleurs répétées ou lorsque l'état général est profondément atteint. Il n'est pas invraisemblable que toute une série de produits nuisibles soient éliminés par la sécrétion de la membrane pituitaire. Son hyperémie, accompagnée d'une abondante sécrétion, comme dans le rhume de cerveau, doit être considérée comme ayant une signification antitoxique. L'apparition du coryza au cours de diverses infections, ou intoxications, médicamenteuses par exemple (Iode), aurait la même signification. Le coryza, comme les maladies en général, serait donc une réaction de défense de l'organisme humain. Il peut être guéri par une sudation abondante, l'issue des poisons se faisant par la peau ; le même résultat peut être obtenu en créant avec un purgatif énergique, une dérivation intestinale.

La thyroïde exerce une grosse influence non seulement sur les glandes lymphatiques, mais encore sur l'état et le nombre des globules rouges du sang, comme nous l'avons déjà dit. L'état du tissu osseux et de la moelle osseuse est influencé par les glandes sanguines. Aussi voit-on après la thyroïdectomie, une augmentation du nombre des globules blancs, qui, dans la suite, est remplacée par une diminution. La présence des alexines et des opsonines dans le sang dépend aussi de l'activité thyroïdienne.

Un très important organe de protection est représenté par l'épiploon. Ce rôle lui avait déjà été reconnu par les vieux maîtres, *Galien, Vesale, Palfin, Haller*. Comme il résulte des expériences de *Paul* et *Fernand Heger*, à Bruxelles, l'épiploon recueille diverses substances nocives, injectées dans la cavité abdominale. Cela a été établi également par *Roger* pour les infections bactériennes et par *Herbert Durham* pour les matières colorantes. Comme *F. Heger* l'a montré, ces substances recueillies par l'épiploon sont ensuite portées au foie, sans avoir pénétré dans la veine porte.

Une grande quantité de produits toxiques est apportée à l'organisme par la nourriture et la boisson ; souvent ils atteignent sérieusement la santé. Dans le corps lui-même la décomposition des matériaux nutritifs entraîne la formation de substances nuisibles ; là encore ce sont les glandes sanguines qui le protègent. Le rôle protecteur, défensif, des glandes sanguines, vis-à-vis des infections et des intoxications, a été démontré surtout par les travaux de *Roger* et *Garnier* (pour la thyroïde), de *Rénon* et ses élèves (pour la pituitaire), de *Langlois, Roger, Oppenheim* et *Lœper, Bernard* (pour les capsules surrénales), de *Heger, Roger* (pour le foie), et de *Metchnikoff* et *Matschinski* (pour les glandes sexuelles). Les poisons sont éliminés par d'autres organes, tels que les poumons, les reins, la peau, l'intestin. Si tous sont en bon état, nous sommes bien gardés. C'est le contraire chez les vieillards où ces organes sont dégénérés et chez les petits enfants où ils sont à peine développés. Etant donné que ces derniers sont nourris le plus souvent avec du lait ou avec des substances hydrocarbonées, leurs organes antitoxiques n'ont en somme pas grand travail à fournir. Les vieillards usent davantage d'une nourriture mixte, où la viande est abondante. Mais il arrive chez eux, lorsque leurs organes antitoxiques sont dégénérés et que leurs éléments nobles sont étouffés par du tissu conjonctif, que les produits toxiques s'accumulent en quantités considérables, créant un état d'auto-intoxication que nous avons considéré comme caractéristique de la vieillesse (congrès international de médecine de Lisbonne).

Bien que la possibilité d'une auto-intoxication soit combattue par quelques auteurs, toute une série d'observations cliniques ne permet cependant pas de douter de leur existence. C'est ainsi qu'à la suite d'altérations de certains organes dont les fonctions éliminatoires sont supprimées, nous voyons certains symptômes, la céphalée, l'aspect jaunâtre du visage, le relâchement des traits, la perte de l'appétit, l'abattement profond faire leur apparition ; et ces symptômes disparaissent le plus souvent après une bonne évacuation intestinale ou un bain de vapeur. Bien que des expériences exactes n'aient pu démontrer rigoureusement cet état d'auto-intoxication, l'expérience clinique est cependant là pour témoigner en faveur de son existence, au moins chez l'homme.

Nous devons donc veiller scrupuleusement sur l'activité de nos organes antitoxiques et sécréteurs, et tâcher de la maintenir intacte.

2. — RENFORCEMENT DE L'ACTIVITÉ THYROIDIENNE SOUS L'INFLUENCE D'UNE HYGIÈNE BIEN COMPRISE

Désirons-nous conserver nos glandes thyroïdes en parfaite santé, nous devons éloigner de nous-mêmes tout ce qui peut leur nuire : les maladies infectieuses, les grossesses fréquentes, les excès sexuels, les excès de bonne chère ou de boisson, les plaisirs violents, les médicaments, enfin les troubles moraux. Certaines de ces influences nuisibles sont faciles à éviter ; certaines par contre sont inévitables. Nous ne pouvons guère éloigner de nous par exemple les infections ; nous pouvons cependant nous y soustraire, en n'omettant pas de faire bouillir notre eau, de ne pas boire le lait de vaches tuberculeuses, en ne respirant pas l'air souillé par des malades atteints d'affections pulmonaires, etc. Il dépend aussi de nous de ne pas nous laisser intoxiquer par les produits de décomposition de la viande. Dans un autre chapitre, nous exposerons les dangers que coure la glande thyroïde du fait d'un usage immodéré de viande. D'après Blùm, la thyroïde a surtout pour fonction de détruire les poisons formés dans l'intestin par suite de la destruction des matières albuminoïdes. Plus la glande se fatiguera, plus elle risquera de s'altérer. On ne devrait donc pas manger trop de viande, trop de poisson ou de coquillage, surtout s'ils ne sont pas de première fraîcheur. Sur celle-ci nous sommes renseignés suffisamment par le nez, les yeux et la langue.

Il faut éviter de trop fumer et de trop boire ; car cela est nuisible à l'activité thyroïdienne. Il vaudrait mieux s'en abstenir. Les femmes, qui désirent rester longtemps jeunes, doivent, après avoir donné le jour à trois ou quatre enfants, ne plus s'exposer à d'aussi fréquentes grossesses. De même les hommes ne doivent pas trop s'adonner au plaisir, s'ils tiennent à garantir leur thyroïde et à ne pas vieillir trop vite. Il faut éviter les affections ovariennes. Le plus difficile sera d'écarter les troubles moraux ; cependant beaucoup de personnes imbues de principes religieux ou de philosophie sont capables de se garantir plus ou moins de ces influences.

En dehors de cette prophylaxie, il existe encore bien d'autres moyens de maintenir ou d'exalter l'activité fonctionnelle de la glande thyroïde. On peut surtout activer sa circulation sanguine, par un massage journalier du cou à son niveau, et par la suppression des cols hauts, étroits et rigides. Portez donc des cols bas, larges, mous ; si nous portons des chemises empesées, boutonnons seulement l'un des boutons de l'encolure. On doit se préoccuper encore d'ingérer une certaine quantité d'iode par l'usage de plantes ou de légumes verts (dans le goître même par l'administration de médicaments), au besoin par l'ingestion d'extraits thyroïdiens. Quand ces extraits proviennent de fabriques de confiance, ils sont frais et peuvent être pris en petite quantité ; l'expérience a montré qu'ils sont alors inoffensifs ; il n'est du reste pas besoin d'attendre un âge avancé pour les administrer ; on peut déjà commencer à en prendre à l'âge moyen de la vie. Nous avons appris par expérience sur nous-même, que ces extraits peuvent être employés très longtemps à petites doses, sans nuire à la santé, surtout si on interrompt de temps en temps leur usage. Leur emploi est précieux dans les cas où la thyroïde a dû fonctionner de façon anormale : dans la convalescence des maladies contagieuses, dans le tarissement de la sécrétion lactée chez les accouchées (signe fréquent d'une inactivité thyroïdienne), à la suite de graves soucis et d'excès sexuels, dans les dépressions profondes, en un mot dans tous les cas d'altérations de la glande thyroïde causées surtout par son hyperfonctionnement antérieur. Pendant une cure thyroïdienne, les malades sont cependant à surveiller étroitement et il faut user de prudence. Nous indiquerons bientôt les indications et les contre-indications de ce traitement.

L'alimentation le plus favorable à la thyroïde est constituée par du lait en abondance, des légumes, peu ou pas de viande ; c'est-à-dire en somme par un régime qui réduit au minimum le travail de la thyroïde et ne produit dans l'intestin qu'une quantité minime de toxines.

3. — HYGIÈNE DU FOIE

Il est nuisible de charger le foie d'un supplément de travail trop considérable ; il est d'une importance capitale de le ménager le plus possible. Sinon il peut s'hypérémier et, si cela dure, s'hypertrophier, enfin dégénérer. Une partie des cellules nobles disparaissent, le tissu conjonctif prend leur place et plus tard l'organe s'atrophie. Le foie travaille jour et nuit sans aucune interruption, mais avec plus d'intensité après chaque digestion ; apportons-nous à l'organisme à ce moment une trop grande quantité d'aliments, nous surchargeons le foie et nous le laissons ensuite dans une grande lassitude ; celle-ci sera suivie bientôt de son épuisement. Ceci est surtout vrai pour le cas où nous demandons à son activité antitoxique un effort considérable, par exemple dans une alimentation carnée abondante et épicée.

Le premier précepte à suivre dans l'hygiène du foie, à l'état de santé ou de maladie, est le suivant :

Restreindre l'alimentation carnée. Chacun de nous peut facilement remarquer que des troubles hépatiques se montrent de préférence et sont plus sensibles après une alimentation carnée. Le régime lacto-végétarien qui est déjà donné avec avantage dans les maladies du foie, sera naturellement aussi très utile au foie en temps normal ; en lui occasionnant un moindre travail, il lui apporte une moindre quantité de poisons à détruire, et sa capacité fonctionnelle est ainsi augmentée. Le régime lacté a surtout le gros avantage d'aider à la destruction des poisons intestinaux et d'écarter jusqu'à un certain point les maladies des voies biliaires.

L'usage immodéré des épices, des médicaments et des choses irritantes, surtout l'abus de l'alcool, peuvent causer au foie de sérieux préjudices. Le bien-être du foie, à l'état normal, dépend autant de la santé des autres organes en rapport étroit avec lui, surtout de l'intestin, car c'est par lui qu'arrivent au foie la plupart des produits toxiques. L'intestin contient des quantités considérables de bactéries, qui, par le sang ou la bile, peuvent aller léser le tissu hépatique. Grâce au régime lacté et au développement d'acide lactique, l'intestin se trouve désinfecté.

En somme, pour maintenir l'intestin en bon état, nous devons avoir soin d'éviter la constipation surtout. La constipation chronique aboutit fréquemment à des troubles hépatiques ou biliaires, surtout à la formation de calculs biliaires. Aussi la purgation est-elle un des meilleurs traitements des maladies du foie ; certaines eaux minérales salines et alcalines doivent leur grande action sur les affections hépatiques surtout à leur action purgative qui entraîne un meilleur péristaltisme et provoque un afflux biliaire. Il est compréhensible que l'estomac doit se trouver en bon état, ce qui arrive surtout quand la nourriture est bien mastiquée.

Dans l'hygiène du foie, il est un autre organe important à considérer : c'est le pancréas. *Steinhaus* et d'autres chercheurs ont trouvé dans des cas nombreux de cirrhose hépatique des altérations concomitantes du pancréas. D'autre part, nous savons que les maladies de cette glande (dans certains cas de diabète par exemple) coïncident avec des altérations du foie. La pathologie et la thérapie des maladies du pancréas sont encore dans leur enfance ; c'est déjà beaucoup de savoir qu'une nourriture mesurée est profitable à son action, surtout en ce qui concerne les graisses, les albumines et les matières amylacées. On conçoit donc que le régime lacto-végétarien joue, dans l'hygiène du pancréas comme dans celle du foie, le principal rôle. Nous recommandons aussi, d'accord avec Quinke, l'usage des eaux minérales, surtout des eaux salines et alcalines, très laxatives.

Le séjour aux pays chauds est très nuisible au foie ; certains malades sont revenus des parties chaudes du Mexique avec une hypertrophie hépatique. La faute cependant en serait moins au climat qu'au mode de vie, à la façon de manger et de boire surtout, auquel ce climat prédispose. Sous les tropiques, on doit vivre en végétarien et se priver de boissons alcooliques, si l'on tient à conserver l'intégrité du foie et la santé.

Pour le foie, comme pour les reins, les bains de vapeur sont d'une haute utilité, car ils permettent l'éli-

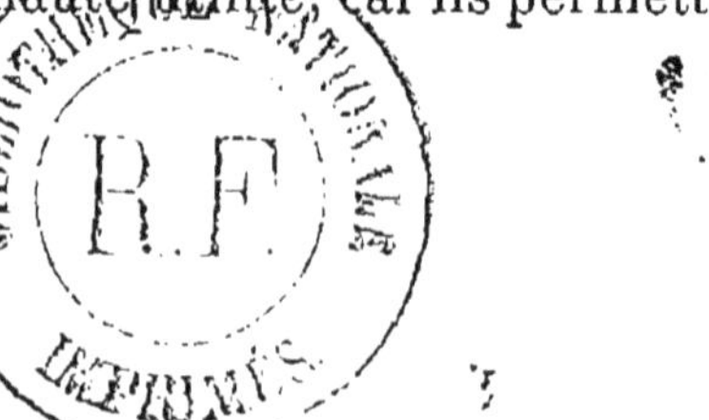

mination du supplément de poison que le foie n'aurait peut-être pu détruire.

Les maladies du foie se transmettent aussi facilement que toutes les maladies des glandes sanguines. Nous avons traité des cas où les affections hépatiques avaient atteint trois et quatre générations. Il est donc très important de combattre ces affections chez l'enfant par une prophylaxie appropriée.

4. — MOYENS D'ÉVITER LES CAUSES PRÉJUDICIABLES AUX CAPSULES SURRÉNALES. CAUSES ET TRAITEMENT DE L'ARTÉRIOSCLÉROSE

Si nous désirons maintenir en bon état les capsules surrénales et le système vasculaire qu'elles commandent, il est indispensable d'éloigner d'elles tout ce qui peut leur nuire. C'est un fait bien démontré que lorsque on injecte ou qu'on administre par la bouche de l'extrait surrénal, il survient une augmentation de la pression sanguine qui est réglée principalement par le grand sympathique et le pneumogastrique. La section du sympathique détermine une accumulation du sang dans les vaisseaux intestinaux ; moins de sang parvient au cœur et la pression baisse. Vient-on à exciter le nerf, les vaisseaux intestinaux se resserrent et la pression monte. L'excitation du vague produit le même phénomène ; tandis que l'intervalle entre les systoles s'allonge ; le sang arrive au cœur en plus grande quantité et pendant la systole, celle-ci agit sur un plus grand volume : la pression monte. Une semblable action est celle de l'adrénaline; il est aisé de conclure que la sécrétion des surrénales agit sur le sympathique. Puisque les divers agents nuisibles, les poisons comme la nicotine, ou les troubles de l'esprit élèvent considérablement la pression sanguine, on pourrait en déduire que ces facteurs agissent d'abord sur les surrénales qui, à leur tour, influencent la pression sanguine. Pour certains poisons, la nicotine par exemple, il a été démontré expérimentalement qu'ils agissent exactement comme l'adrénaline. Ils sont même capables de provoquer des altérations des surrénales, leur hypertrophie en particulier ; il est donc vraisemblable qu'ils agissent d'abord sur les surrénales et, par leur intermédiaire, sur la pression du sang. Du reste, nous montrons dans plusieurs chapitres de cet ouvrage que divers poisons, et précisément ceux qui constituent d'actifs médicaments, peuvent exercer leur action sur le corps ; en raison de celle qu'ils exercent sur les glandes sanguines. Il est certain que les surrénales sont étroitement reliées au grand sympathique (système chromaffine) ; mais elles peuvent exercer directement leur action sur les vaisseaux, sans son intermédiaire. Ainsi Lewandowski a démontré que l'adrénaline pouvait resserrer les capillaires sans l'intervention du système nerveux. Elle agit directement à la façon d'une substance toxique et l'élévation de la pression sanguine n'est pas la cause essentielle de l'athérome de l'aorte ; car certaines substances, telles que le nitrite d'amyle, qui abaisse la pression, sont susceptibles de provoquer également l'athérome.

C'est Josué le premier, qui, par injection d'adrénaline au lapin, obtint l'athérome expérimental de l'aorte, et *Amberg*, à Baltimore, mit en évidence les effets toxiques de l'adrénaline. Fait très important, les divers agents qui se montrent nocifs pour les surrénales sont également ceux que l'on considère généralement comme les causes de l'artériosclérose ; il en est ainsi de l'arsenic, du plomb, du mercure, des maladies infectieuses comme la syphilis, de l'alcool, du tabac, des affections morales. Pour ces dernières le sympathique et le vague sont irrités, les surrénales s'irritent à leur tour, ce qui aboutit à une hypersécrétion de substances qui pénètrent dans le sang et élèvent la pression sanguine. De ce fait que les chocs moraux agissent par l'intermédiaire du sympathique, on pourrait peut-être rapprocher celui de la piqûre du bulbe de Claude Bernard, où la glycosurie ne se produit que si le grand sympathique est intact ; lorsqu'il est sectionné, elle ne survient pas. Fort heureusement notre organisme est disposé de telle sorte que, si la sécrétion des surrénales devient trop abondante, il peut lutter contre l'élévation de la tension vasculaire ; et cela grâce à la glande thyroïde. Sa sécrétion diminue la pression sanguine et, dans un organisme sain, les deux fonctions, de la thyroïde et de la surrénale, se contrebalancent. Qu'à un moment donné survienne une hypersécrétion surrénale, ou qu'à la suite d'une dégénérescence de la thyroïde, il y ait diminution de la sécrétion de cette glande, l'équilibre alors est rompu, et la pression sanguine monte ; inversement si la sécrétion surrénale diminue. Maintenant, si la pression monte, les vaisseaux sont dilatés par le sang ; si cet état persiste ou se reproduit fréquemment, l'élasticité des parois vasculaires disparaît, surtout si, comme cela arrive à un âge avancé, une bonne partie de leurs fibres élastiques est remplacée par du tissu conjonctif. Dès lors la marche du sang est plus difficile et le cœur doit déployer une plus grande force pour vaincre la résistance. La nutrition des parois vasculaires se fait mal. Maintenant si l'élévation de la pression sanguine joue un rôle important dans la genèse de l'artériosclérose, elle doit cependant être considérée seulement comme la cause adjuvante et non pas essentielle. En effet il a été démontré par *Sawada*[1], *Groedel*[2] et *Ferranini*[3] au moyen de mesures faites au Riva-Rocci, que, dans beaucoup de cas d'artériosclérose, la pression sanguine n'est nullement modifiée. D'après *Romberg*[4] il n'y a augmentation de celle-ci dans l'artériosclérose que si les reins sont malades et, dans ce cas elle constitue l'un des premiers symptômes. Cela pourrait être attribué à la présence d'adrénaline en grande quantité dans le sang; on sait que dans la néphrite interstitielle il est fréquent de trouver les surrénales hypertrophiées. C'est ce qu'ont constaté *Parkes Weber*[5], *Lemaire* et dans quatre cas *Froin* et *Rivet*[6]. *Schur* et *Wiesel* dans la néphrite chronique, ont observé dans le sang les marques certaines de la présence de l'adrénaline, révélées par la réaction au perchlorure de fer et la production de mydriase avec ce même sang sur les yeux de grenouille. L'affirmation de *Delamare* que les surrénales sont hypertrophiées dans la vieillesse peut expliquer la fréquence de l'artériosclérose à cette période de la vie, étant donné surtout que la glande thyroïde est dégénérée.

1. *Deutsche med. Wochenschrifft*, 1904, Nr 12.
2. *Kongress f. innere Medizin*, 1904.
3. *Giorn. internat. delle soc. med.*, XXVI.
4. *Lehrbuch der Krankheiten des Herzens und der Blutgefässe, Stuttgart*, 1906.
5. *Transaction Pathol. Society, London*, I, VII, 3.
6. *Gaz. des Hôpitaux*, 15 juin 1906.

Si l'on ne peut attribuer uniquement à l'action hypertensive de l'adrénaline l'apparition de l'artériosclérose, le principal rôle doit décidément être attribué à l'action toxique de l'adrénaline. En effet, comme l'a expérimentalement démontré *Josué*, on peut avec l'adrénaline provoquer chez l'animal de l'athérome; nous devons donc voir là un puissant facteur d'artériosclérose. Le fait que ce processus athéromateux apparaît après injection d'adrénaline sur la tunique moyenne, chez l'homme cependant sur la tunique interne, ne me paraît pas être une raison suffisante pour rejeter cette hypothèse. On reconnaît comme causes principales à l'artériosclérose toutes celles qui exagèrent l'activité des surrénales. Le fait que l'état du corps thyroïde est d'une grosse importance dans la genèse de l'artériosclérose est d'accord avec les recherches d'*Eiselberg*. Ce chercheur a pu en extirpant la thyroïde chez l'animal provoquer de l'athérome des gros vaisseaux. *Pick* et *Pineles* dans ces derniers temps, ont pu constater sur des chèvres rendues éthyroïdées, des altérations vasculaires, certaines siégeant sur la tunique moyenne. Il est intéressant d'en rapprocher ce fait observé par *Münnich*, que chez les personnes goîtreuses l'artériosclérose est plus fréquente et fait plus tôt son apparition. Chose importante à remarquer, la plupart des causes nuisibles pour les surrénales (syphilis, alcool surtout) le sont aussi pour le corps thyroïde. Celui-ci étant dégénéré dans la vieillesse, il ne peut plus compenser l'action des surrénales. L'augmentation du tissu conjonctif dans les capillaires, qui joue un rôle certain dans l'artériosclérose, est aussi un symptôme typique de la dégénérescence ou de l'extirpation du corps thyroïde. Nous avons déjà dit que, pour éviter l'artériosclérose nous donnions de l'iode, cet élément essentiel de la glande thyroïde. Dans différents chapitres de cet ouvrage, nous avons encore montré que l'iode, comme sans doute d'autres médicaments, agit en activant le fonctionnement de cette glande sanguine. Il n'est pas douteux que si celle-ci est dégénérée, la sécrétion surrénale n'en aura que plus de valeur. Elle peut nuire alors de deux manières : 1° en élevant la pression du sang ; 2° en le rendant toxique, et c'est à ce dernier processus qu'il faut sans doute attribuer l'athérome artériel. Vraisemblablement ces deux facteurs doivent être réunis et une prophylaxie rationnelle devrait tâcher de les écarter l'un et l'autre. Tout ce qui met obstacle à l'hyperactivité surrénale et excite l'activité thyroïdienne peut éloigner l'artériosclérose ou l'influencer favorablement.

Parmi les infections, c'est avant tout la syphilis qui est susceptible d'entraîner l'artériosclérose ; les spirochètes agissent pour les irriter, aussi bien sur les surrénales et la thyroïde que sur les parois des petits vaisseaux qui s'enflamment. C'est ce qu'ont bien décrit *Edgren* et dans ces derniers temps *J. Darier*. Des doses considérables de mercure, données dans le but de guérir la syphilis, peuvent favoriser l'artériosclérose, surtout quand on a pratiqué de trop nombreuses injections intra-musculaires avec du calomel, du thymol, du salicylate de mercure ou avec l'huile grise de Neisser. En tous cas, on peut considérer comme des symptômes d'altérations commençantes des surrénales, la grande lassitude, la grande faiblesse, la pigmentation de la peau, qui se manifestent chez certains sujets après la huitième ou la dixième injection.

D'après *Edgren*, 25 0/0 des cas d'artériosclérose doivent être attribués à l'alcool. Il provoque d'après *Traùbe* une constriction des petits vaisseaux, comme l'adrénaline. Nous ne devons employer l'alcool qu'en petites quantités, sous forme de vin blanc léger ou de vin rouge de France.

Plus nuisible encore est le tabac. Pour *Claude Bernard*, *Huchard*, *Basch* et *Oser*, la nicotine est également vaso-constrictive et d'après les recherches de *sir Lauder Brunton* et plus récemment d'*Isaac Adlen* et *Hensels*, les effets de la nicotine et de l'adrénaline sontidentiques. A ce propos nous avons souvent remarqué chez nos malades artérioscléreux des fumeurs invétérés. D'après *Hufeland* les fumeurs sont très rares au-dessus de cent ans ; ce n'est sans doute pas l'opinion d'un peintre anglais qui a dépassé 92 ans et fume journellement ses six cigares, ni celle d'un de mes confrères, âgé de 80 ans, qui chaque jour fume en moyenne 4 à 5 forts cigares.

Il faut éviter un apport considérable d'aliments, surtout liquides, afin de ne pas surcharger le système vasculaire. Le corps n'a pas besoin de plus d'un litre à un litre et demi de liquide chaque jour. L'usage du thé et du café peuvent être très nuisibles, en même temps qu'ils entraînent de graves modifications du tonus vasculaire, comme l'a surtout montré *Romberg* [1]. Il n'est pas rare que, chez les artérioscléreux la mort survienne à la suite d'excitations morales ou sexuelles. Le meilleur régime pour eux est le régime lacto-végétarien ; qu'ils prennent aussi peu de viande que possible ; mieux vaudrait qu'ils la suppriment. Prise en grande quantité, elle peut entraîner

1. *Die Arteriosclerose*, Leipzig, 1898.

une dégénérescence de la glande thyroïde ou une néphrite chronique interstitielle; ce sont là deux facteurs puissants d'artériosclérose. L'alimentation carnée, comme en général tout régime riche en albumines, augmente la viscosité du sang, comme l'a montré *Determann*. En nous privant de viande, nous pouvons donc maintenir notre corps thyroïde en excellent état, et nous serons ainsi protégés contre l'artériosclérose, puisque thyroïde et surrénale sont antagonistes. L'activité thyroïdienne peut être augmentée par l'administration d'iode, le meilleur médicament de l'artériosclérose. Il est vaso-dilatateur pour Huchard et diminue la viscosité du sang (Romberg, O. Muller et Inada [1]). La plupart du temps, on le donne sous forme d'iodure de sodium, ou de préparations plus avantageuses comme le sajodin. L'iode entre également dans la composition des préparations d'iodothyrine de Baumann, dans les tablettes de corps thyroïde de brebis de Parke et Davis, ou dans d'autres préparations extraites de la thyroïde. Nous croyons qu'on peut obtenir d'excellents résultats en combinant l'iode avec de petites doses d'extraits thyroïdiens. *Senator* [2] vante l'action des nitrites combinés à l'iode. *Huchard* recommande l'emploi de la trinitrine dans les périodes intercalaires du traitement iodé. Ces traitements du reste doivent être suspendus pendant un certain temps. Les durs travaux corporels, d'une longue exécution, surtout les ascensions, certains sports qui exigent des efforts musculaires considérables ne sont pas à conseiller aux artérioscléreux, car l'impulsion cardiaque devient plus forte au centre vaso-moteur et il en résulte une hausse considérable

1. *Therapie der Gegenwart*, mars, 1907.
2. *Deutsche med. Wochenschrifft*. 1904, Nr 48.

de la pression sanguine. Par contre, ces mêmes exercices, pourvu qu'ils soient modérés, peuvent être utiles à combattre l'artériosclérose.

A ce propos, l'observation de *Romberg* est très importante, puisqu'il put constater, sur les extrémités de personnes qui faisaient un travail corporel considérable, des altérations artérioscléreuses. *Remlinger*[1] en a découvert de semblables sur les extrémités inférieures de paysannes, qui marchaient beaucoup. Par des bains de longue durée, mais pas trop chauds, on peut prévenir l'artériosclérose, car ces bains ont une action très favorable sur les reins. D'autre part il faut chercher par une hygiène intestinale à combattre la constipation ; en effet, les poisons formés dans l'intestin jouent, d'après *Huchard* et *Senator*, un grand rôle dans la pathogénie de l'artériosclérose. Nous devons aller tous les jours à la garde-robe et éviter la formation de gaz dans l'estomac et le colon ; car le diaphragme est refoulé vers le haut et il en résulte une gêne pour les mouvements du cœur et la circulation du sang. Cela est surtout vrai pour ceux qui sont sujets aux attaques d'angine de poitrine. On obtient encore de bons résultats par l'emploi de bains carbo-gazeux, par une cure à Nauheim quand c'est nécessaire. La surface cutanée est mieux irriguée, par suite de la vaso-dilatation périphérique ; la pression sanguine baisse ; il en est de même du travail du cœur.

1. *Dissertation über Arteriosklerose*, Marburg, 1905.

5. — CAUSES ET TRAITEMENT DE LA CONSTIPATION HABITUELLE

Comme nous l'enseigne la physiologie, l'expulsion du contenu intestinal se fait grâce à une contraction des parois de l'intestin qui est le résultat d'une excitation du plexus mésentérique par le contenu intestinal agissant sur les parois comme un corps étranger. Ce plexus est sous la dépendance du système nerveux central qui d'un côté par l'intermédiaire du nerf vague excite le péristaltisme, de l'autre par le sympathique est susceptible d'arrêter les mouvements péristaltiques. Des chocs nerveux ou d'autres influences défavorables au système nerveux central peuvent irriter le sympathique et provoquer ainsi la constipation. C'est de cette façon qu'agissent les produits toxiques. Une hyperactivité de la glande thyroïde peut augmenter le péristaltisme jusqu'à provoquer la diarrhée, ainsi qu'on le voit dans la maladie de Basedow. L'absorption d'extrait thyroïdien en grande quantité agit de la même façon.

La grande influence de la thyroïde sur l'activité des nerfs intestinaux est en rapport avec ce fait que dans les cas de son insuffisance il existe de l'inertie intestinale souvent très opiniâtre, qui cède très facilement sous l'influence de l'extrait thyroïdien. Du reste les glandes sexuelles excitent également les mouvements péristaltiques. Les menstruations difficiles, comme bien d'autres maladies féminines sont associées le plus souvent à la constipation ; chez l'homme, celle-ci est facilement provoquée par les maladies de la prostate. Aussi doit-on, pour éviter ou guérir la constipation, songer à l'hygiène de la thyroïde et des glandes sexuelles.

Arrivons maintenant à la principale cause de la constipation : le manque d'excitation de l'intestin par son contenu. La viande et les céréales ne laissent pas assez de détritus pour exciter efficacement l'intestin. Nous devrions nous nourrir largement de substances qui, par leur quantité ou leur cuisson, excitent l'intestin ; tels sont les légumes et les fruits ; ils contiennent en abondance de la cellulose qui constitue le meilleur excitant intestinal. Les légumes les plus recommandables sont : les épinards, les carottes, la laitue, les haricots verts et les choux. Les fruits ont une action favorable en raison de leur sucre et de leurs acides. On peut les prendre crus, cuits ou étuvés, suivant les goûts ou suivant la tolérance de l'estomac. Les compotes et sirops de fruits rendent d'excellents services. On donne comme laxatifs : les raisins, les prunes, les figues, les pruneaux, les pommes, les ananas, les pommes de Chine, de même que le kaki, originaire du Japon est très apprécié dans l'Italie et le sud du Tyrol. Les meilleures variétés de figues desséchées sont également laxatives et cela provient en partie de ce que leurs innombrables petites graines exercent une sorte de massage intestinal.

Le pain Graham, le pain noir rassis, le pain de Simon ou pain de santé et les diverses variétés de pains de cellulose, enfin les pains de son et de maïs, très employés dans certains pays du sud, sont, au contraire du pain blanc pauvre en déchets, d'un excellent usage contre la constipation. En général il en est de même du lait cru, au contraire du lait cuit, enfin surtout du lait sûr, du beurre et du petit lait.

Voici le régime à recommander à toute personne prédisposée à la constipation. Un verre d'eau fraîche le matin au lever. Au petit déjeuner deux oranges, un ou deux œufs à la coque, quelques cérales, du gros pain de Graham avec du beurre, puis une assiette de marmelade de prunes, ou bien un peu de miel, du raisin et, au cas où on pourra le supporter, un quart à un demi-litre de lait. A midi, une petite quantité de viande, par contre deux variétés de légumes (de préférence ceux que nous avons déjà cités), une assiette de compote, enfin des fruits crus : raisins, figues fraîches ou desséchées, prunes cuites et charnues. Comme boisson laxative, c'est surtout la bière qui est recommandable, car dans une alimentation riche en légumes, elle provoque à un degré considérable la fermentation désirée. Les constipés doivent en mangeant prendre assez de liquides. Le soir même régime qu'à midi ; cependant supprimer la viande ; du lait, du lait sûr, ou du képhir, du beurre ; le beurre est en effet un bon déconstipant.

Sont encore à recommander : une compresse mouillée et recouverte d'un linge sec sur l'estomac et l'abdomen, pendant la nuit, de fréquentes promenades, des ascensions en montagne, la gymnastique, la natation. Là où ces divers moyens sont inutilisables, et quand le besoin d'aller à la selle a été retardé, comme après de très longs voyages en chemin de fer, on peut se contenter, mais à titre exceptionnel, de s'introduire un suppositoire glycériné dans le rectum. C'est surtout quand les matières sont dures que les irrigations ont leur utilité ; on ne devrait cependant pas les répéter tous les jours, afin de ne pas exciter et fatiguer l'intestin. Dans certains cas, il est nécessaire d'avoir recours au lavement, qu'on additionne de savon, d'huile d'olive, d'huile de ricin, qu'il est facile d'émulsionner avec un peu de soude. Ces clystères ont l'avantage de ménager l'estomac, ce qui n'est pas toujours possible avec les autres moyens médicamenteux. Est-on obligé par exception de recourir aux médicaments purgatifs, on doit au moins s'efforcer de donner les moins nuisibles, surtout la rhubarbe additionnée de magnésie et de bicarbonate de soude, à l'occasion seulement les pilules de cascarine ou les pastilles de tamarin.

Avant de se résoudre à employer les médicaments, il faudrait essayer les eaux minérales purgatives. Il en existe de deux sortes, les eaux drastiques, les eaux cathartiques. Des eaux minérales très actives sans être drastiques sont celles de Marienbad (Kreuzbrunn), Karlsbad (Sprudel), qui chacune ont leurs préférences. On peut obtenir aussi de bons résultats avec leurs produits artificiels. On prend le matin à jeun une cuillerée à thé du sel correspondant dans un verre d'eau tiède. Cependant par l'usage journalier et continu de ces moyens, on abaisse la capacité fonctionnelle des nerfs intestinaux, au lieu de maintenir la musculature intestinale en état de se contracter sous l'influence d'excitations légères, et rendre possible l'évacuation du contenu intestinal. Les eaux amères les plus connues et les plus répandues sont : Hunyadi Janos (Ofner), Ferenz Jozseph Rubinat, Carabaña, Löches. Toutes sont préférables aux drogues. On évitera cependant leur usage répété et on se bornera à libérer par leur intermédiaire l'intestin de ses résidus une seule fois par semaine. Elles entraînent une exsudation catarrhale de l'intestin, sans aucune conséquence nuisible.

Pour le traitement de la constipation, la question du régime prime toutes les autres ; et par un régime ainsi approprié, nous avons encore un moyen de nous préserver d'une vieillesse précoce.

6. — HYGIÈNE DE L'INTESTIN

Du fait que l'intestin sert à la réception et à l'évacuation de la plupart des matériaux nutritifs qui pénètrent dans l'organisme, il s'en suit que l'hygiène minutieuse de cet organe a une grosse importance ; si notre intestin est en mauvais état et que ses fonctions ne s'accomplissent pas parfaitement, rapidement il en résulte un amaigrissement, un dépérissement de l'organisme. La plupart des conseils que nous allons donner dans ce chapitre, peuvent trouver leur emploi dans l'hygiène stomacale ; car les deux organes exécutent leur travail en commun. Il n'y a guère de maladie primitive de l'estomac qui n'entraîne l'intestin dans sa souffrance. Tous les agents nuisibles pour l'estomac, peuvent l'être pour l'intestin. Nous en avons cité plusieurs dans notre chapitre sur l'hygiène de l'alimentation. C'est ainsi que nous avons insisté sur l'influence nocive d'une mastication défectueuse. Si les matériaux nutritifs parviennent à l'intestin sous forme d'une masse insuffisamment fragmentée, les ferments ne peuvent que difficilement exercer leur action sur ces masses compactes. Non seulement cela retardera ou empêchera leur absorption, mais encore cela augmentera la paresse intestinale ; de sorte que les matières peuvent rester non digérées et faire obstacle à l'action désinfectante de la bile. Aussi les selles de ces personnes sont grossières et volumineuses ; il en résulte un danger d'écorchure de l'épithélium et de pénétration plus importante de bactéries à ce niveau. Une mastication soigneuse est donc utile non seulement à l'estomac, mais encore à l'intestin. Chez les personnes qui vieillissent ces fautes hygiéniques sont encore beaucoup plus nuisibles. Chez elles en effet, il existe souvent une atrophie de l'appareil glandulaire de l'estomac et du tractus intestinal ; elles ne peuvent par conséquent pas utiliser leurs aliments comme des jeunes gens dont les organes digestifs sont sains, surtout si ces aliments contiennent de la cellulose et, comme tous les végétaux, offrent une grande résistance à l'action des sucs digestifs. Les céréales sont une nourriture de premier ordre pour les personnes âgées ; le régime carné leur est beaucoup plus nuisible ; elles doivent autant que possible en restreindre l'usage.

Aux personnes d'un âge élevé, et en considération de l'état de leurs mâchoires, il est utile de donner la nourriture sous une forme plus délayée, liquide ou bouillie, afin qu'elle soit plus facilement résorbée. Leur intestin est par cela même plus ménagé, car une telle alimentation n'occasionne qu'un faible travail. Ceux qui mangent vite et ingèrent une grande masse d'aliments, auraient intérêt à prendre une partie de leur nourriture sous forme liquide, surtout si l'on emploie des substances très nutritives. Dans certaines maladies de la digestion, on peut recommander des aliments liquides ou déjà digérés, tels que les préparations nutritives si renommées ; certaines d'entre elles contiennent l'albumine sous forme d'albumose qui est plus facilement résorbée et qui est obtenue avec diverses matières albuminoïdes, telles que la viande, le poisson, le sang, les œufs. Appartiennent à ce groupe les préparations faites avec du lait ou des hydrates de carbone et dans lesquelles l'amidon est transformé en dextrine ou maltose. Il y a toute une foule de pareilles préparations et nous ne pourrions les citer toutes, même les plus importantes. Citons cependant la somatose, préparation d'albumine de viande, avec laquelle on obtient souvent une augmentation des forces. Parmi les préparations lactées, on a de bons résultats avec l'Hygiama (lait condensé contenant surtout des céréales et du cacao en partie séparé de ses principes gras), le Plasmon, le Sanatogène (produit albumineux et phosphaté) l'Odda (Jaune d'œuf, beurre de cacao, petit lait, diverses sortes de farines transformées en dextrine), l'Eukasine, etc. D'importantes préparations nutritives, en rapport avec une hygiène intestinale rationnelle, sont celles qui sont obtenues avec des céréales, la Glidine, la Weizenglidine, le Roborat (albumine végétale). J'ai très utilement employé, chez un grand nombre de malades, les préparations nutritives de Knorr contenant des farines, finement moulues et débarrassées des parties indigestes, de froment, d'avoine, de gruau, de riz, de blé noir, de tapioca.

Les amylacées ont le grand avantage de favoriser dans l'intestin, surtout en présence de lait, la fermentation lactique et d'assurer ainsi une énergique désinfection intestinale. Ainsi sont également détruits les produits nuisibles de désintégration des albumines. A vrai dire, dans cet anéantissement des toxines intestinales, certaines de nos glandes sanguines, le foie, la thyroïde par exemple, nous sont d'un grand secours. Mais comme, chez des personnes âgées, ces glandes sont plus ou moins dégénérées, il faut qu'elles usent d'une alimentation riche en hydrate de carbone et pauvre en albumines animales.

Chez des personnes plus jeunes, il y aurait intérêt également à éviter autant que possible les putréfactions intestinales. Si nous rendons bien la pensée de Metchnikoff, elles joueraient un rôle certain dans l'établissement de la vieillesse.

D'après *Combe*[1], (de Lausanne), nous pouvons éviter ces putréfactions par un choix judicieux de nos aliments, en donnant la préférence aux hydrates de carbone et aux fruits. Par un tel régime nous favorisons la production d'acide lactique dans l'intestin et par suite une désinfection énergique de ce dernier.

D'après les recherches de *Fischmann*, la teneur en indican et sulfo-éthers diminue d'une façon importante après l'usage de l'eau de Carlsbad (Mühlbrunnen) et de Marienbad (krenzbrunnen).

Le grand avantage de l'acide lactique et des divers laits fermentés pour combattre les putréfactions intestinales a été mis en valeur par *Metchnikoff* et ses élèves. Il insiste très justement sur l'importance de l'apport dans l'intestin de certaines espèces de bactéries, pour transformer les hydrates de carbone en présence du sucre de lait en acide lactique, qui désinfecte l'intestin et empêche la propagation des germes nuisibles. C'est pourquoi il conseille de faire parvenir dans l'intestin les bacilles bulgares si connus, pour que la flore des bactéries nuisibles soit transformée en une flore bien-

1. Combe, L'auto-intoxication intestinale. Paris, 2e édition, 1909.

faisante. Le bacille bulgare sert à la préparation du lait fermenté de Bulgarie, du yogourth et l'on sait que la Bulgarie est le pays du monde où l'on trouve le plus d'hommes centenaires.

Cette action antiseptique puissante de l'acide lactique dans l'intestin a aussi été démontrée expérimentalement par une série d'auteurs, tels que *Grundzach* [1], *Schmitz* [2], *Gustave Singer* [3]. Ils ont constaté une diminution des putréfactions intestinales et des acides sulfo-conjugués de l'urine. La première fut constatée par *Michel Cohendy* [4] sur lui-même, à l'aide des cultures; pendant 25 jours, il conserva son régime habituel et mesura l'intensité de ses putréfactious intestinales ; puis il absorba pendant deux mois une grande quantité de bacilles lactiques (280 à 350 gr. par jour). Non seulement pendant l'expérience, mais encore sept semaines plus tard, il put constater dans l'urine une diminution des substances résultant des putréfactions. *Cohendy* conclut de ses observations que les fermentations acides produites par ces bacilles sont capables d'empêcher l'action putréfiante des microbes contenus dans la viande ingérée. Il pense qu'il n'est pas nécessaire d'abandonner l'alimentation carnée, si en même temps on absorbe du bacille lactique.

Les recherches de *Cohendy* ont été renouvelées par *Pochon* assistant de *Combe*, sur lui-même. Il fit usage de lait fermenté obtenu avec des cultures pures de bacille lactique et pût trouver des preuves certaines de l'obstacle apporté aux putréfactions. L'action désin-

1. *Zeitschrifft f. klin. Medizin.* 1893. S. 79.
2. *Zeitschrifft f. physiol. Chimie,* 1899. Baud XIX. S. 401.
3. *Therap. Monasthefte,* 1901. S. 441.
4. *C. R. de la Soc. de Biologie,* 17 mars 1906.

fectante du yogourth sur l'intestin a été démontrée dans ces derniers temps par les expériences de *Leva*, à la policlinique de Strauss, à Berlin.

Si l'usage des bacilles bulgares sous forme de lactobacilline ou de yogourth est fort recommandable, nous pouvons cependant provoquer de nous-mêmes, dans l'intestin, des fermentations inoffensives et bienfaisantes, grâce aux hydrates de carbone riches en sucre, tels que le riz, le froment, que nous absorbons, grâce en outre au lait naturel ou fermenté provenant de vaches bien portantes. Le régime végétarien nous est également d'un grand profit. D'autres aliments, tels que le beurre et le fromage, qui occasionnent la formation d'acides acétique, lactique, ou d'acides gras, sont également profitables au fonctionnement intestinal. Dans certains troubles de la digestion, le fromage est cependant contre-indiqué.

Dans le choix des aliments et des boissons, la plus grande circonspection est indispensable ; certains aliments tels que les poissons, les huîtres, doivent être de première fraîcheur. Si nos organes des sens ne sont pas aussi développés que ceux de certains animaux, nous pouvons cependant, par le goût et l'odorat, éloigner de nos repas les substances nuisibles. Celles-ci pourraient provoquer non seulement des lésions locales, des maladies intestinales, mais encore, par résorption des produits toxiques, une intoxication générale de l'organisme. Heureusement l'intestin se débarrasse de ces produits, par un flux diarrhéique, qui nous apparaît ainsi comme une réaction de défense de la nature.

Ici comme ailleurs, l'art médical doit suivre la nature. Quand nous avons pris quelque chose qui nous paraît suspect quant à son origine ou sa qualité, il est rationnel aussitôt que possible de provoquer une selle et d'administrer dans ce but un purgatif énergique.

Si déjà certaines particules toxiques de nos aliments, par leur seule présence dans l'intestin, sont susceptibles d'avoir une action nocive, à quel haut degré sera-ce vrai dans le cas où elles séjourneront longtemps avec le contenu intestinal. Les particules si peu nocives contenues dans la viande la plus fraîche, peuvent elles-mêmes devenir dangereuses quand elles restent trop longtemps dans l'intestin. Il est indispensable d'évacuer le contenu intestinal, à des périodes régulières, au moins une fois par jour.

Il serait faux de croire que si une selle, même abondante, survient chaque jour, l'intestin par cela même est nettoyé. Dans les anses intestinales, surtout dans le cæcum, le colon ascendant et l'anse sigmoïde, il peut encore rester des matières fécales qui s'épaississent si elles restent trop longtemps. Il faut les éliminer et c'est par l'usage de purgatifs drastiques, que ce résultat est obtenu ; et tel qui a eu jusqu'alors une selle par jour, sera bien étonné de voir survenir après les moyens purgatifs dont il a usé, au lieu d'une selle habituelle, des matières dures, noires, conglomérées, symptômes d'une stagnation ancienne. De tels moyens purgatifs ne doivent jamais être employés plus d'une fois par semaine. Seulement, si chaque jour la garde-robe est insuffisante, deux fois par semaine on pourra recommander l'emploi encore d'un laxatif. Dans le choix de celui-ci, nous devons être très circonspect, parce que il peut agir très profondément sur l'innervation intestinale. Si l'on donne de forts purgatifs drastiques, l'intestin s'y habituera et ne réagira ensuite qu'à une forte irritation. Il peut ainsi arriver que des gens constipés, usant de ces moyens, voient leur constipation devenir bientôt plus opiniâtre. C'est surtout chez les femmes qu'un usage habituel de purgatifs entraîne une grande inertie intestinale, au point qu'elles sont contraintes à peu près toute leur vie de prendre tous les jours un lavement ; cette inertie peut avoir des conséquences pénibles et en particulier est fort préjudiciable à leur désir de vivre longtemps et de conserver la jeunesse. Puisque l'usage fréquent des purgatifs augmente encore la paresse intestinale et que celle-ci peut devenir habituelle, la chose la plus opportune est de provoquer l'évacuation journalière par des moyens naturels. Le mieux et le plus simple est de recourir à une alimentation appropriée. Beaucoup de personnes ne vont pas à la garde-robe, pour cette raison que leur nourriture n'est pas convenable, quand par exemple elles prennent seulement de la viande et des légumes verts finement préparés, qui sont résorbés sans laisser de résidus. A. Schmidt insiste particulièrement sur ce fait. Les recherches de *Strassburger* et *Lohrisch* l'ont également démontré. *Strassburger* pense que certains cas de constipation habituelle sont provoqués par une diminution des décompositions intestinales. *Lohrisch* à son tour montra que dans les cas où l'intestin a un excellent pouvoir résorbant, il ne reste pas suffisamment de matière pour le travail des bactéries et par suite il y a une production insuffisante de fermentations et de putréfactions, pour l'excitation du péristaltisme intestinal. Nous parlerons dans un prochain chapitre des moyens diététiques d'obtenir une selle journalière. Je désire seulement mentionner l'habitude de certaines dames qui, pendant leurs repas, ne prennent aucune goutte de liquide et aggravent ainsi la sécheresse de leur contenu intestinal.

La plupart des individus se trouveront bien d'un régime sobre et comportant des farines grossières ; cependant les femmes et les jeunes filles font plus souvent exception à cette règle. Déjà, par suite de leur constitution anatomique et de leurs différences physiologiques, elles sont plus souvent constipées que les hommes.

C'est un fait bien connu qu'il existe très fréquemment des maladies de l'intestin chez la femme, quand ses organes sexuels sont altérés. Déjà les irrégularités menstruelles peuvent s'accompagner chez la femme ou la jeune fille de constipation ; du reste, chez elles, la glande thyroïde, qui exerce son influence sur l'innervation intestinale (par l'intermédiaire du vague et du sympathique), est plus fréquemment altérée, ce qui explique les cas si nombreux chez la femme de goîtres simples ou exophtalmiques. Comme l'inertie intestinale détermine en même temps un ralentissement de l'afflux biliaire, il en résulte que la stase biliaire et la lithiase biliaire sont plus fréquentes chez la femme que chez l'homme. Les femmes et les jeunes filles, surtout celles-ci, ont encore l'habitude de négliger d'aller régulièrement à la garde-robe. Si on ne tient pas compte des avertissements de l'intestin, il finit par s'irriter profondément. L'inertie intestinale devient à la longue une habitude.

Nous devons avoir soin de ne pas exciter les nerfs et les muscles intestinaux par une irritation profonde. Or, ici comme ailleurs, les excitations répétées des nerfs et encore plus des muscles finissent par entraîner la lassitude, puis l'inertie.

7. — CAUSES ET PROPHYLAXIE DE L'APPENDICITE

Beaucoup de vies humaines florissantes, maints jeunes êtres pleins de santé sont enlevés en peu de jours par l'appendicite ; aussi voulons-nous, comme suite à notre chapitre sur l'amélioration des fonctions intestinales, ajouter quelques mots sur la façon d'éloigner de nous cette sournoise maladie.

Comme nous venons de le voir, la stagnation du contenu intestinal se fait surtout dans le cæcum. L'appendice se trouvant dans son voisinage le plus proche, il est naturel qu'il soit lié à lui dans ses souffrances. Déjà, à cause des grandes quantités de matières fécales qui se trouvent dans le gros intestin et dans le cæcum, elles exercent sur l'appendice une pression plus forte, peuvent y pénétrer plus facilement et difficilement en sortir, surtout si un long séjour dans l'appendice les a épaissies. Du reste très souvent un épaississement fusiforme de cette partie de l'organe qui s'abouche dans le cæcum crée un obstacle au glissement des matières fécales. Il peut même exister là un passage très étroit, réunissant l'appendice au cæcum.

Le repliement de l'appendice est le résultat de son contact intime avec le muscle psoas, contact qui existe très fréquemment. D'après les statistiques établies par *Offerhaus*, on trouve cette disposition dans 62 pour 100 des cas. Par suite de certains mouvements, par suite de courses à pied ou de promenades en bicyclette, le psoas, chez de telles personnes, heurte constamment l'appendice. On conçoit que cet organe, ainsi comprimé de façon constante, se déforme à la longue et de façon définitive. C'est ainsi qu'*Offerhaus*, sur un grand nombre de ses préparations anatomiques trouva des altérations circonscrites, sous forme d'un rétrécissement circulaire de la partie de l'appendice en rapport avec le rebord du psoas. Plus tard il en résulte un épaississement fusiforme et un pont étroit jeté entre l'appendice et le cæcum. Plus l'appendice est épaissi, plus grande a été la pression exercée par le psoas à ce niveau. La grosseur normale de l'appendice chez l'adulte est celle d'un ver assez grêle, d'où son nom d'appendice vermiculaire. Si les matières fécales stagnent dans sa lumière, ou s'y épaississent pour former de véritables calculs, l'appendice peut atteindre un volume inaccoutumé. Le Dr *Offerhaus* nous a montré l'appendice d'une jeune fille de 16 ans, qui contenait un gros calcul stercoral et avait la grosseur du pouce. Il est évident, que sur de tels appendices, les signes de la compression exercée par le psoas sont encore plus marqués.

Il est bien évident que la nutrition doit être défectueuse dans un organe où l'afflux sanguin est soumis à une gêne constante, sous l'influence de la pression exercée par le psoas. Un organe mal irrigué est plus que tout autre exposé aux maladies et aux infections, surtout si, comme l'appendice, il héberge, au milieu de matières fécales stagnantes, une masse considérable de bactéries et si des calculs ou des corps étrangers sont susceptibles d'y créer des lésions mécaniques. A l'état normal, l'appendice peut résister à l'infection en raison de sa structure d'organe lymphoïde.

Par sa constitution, il se rapproche tellement des amygdales que beaucoup d'auteurs le considèrent comme une amygdale intestinale. Nous avons vu précédemment que les glandes lymphatiques et les glandes sanguines ont des rapports étroits entre elles-mêmes et les unes par rapport aux autres. C'est ainsi que nous observons dans le myxœdème, l'acromégalie, le diabète, des lésions comparables à la fois dans les glandes sanguines et lymphatiques. Nous ne sommes pas surpris de voir apparaître fréquemment l'appendicite à la suite d'amygdalite. Du reste, comme l'ont montré les recherches bactériologiques de *Lanz* et *Tavel*, l'appendicite peut être provoquée par les micro-organismes de l'amygdale parvenus dans l'intestin.

L'inflammation des amygdales est souvent causée par la présence de végétations adénoïdes. Celles-ci entretiennent un état inflammatoire chronique du nez et du pharynx. De l'arrière-nez ainsi enflammé, les liquides pathologiques s'écoulent sur les amygdales qui s'enflamment. Puisqu'il n'est pas douteux que très souvent, chez l'enfant les végétations coïncident avec une insuffisance thyroïdienne, on devrait aller beaucoup plus loin et admettre, avec *Delcour* que celle-ci est le point de départ de l'appendicite.

Après avoir parlé de son origine, nous devons porter notre attention sur les moyens que nous devons employer pour l'éviter.

Désire-t-on éviter la stase des matières et leur épaississement, il faut veiller à l'évacuation journalière de l'intestin. Cela vise surtout les personnes dont l'appendice contracte avec le psoas les rapports que nous avons signalés. On peut se demander si nous pouvons faire le diagnostic de cette disposition. C'est heureusement chose possible. Déjà nous savons que de telles personnes, après une marche rapide ou une course, surtout après une course à bicyclette, souffrent fréquemment dans la région appendiculaire sans autre motif.

Si maintenant nous voulons parfaire notre diagnostic et savoir si ces douleurs résultent de la pression du psoas sur l'appendice, nous ferons soulever la jambe droite du malade et la comprimerons avec la main droite contre la cuisse. Existe-t-il une forme latente d'appendicite, dans les conditions anatomiques précitées, par la pression faite avec la main gauche au point de Mac Burney, le malade ressentira une douleur ; ainsi l'appendicite peut être révélée dès son début et la vie de beaucoup d'individus sera sauvegardée, alors qu'il en est temps encore. Nous ne savons déjà que trop combien cette maladie sournoise a pu entraîner de morts rapides et imprévues.

Pour éviter l'appendicite, nous devons nous abstenir de tous les mouvements violents et veiller à l'évacuation régulière de l'intestin. Celle-ci est réalisée par une bonne diététique ou par de très légers laxatifs. Les cures d'eaux minérales, nous l'avons vu, quand elles sont bien réglées, ont une action bienfaisante sur la circulation intestinale.

Quant aux causes elles-mêmes des rapports anatomiques du psoas avec l'appendice, nous ne pouvons évidemment les réduire par aucun moyen. Il nous est seulement possible d'obvier plus ou moins à ce que l'appendice soit comprimé par le psoas. Les mouvements rapides, les courses, les promenades à bicyclette, où la contraction du psoas intervient constamment, sont à éviter autant que possible. La malade, citée plus haut, de mon collègue *Offerhaus*, était une bicycliste passionnée. Il faut défendre à de telles personnes de croiser, en s'asseyant, la jambe droite sur la gauche. En raison du rôle étiologique des végétations adénoïdes, celles-ci devraient être enlevées de bonne heure ; car, par l'inflammation amygdalienne qui en résulte, elles peuvent provoquer non seulement l'appendicite, mais encore des néphrites.

Laissant de côté les conséquences des végétations adénoïdes, il semble donc que, chez beaucoup de personnes, l'apparition de l'appendicite soit causée par le voisinage immédiat de l'appendice et du psoas. Si la constipation survient avec séjour prolongé et durcissement des matières dans l'intestin, le danger de l'appendicite augmente. Sur ce terrain favorable, il suffit d'une angine, ou d'une maladie infectieuse, comme l'influenza, pour provoquer l'explosion des phénomènes. La prophylaxie rationnelle de l'appendicite consiste à écarter ses causes occasionnelles, de la façon que nous avons indiquée.

8. — CAUSES DES MALADIES DES REINS ET FAÇON DE LES ÉVITER

Étant donné le grand nombre de substances toxiques pour les reins, qui lui sont apportées par les aliments et les boissons, on pense qu'une grande partie, sinon la plus grosse, doit franchir notre épithélium rénal. Souvenons-nous que les reins peuvent se maintenir longtemps en bon état et c'est grâce à ce fait, souvent répété par nous, que l'apparition de la vieillesse est retardée et que la durée de la vie est notablement plus longue. Il faut se rendre compte que les parties actives du rein sont recouvertes d'un épithélium si fin et si délicat, qu'elles peuvent être facilement lésées par le passage des substances irritantes. C'est ainsi qu'on voit apparaître des cylindres hyalins dans l'urine, après l'élimination de diverses épices et de certaines boissons alcooliques, quand leur absorption est abondante et répétée. Il est vrai que certains auteurs n'attribuent aucune importance à ce phénomène occasionnel. Cependant si nous considérons, avec *Senator*, que ces cylindres proviennent de la dégénérescence de l'épithélium des tubes urinifères, nous ne pouvons accepter une aussi légère opinion ; et dès que nous trouvons sur les préparations microscopiques un ou deux de ces cylindres hyalins considérés comme inoffensifs, nous devons nous demander, puisque deux ou trois gouttes d'urine ont servi à la préparation, combien de milliers de cylindres semblables doivent être contenus dans un litre d'urine. Nous pouvons donc éliminer en un jour des milliers de cylindres; dans une année, la quantité sera prodigieuse; et cela est en rapport avec une perte de substance d'une importante partie des reins. A la place de ces portions disparues se développe du tissu conjonctif; ainsi se constitue une néphrite interstitielle, état morbide si fréquent dans la vieillesse. Souvent sa cause doit être recherchée dans une nourriture défectueuse, surtout dans un gros abus de viande. Il est aisé de concevoir qu'une élimination continuelle des matières extractives de la viande et des déchets de la digestion des albumines, entraîne pour le rein un surcroît de travail et par suite soit nuisible à son épithélium. Aussi ces grands mangeurs de viande doivent accorder à leurs reins quelque repos et s'ils ne veulent cesser ou restreindre longtemps l'usage de la viande, ils devront au moins tous les deux ou trois mois accorder à leurs reins un repos de trois ou quatre semaines. C'est ainsi que par le régime en usage pendant les cures d'eaux minérales, celles-ci peuvent avoir une grande utilité pour de pareils sujets. L'alimentation carnée devient surtout nocive pour le rein, quand le foie est altéré; si cet organe n'est plus en état de détruire les poisons, c'est le rein en effet qui est obligé de les éliminer.

Nous avons pu observer fréquemment, chez des personnes ayant consommé pendant de longues années de grandes quantités de viande, l'apparition d'albumine et de cylindres dans les urines. Aussi *James Tyson* et d'autres auteurs considèrent la néphrite interstitielle comme le résultat d'un usage habituel et démesuré de viande. Il est donc indiqué, pour maintenir nos reins en état, d'user d'un régime lacto-végétarien avec très peu de viande. Plus nuisible encore est le bouillon, par suite de sa teneur en substances extractives.

Le régime lacté n'est pas seulement le meilleur pour les maladies du foie, mais aussi pour les maladies des reins. Le lait cependant ne doit pas être donné en très grande quantité ; on risquerait de provoquer des troubles de la circulation par surcroît de travail cardiaque. La quantité de liquide ingérée ne doit pas dépasser un demi-litre par jour. Un très important avantage du lait, surtout quand on le prend chaud, est son action diurétique, qui est encore attribuée au lait fermenté, au yogourth et au képhir. De tous les aliments c'est le lait qui est le moins irritant pour les reins, ne serait-ce que par sa teneur minime en chlorure de sodium.

D'après les observations du physiologiste *Bunge*, il y a grand intérêt à n'ingérer que peu de sel et d'accorder la préférence aux aliments qui en contiennent fort peu, comme le lait et le riz, surtout si les reins sont déjà lésés. Lorsque les reins sont malades, surtout dans les inflammations parenchymateuses, l'élimination du sel peut devenir plus pénible, comme l'ont montré *Widal*, *Javal* et *Strauss*. Si cela est surtout vrai pour les maladies des reins et même pour des formes spéciales de celles-ci, il n'en sera pas moins excellent de nous conformer aux prescriptions de Bunge et d'absorber peu de sel pour préserver les reins de son influence à la longue nuisible. Par contre il serait illogique, avec des reins sains, de supprimer le sel de l'alimentation ou d'en prendre trop peu, car il peut en résulter des troubles des échanges organiques et de l'état général.

D'après Bunge, un régime composé de riz occasionne au rein le plus faible travail, puisque, en 24 heures, il ne s'élimine que deux grammes de sels alcalins. Par contre, les pommes de terre entraînent une forte élimination de sel marin. L'alcool, pris souvent et en grande quantité est pour le rein, non seulement un poison en lui-même, mais encore un agent qui entraîne un emploi immodéré de sel, comme il résulte des recherches de *Keller* dans le laboratoire de Bunge.

Le café et le thé, pris en grande quantité, ne sont pas moins nuisibles que l'alcool pour les reins. Les fortes épices, surtout les sauces piquantes et les diverses conserves sont à rejeter, sous toutes leurs formes. Souvent on y ajoute, pour assurer une meilleure conservation de l'acide salicylique, du borax, de la saccharine. Étant donné que ces substances influencent profondément le délicat épithélium des canalicules urinifères, il faut permettre seulement l'usage des conserves qui n'en contiennent pas. De même les médicaments, tels que l'acide salicylique, dont certains hommes usent habituellement et sans raison, peuvent être préjudiciables aux reins.

Innombrables sont les choses nuisibles qui à la longue, jour par jour, lèsent le rein. Certaines d'entre elles sont pour nous impossibles à éviter. Nous nous exposons cependant à beaucoup d'autres par routine, inattention, indifférence. Ainsi chaque jour de notre vie voit disparaître beaucoup de petites, mais importantes particules rénales, jusqu'à ce qu'enfin une néphrite interstitielle apparaisse. Tout dans ce monde a une cause ; les maladies des reins ne font pas exception, même si l'on a tendance à ignorer ou considérer comme insignifiante, les causes nuisibles précédemment citées ou à oublier qu'une angine apparue, il y a bien des années, peut avoir sur les reins de tardives conséquences. Pour les maladies du rein comme pour la plupart des autres, nous portons en nous-mêmes les causes qui les provoquent et souvent même nous pouvons les attribuer à quelques petits écarts de notre part. Comme le faisait remarquer justement Friedrich Müller, il y a quelques années, « les reins n'oublient jamais les injustices dont ils ont été l'objet ».

Combien souvent voit-on des néphrites chroniques apparaître comme un éclair dans un ciel serein. En faisant un retour sur soi-même, on se souvient alors avoir eu une angine l'une des années précédentes. Des quantités de bactéries virulentes ont été avalées avec les bouchons pultacés qui remplissaient les cryptes amygdaliens, et le rein les a éliminées, non sans subir une inflammation de son parenchyme. Souvent, nous l'avons vu, un catarrhe nasal chronique est la cause de l'hypertrophie des amygdales. Nous devons donc, comme prophylaxie rénale, soigner les inflammations amygdaliennes ; les amygdales doivent être libérées, par pression ou incision, de leur exsudat cryptique ; les grosses amygdales doivent être enlevées partiellement ou cautérisées.

Comme nous l'avons déjà dit, nous apportons à notre corps, sans le vouloir, par le manger et le boire, ou sous forme de médicament des substances nuisibles pour les reins. Arrivées là, elles peuvent profondément l'irriter ; nous devons donc éviter qu'elles passent par ces organes et tâcher dans la mesure du possible de les faire éliminer par la peau. Nous pouvons y arriver en partie au moyen des bains chauds ou des bains de sueur. De même, par l'absorption de grandes quantités d'eau, ces substances seraient plus facilement éliminées par les reins. Si nous mangeons beaucoup de viande, il est indiqué de boire en même temps beaucoup d'eau. Le résultat favorable de beaucoup d'eaux minérales sur les gros mangeurs de viande est surtout dû aux propriétés diurétiques de ces eaux.

Nous maintiendrons nos reins en bon état, en faisant passer une partie des produits toxiques par la peau et en déchargeant les reins. Nous allons bientôt voir comment on peut y arriver. Du fait que l'élimination des produits toxiques par la peau est diminuée par le froid et l'humidité, il est indiqué de conseiller un climat autant que possible sec, ensoleillé. Les personnes âgées surtout, en raison de leurs altérations rénales, auront intérêt à passer l'hiver dans le sud du Tyrol, la Riviera, le sud de l'Espagne ou le nord de l'Afrique.

Une autre partie des produits toxiques peut être éliminée par l'intestin. Le bon moyen de conserver nos reins en bon état c'est de combattre la constipation, de maintenir la peau légèrement humide, d'user d'une nourriture surtout lacto-végétarienne, enfin d'éviter les causes irritantes. Nous retarderons ainsi longtemps la vieillesse et nous allongerons la vie.

9. — L'ÉLIMINATION DES SUBSTANCES TOXIQUES PAR LA PEAU

Sur toute la surface de notre corps, il y a environ deux millions et demi de glandes sudoripares dans le tissu sous-cutané, d'où partent les canaux excréteurs, plus ou moins spirales. Ces glandes sont richement entourées de vaisseaux sanguins. Pendant que les reins portent à l'extérieur, à travers les canalicules urinifères, certaines parties essentielles du sang, les glandes sudoripares éliminent sous forme de sueur des principes liquides et solides du sang.

La peau peut même éliminer des gaz, par exemple de petites quantités d'acide carbonique, 2,3 à 6,3 grammes en 24 heures, comme *Aubert* l'a démontré (Les poumons en expirent 800 à 1.000 grammes); elle absorbe aussi une insignifiante quantité d'oxygène. D'après les recherches de Pettenkofer, la viciation de l'air des espaces confinés est due non seulement à l'acide carbonique éliminé par les poumons, mais encore à l'accumulation de produits nuisibles provenant de la transpiration et dont la science n'a pu encore élucider la nature. *Bunge* croit que l'insignifiante expiration cutanée d'acide carbonique doit être attribuée seulement à la décomposition des produits d'excrétion de la peau et de l'épiderme desquamé ; certains cliniciens sont enclins à admettre cependant une active respiration cutanée.

Etant donné que la plus grande partie des produits de la sueur est éliminée sous forme de vapeur, on ne peut pas la voir ; mais que l'évaporation soit très abondante ou retenue par des vêtements imperméables, elle prend un aspect liquide : ce sont les gouttes de sueur. Le corps humain élimine chaque jour un litre à 1 litre et demi de sueur. La rétention de la transpiration par un manteau caoutchouté constitue pour nous un phénomène désagréable que nous connaissons bien. Cela est peut-être en faveur de l'existence de la respiration cutanée ; de même le fait que les individus porteurs de vêtements perméables à l'air, surtout si en outre ils se baignent souvent, jouissent d'une meilleure santé que ceux qui négligent l'hygiène cutanée.

L'influence mauvaise de la rétention de la respiration cutanée est rendue frappante par ce fait que si on vernisse entièrement le tégument d'un animal quelconque, il meurt par auto-intoxication. On a observé chez l'homme pareil phénomène. C'est le cas célèbre de ce garçon qui pour fêter l'entrée du pape Léon XIII, avait été enduit sur tout le corps de couleur dorée et mourut la veille de l'entrée, brusquement en pleine santé. *Spallanzani* a observé chez les amphibiens, à qui on a enlevé les poumons, une survie plus longue qu'après le vernissage de toute leur surface cutanée ; car, chez les amphibiens, la respiration cutanée est plus importante que la respiration pulmonaire. Chez les mammifères, d'après *Latschkewitsch* et *Winternitz*, la mort serait moins la conséquence de la rétention de la transpiration cutanée que de la grande déperdition de chaleur ; ils sont en effet rasés avant le vernissage. Cela ne va du reste nullement à l'encontre de la mauvaise influence de la rétention de l'élimination cutanée.

Cette influence nuisible est encore démontrée par ce fait que les gens, dont la peau est brûlée sur une étendue considérable, meurent rapidement par auto-intoxication. La mort de ces malades est due non seulement à des altérations du sang, mais encore à la suppression d'une grande partie des glandes cutanées antitoxiques, ce à quoi il convient d'ajouter parfois l'enveloppement du corps dans des onguents qui bouchent hermétiquement sa surface. Si on fait coucher les brûlés complètement nus, sans pansement, ils ne meurent généralement pas. Nous en avons observé un cas dans la clinique du Dr *Sneve*, à Saint-Paul (Minnesota). Ce n'est donc pas une altération du sang, mais bien la suppression des fonctions cutanées qui amène la mort dans les brûlures graves.

On devrait supposer que le vernissage chez l'homme est forcément mortel ; cependant, *Senator* a remarqué que les vernissages effectués par lui sur quelques malades avec du collodion, un emplâtre glutinatif et de l'huile de goudron, n'avaient eu aucune suite regrettable ; à quoi *Sokoloff* objecte que certaines parties du corps étaient restées à l'abri du vernissage.

Par la sueur, sont éliminés de l'urée, de l'acide urique (seulement en quantités insignifiantes), du chlorure de sodium, de la créatinine, de l'acide acétique, de l'acide lactique et une série d'acides gras. Ceux-ci lui donnent son odeur spéciale. La chimie n'a pas encore, il est vrai, révélé avec certitude les produits nuisibles de la sueur et jusqu'ici la plupart des savants ont théoriquement seulement attribué à la sueur un rôle de régulation thermique et de protection contre les températures excessives. En réalité il est tout à fait indubitable qu'elle éloigne de l'organisme une certaine quantité de substances toxiques. Du reste tout médecin habitué à la clinique sait par expérience que les maladies infectieuses s'améliorent très fréquemment ou même guérissent après une crise sudorale.

D'ailleurs, parmi les cliniciens actuels marquants, il en est qui reconnaissent le rôle antitoxique de la sueur. C'est ainsi que *Ortner* dit, en parlant de l'action des bains chauds dans l'inflammation pulmonaire commune : « Les malades suent et par suite éliminent une quantité de poisons ». D'après *Goldscheider* le rôle physiologique de la sueur consiste en élimination d'eau, avec diminution de poids, décharge rénale, désintoxication, et même élimination des micro-organismes. Expérimentalement, *Arloing* a constaté que la sueur d'un homme, même en pleine santé, est toxique pour l'animal ; *Queirolo*, d'après ses propres recherches, attribue cette action toxique seulement à la sueur des malades. *Richet, Landois, Tigerstedt, Bunge* et d'autres physiologistes connus, contestent la toxicité de la sueur. *Hermann* a constaté expérimentalement que l'homme normal n'abandonne à l'air ambiant aucune quantité appréciable de substances organiques volatiles. Beaucoup de chercheurs sont arrivés à découvrir des bactéries dans la sueur ; d'autres nient la possibilité d'un pareil phénomène. Nous-même, à Bruxelles, dans la clinique du prof. Rommelaere, nous avons découvert dans la sueur de typhiques et de malades atteints de méningite les bacilles correspondants ; le prof. Funk pensait qu'il s'agissait là seulement d'une infection accidentelle de la sueur. *Blumenthal* nie l'élimination des micro-organismes par la sueur, et se base sur de nombreuses recherches personnelles sur l'animal, après infection par voie intraveineuse. Quoiqu'il en soit, l'expérience clinique est favorable au rôle antitoxique de la sueur.

La grande importance de la peau comme organe d'élimination antitoxique nous apparaîtra surtout évidente si nous nous rappelons comment surviennent les maladies cutanées. Celles-ci relèvent de deux ordres de causes : l'une extérieure, la pénétration de microbes à la suite d'une diminution de résistance résultant d'un apport de sang insuffisant ; l'autre intérieure, l'élimination par la peau des poisons contenus dans l'organisme. La cause interne peut favoriser le développement de la cause externe. Il n'est pas rare en effet de voir survenir des éruptions chez certaines personnes, après l'usage d'aliments déterminés : huîtres, fraises, écrevisses, homards, ou même fromage, café. Il en est de même après l'absorption de certains médicaments : Après le brome, l'iode, apparaissent très souvent des nodules d'acné. L'examen de ces nodules y montre la présence de certains bacilles. Peut-être ces nodules servent-ils à l'élimination des produits toxiques. S'il était exact que l'acné iodique ne contient pas de traces d'iode, ce serait une preuve que l'iode a agi à l'extérieur par sa fonction d'élimination antitoxique. La goutte est le résultat d'une rétention de l'acide urique ; or un très grand nombre de goutteux ont des maladies de peau. Les Basedowiens avec leur hyperactivité thyroïdienne souffrent très souvent d'éruptions cutanées, accompagnées souvent de démangeaisons insupportables. Dans les glycosuries où l'hyperactivité de la thyroïde joue parfois un rôle important, c'est plutôt à celle-ci qu'au sucre qu'il faut attribuer les complications cutanées ; aussi la peau élimine-t-elle dans ces cas une quantité de produits toxiques.

A la puberté les jeunes gens et jeunes filles ont très souvent des boutons sur le visage ; ils sont sans doute la conséquence de la suractivité des glandes sexuelles. Chez ceux qui se masturbent, mais aussi chez ceux qui s'abstiennent, apparaissent souvent des éruptions sur le visage ; le plus sûr moyen de les faire disparaître consiste dans une vie sexuelle matrimoniale bien réglée.

Si nous considérons les maladies de la peau comme l'expression d'un effort salutaire de la nature, nous pouvons facilement nous expliquer que la syphilis permette un meilleur pronostic dans les cas extrêmement nombreux, où survient une éruption cutanée suffisante, surtout une roséole étendue. Il devient compréhensible que, chez beaucoup de peuples (Arabes, Egyptiens, Algériens, Marocains par exemple) les conséquences tardives de la syphilis, les paralysies, le tabès ne surviennent que très exceptionnellement. Etant donné que chez eux ces maladies ne sont pas traitées ou ne le sont qu'imparfaitement, la période secondaire s'accompagne d'éruptions abondantes et il en est à peu près de même à la période tertiaire de la maladie. Salomon et d'autres vont plus loin ; ils estiment heureux tous les syphilitiques qui ont des accidents tertiaires cutanés ou osseux ; car chez eux les tardives complications nerveuses ne se montrent pas. On ne manquerait assurément pas de conclure qu'il vaut mieux ne pas traiter les syphilitiques et considérer même comme un bienfait les accidents osseux tertiaires. On traite plutôt par force, mais on ne considère nullement les éruptions et les récidives comme un malheur.

Fait très intéressant, les psoriasiques se débarrassent de leur incommodité, en totalité ou en partie, grâce à des laxatifs suffisants ou des procédés sudorifiques ; c'est pourquoi ces malades sont mieux en été qu'en hiver. De même un régime bien mesuré peut améliorer leur maladie. En d'autres termes : le nombre des efflorescences cutanées diminue, quand les produits toxiques de l'organisme sont abondamment éliminés par la peau, les reins ou l'intestin.

En augmentant l'activité de la peau grâce à la sueur, une partie des substances qui seraient éliminées par les reins passent par la peau. Une grande partie de ces produits, le sel marin surtout, peut être évacuée par la peau avec une sueur abondante ; et c'est là une aide précieuse, quand il devient difficile aux reins altérés de se débarrasser du sel et des autres substances nuisibles. Ainsi la peau et les reins collaborent, comme deux associés sous la même raison sociale.

CHAPITRE IV

HYGIÈNE DE LA PEAU ET DES REINS

1. — QUELQUES REMARQUES SUR L'HYGIÈNE DE LA PEAU

D'après tout ce que nous avons dit jusqu'ici sur les fonctions de la peau et sur l'importance des altérations rénales dans l'apparition précoce de la vieillesse, on devra s'efforcer pour vivre longtemps, de protéger les reins contre une besogne excessive en faisant exécuter une partie de son travail par la peau. Le froid diminue l'activité de la peau, c'est pourquoi le rein sécrète davantage ; la chaleur augmente au contraire l'excrétion cutanée. Veillons par une bonne hygiène à la conservation de notre activité cutanée.

Comme nous l'avons déjà remarqué, d'innombrables vaisseaux apportent aux glandes sudoripares une grande quantité de sang chaud, dont les principes liquides et solides (vraisemblablement aussi gazeux) sont portés à la surface cutanée par les canalicules excréteurs de ces glandes. Les orifices de ces canalicules sont les pores de la peau et il est extrêmement utile que les pores restent ouverts, sinon les produits d'élimination ne peuvent s'échapper et l'entrée de l'air est impossible. Or les pores ne sont que trop facilement obstrués ! Surtout par les écailles qui se détachent journellement de la surface de la peau ; puis par la poussière et la crasse qui s'y déposent ; enfin par la sécrétion huileuse des glandes sébacées. La graisse de celle-ci est destinée à protéger la peau contre le ramollissement qui résulterait de son imprégnation par l'eau ou d'autres liquides. Une abondance anormale de cette sécrétion entraîne la fermeture des pores. Si les produits de sécrétion de la sueur restent longtemps en contact intime avec la peau, celle-ci en résorbe une partie.

Le meilleur moyen de garantir les pores des substances nuisibles qui les obturent est de prendre fréquemment des bains chauds suivis d'un soigneux savonnage. Il est important de veiller à la liberté des voies d'excrétion de la peau et d'exposer autant que possible la surface de notre corps à la pénétration de l'air ambiant. Nous ne devrions porter ni linges trop serrés ni vêtements épais, imperméables (fourrures). Il est fort utile de prendre tous les jours, entièrement nu, quelques bains d'air de 5 à 10 minutes, soit à domicile (au moment de s'habiller ou le soir avant de se coucher), soit dans les modernes sanatoriums ou au milieu de forêts éloignées. Au ciel bleu on peut joindre le bain de soleil. Peu à peu on peut allonger la durée du bain d'air, le faire durer à volonté par les temps chauds. Celui qui prend en été des bains de mer ou de rivière combine avec profit les bains d'eau, d'air et de soleil. En hiver on prend les bains d'air chez soi, dans une chambre chaude, mais bien aérée. Celui qui en été ne trouve pas le temps ou l'occasion de prendre des bains d'air, doit porter au moins des vêtements tout à fait légers, bien aérés et du linge très perméable.

Pendant les bains d'air on frictionnera la peau, avec les mains, ou une brosse, ou bien on fera des exercices de gymnastique ou de respiration[1]. Ainsi on n'évite pas seulement le refroidissement, mais encore on provoque un afflux considérable de sang à la peau ; il en résulte que les glandes sudoripares retirent du sang plus de substances inutiles et que les pores cutanés sont plus accessibles à l'air extérieur. Une peau ainsi soignée donne au sang le pouvoir de résister contre les germes de contagion ; la peau se garde elle-même des maladies et devient moins sensible à l'influence du froid.

Celui qui se baigne rarement et se couvre chaudement se refroidit plus facilement car chez lui les muscles, qui resserrent les pores échauffés lorsque le froid agit sur eux, sont relâchés et il en résulte une grosse perte de chaleur ; celui qui est habitué depuis son enfance aux bains d'eau froide et aux bains d'air possède une peau qui se contracte avec une grande facilité sous l'influence des variations de température, et ne subit pas de grande déperdition de chaleur entraînant le refroidissement. Ce n'est pas toujours d'un simple refroidissement qu'il s'agit ; il dégénère souvent en une congestion pulmonaïre, une fluxion de poitrine, une inflammation rénale ou en d'autres maladies dangereuses à terminaison facilement mortelle.

Une hygiène rationnelle a donc pour conséquence

1. En Finlande on se flagelle la peau après des bains chauds ; c'est un moyen puissant d'attirer le sang à la peau et que nous recommandons.

l'élimination des produits toxiques de notre organisme; elle soulage les reins et nous garantit contre le refroidissement; il serait par conséquent dangereux de ne pas vouloir prendre assidûment des bains d'eau et des bains d'air et nous vêtir raisonnablement; c'est de ce dernier point que traite le prochain chapitre.

2. — MANIÈRE RATIONNELLE DE SE VÊTIR

La meilleure qualité d'un vêtement sain — linge compris, — est d'assurer la perméabilité la plus large à l'air extérieur. Les étoffes dans lesquelles nous nous enveloppons ne doivent opposer à l'air aucun obstacle ou empêcher la libre diminution des produits de la sueur.

Pour ce qui est des linges de corps, ceux en laine sont à recommander aux personnes âgées, parce qu'ils sont très poreux et maintiennent le corps chaud en raison de leur mauvaise conductibilité; cela est important, car avec les progrès de la vieillesse la production de chaleur se trouve diminuée du fait de l'apport sanguin moins intense consécutif aux altérations scléreuses des vaisseaux capillaires, à la perte de l'élasticité musculaire; enfin la contractilité de la peau diminuée favorise plus facilement encore la perte de calorique. Mais il est sûr que les vêtements de laine ont un très sérieux inconvénient; s'ils ont le grand avantage d'absorber facilement la sueur (jusqu'à 40 0/0, sans devenir sensiblement humides), ils retiennent par contre très longtemps l'humidité et doivent être enlevés à temps; ils perdent aussi trop rapidement leur porosité, car le lavage les fait rétrécir facilement. La lente évaporation de l'humidité et la perte de la perméabilité entraînent précisément le contraire de l'effet attendu des vêtements de laine. Les grandes mailles de l'étoffe elles-mêmes ne peuvent remédier au mal. Il existe cependant depuis quelque temps des étoffes de laine (flanelle-crêpon) qui, par un lavage et un repassage soigneux ne se rétrécissent pas et ne perdent pas leur perméabilité. On doit seulement insister sur la soigneuse observation des préceptes qui les concernent. Le mal est en partie compensé, quand sous la chemise de laine on porte une jaquette de toile très lâchement tissée qui ménage entre la peau et la laine une couche d'air ; la toile retient en effet facilement l'humidité; mais elle s'en débarrasse aussi facilement.

Les linges de corps devraient ne pas être étroits, mais au contraire très amples, afin qu'une couche d'air trouve place entre eux et la peau. Cette couche est réchauffée par le sang et comme l'air est mauvais conducteur de la chaleur, les vêtements n'ont pas besoin d'être très épais pour protéger le corps contre le froid. Ils doivent donc être larges et poreux pour favoriser la transpiration et la pénétration de l'air. Il est évident que les chaussettes, comme les bas du reste ne doivent pas être trop étroits. Ce sont les bas larges, poreux, faits de bonne laine qui maintiennent le mieux les pieds chauds. Lorsqu'ils sont très épais, et qu'ils ne laissent aucun espace entre les pieds et la chaussure, empêchant ainsi la circulation, ils entraînent plus facilement le froid aux pieds que lorsqu'ils sont minces, larges et perméables, comme les chaussettes en fil d'Ecosse ou en coton lâchement tissé.

La toile est précieuse, nous l'avons vu, en raison de la facilité avec laquelle elle absorbe et perd l'humidité ; mais elle a pour l'hiver le mauvais côté d'être un excellent conducteur de la chaleur, c'est pourquoi elle est à recommander en été ; en hiver on peut l'utiliser seulement comme moyen de créer une couche intermédiaire entre la peau et la laine. Elle est très poreuse et beaucoup plus facile à nettoyer que la laine. Le tissu de ramie importé dans ces dernières années et préparé avec une plante des tropiques, la Bœhmeria nivea, est à peu près aussi chaud que la laine et retient moins longtemps l'humidité, mais il est beaucoup trop lourd et peu solide. Il serait cependant recommandable s'il n'était trop cher et si son usage n'était ruineux.

Pour ce qui est du coton, il a, comme étoffe des linges de corps, des avantages plus considérables que toutes les autres. D'après *Pettenkofer*, il perd moins facilement que la toile l'humidité, mais il la perd beaucoup plus facilement que la laine ; *Paton* pense cependant que sous ce rapport il n'est pas inférieur à la toile. Excepté, peut-être, la ramie, c'est la plus poreuse de toutes les étoffes, ce qui ne l'empêche pas d'être aussi chaude que la laine. Si sa qualité est bonne et son épaisseur suffisante; il soutient, comme vêtement chaud, la comparaison avec la laine, surtout s'il s'agit du coton d'Egypte. D'après sir *William Thompson* il n'existe, par rapport à la conductibilité, aucune différence très sensible entre la laine, la toile et le coton. Nous croyons cependant que pour les personnes âgées, la laine est le meilleur tissu capable de les garantir contre les vents froids, en particulier les vents du nord.

Nous voudrions dire quelques mots sur la question des caleçons. Au lieu de les porter étroits, comme c'est devenu la mode, on ferait mieux de les porter très larges, comme on le fait en Hongrie par exemple ; peu importe qu'ils soient de fil ou de coton. Il serait encore mieux de faire en hiver ce que beaucoup font en été ; c'est-à-dire ne pas porter de caleçon ; ce serait un moyen de s'endurcir au froid. En Hongrie et en d'autres contrées de l'Europe, les femmes des classes pauvres ne portent pas de pantalons. Les femmes, qui sont en bonne santé, ont ainsi l'avantage de prendre des bains d'air permanents, et la partie inférieure du corps, déjà plus irriguée par le sang et plus chaude à cause de ses mouvements plus actifs, a moins besoin de revêtement que le reste du corps.

Quand nous mettons du linge frais, il doit être tout à fait sec ; souvent il n'est sec qu'en apparence ; en réalité il ne l'est pas du tout. Déjà nous nous refroidissons facilement parce que l'humidité du linge absorbe avidement la chaleur de notre corps. Nous devons donc quand notre linge revient de la lessive le dessécher par la chaleur ou en le laissant plus longtemps dans notre armoire. Quand on a sué, il faut autant que possible prendre un bain avant de changer de linge. Il est bon de mettre tous les jours du linge propre, surtout si l'on se baigne rarement ; en aucun cas on ne doit porter la nuit la même chemise que le jour, afin de ne pas laisser les produits de la transpiration appliqués sur la peau.

En ce qui concerne les linges de corps, il est avant tout défendu de porter des chemises empesées, car elles sont peu perméables. On doit porter de préférence, des chemises molles, poreuses, sans plastron. On ne devrait user de celui-là que pour les inévitables réunions mondaines, c'est-à-dire par exception. Sont encore à rejeter ces instruments de torture, les cols empesés, qui compriment la glande thyroïde et les artères les plus importantes. Même lorsqu'il est large et bas, le col empesé, en raison de son manque de porosité, est aussi nuisible que le col haut et étroit qui a de plus l'inconvénient d'agir comme une ligature sur le courant du sang et de constituer un danger possible pour la si importante glande thyroïde. On devrait recourir de bonne heure au col bas et mou. Malheureusement les femmes prennent plaisir à se serrer elles-mêmes, bien que la mode leur permette l'entière liberté du cou, dans des cols d'étoffe hauts, hermétiques, solidement appliqués ; et l'on sait que le cou est la partie du corps qui transpire le plus, parce qu'elle comporte le plus grand nombre de glandes sudoripares. Certainement, il y a dans le monde féminin trop de cols de cuir ou de cols empesés !

Pour les vêtements proprement dits, il faut veiller en premier lieu à la perméabilité à l'air, en second lieu à la perméabilité aux rayons solaires ; les étoffes de couleur claire à ce dernier point de vue sont préférables à celles de couleur sombre. Les pardessus ne devraient être ni trop lourds, ni trop chauds ; on se règlera autant que possible d'après l'état de la température et non pas d'après le calendrier. Sinon on réussit à être en sueur mal à propos et à se refroidir facilement, ce qui n'arrive pas avec des vêtements plus légers, en dépit de la sensation de froid qu'on peut ressentir dans cet état — parce qu'on a l'habitude de marcher plus vite avec des vêtements légers, ce qui crée une meilleure circulation cutanée.

On prévient les dangers de refroidissement surtout en habituant le corps à l'influence de la température, en prenant assidûment des bains froids et en favorisant le plus possible l'arrivée à la peau de l'air extérieur. C'est surtout la tête que nous devons endurcir au froid (nous le ferions au mieux en ne portant aucun chapeau) : sinon, quand l'air froid surprend notre tête en sueur, nous nous enrhumons facilement. Nous n'avons nullement besoin d'avoir la tête couverte ; les cheveux la garantissent suffisamment. Il est insensé de voir les jeunes gens aux cheveux épais porter des chapeaux, lourds par-dessus le marché, et s'exposer ainsi à la calvitie. En commençant de bonne heure, on s'endurcit bientôt à aller nu-tête et le froid lui-même n'a plus sur la tête d'influence nuisible. Assurément on pourra permettre aux chauves ou à ceux qui ont des cheveux clairsemés, par les temps froids, un chapeau mou et très léger ; jamais de chapeau lourd, rigide qui gêne la circulation cutanée de la tête et mortifie la racine des cheveux. Si dans les rues des villes, on croit, pour ne pas déchoir, devoir porter un chapeau, au moins devrait-on à l'air libre ou aux champs rester nu-tête.

Comme les pieds possèdent une quantité de glandes sudoripares, il est très malsain de porter des souliers imperméables, tels que les galoches ou les grandes bottes de cuir. Les chaussures les plus raisonnables sont les sandales, que portaient les anciens Romains ; mais si quelqu'un actuellement les adoptait dans une ville il serait considéré comme un original et chacun le tournerait en ridicule. On pourrait cependant, au moins à la campagne en été, observer les lois de l'hygiène des pieds. Il serait du reste possible sans doute de répandre une forme de chaussure tenant le milieu entre les sandales et les souliers bas, sans trop attirer l'attention, comme les pratiques chaussures de tennis faites de toile ou de cuir de chevreuil léger : largement ouverts, avec deux petites courroies servant de nœud. Nous devrions toujours porter seulement des souliers bas, même en hiver; on s'habitue peu à peu à eux à tel point que les pieds, s'ils portent des bas ou des chaussettes convenables, ne se refroidissent jamais; dans le cas où la température extérieure est très basse, on peut leur adjoindre des guêtres. Les meilleurs souliers bas sont ceux formés de toile et d'une semelle de cuir. Prend-on au contraire des semelles de paille, on peut, sans ressentir les inégalités du sol, gravir avec agilité des montagnes escarpées et rocheuses, et marcher sans difficulté sur des chemins éboulés.

On pense qu'une marche forcée fait affluer le sang aux pieds et les échauffe considérablement ; aussi fera-t-on bien, si possible, une fois au repos, de retirer ses chaussures, les bas ou les chaussettes, auprès du feu. Cela procure une très agréable sensation, surtout si l'on masse doucement les doigts de pied et que l'on plie le tarse alternativement en avant et en arrière de 10 à 20 fois.

Les souliers en caoutchouc sont à rejeter en raison de l'obstacle complet qu'ils opposent à la transpiration. Il est par contre très recommandable chez soi de quitter les souliers de cuir le plus souvent possible dans le cours d'une journée et de les remettre seulement si une visite survient ou si on doit sortir. C'est là une chose très agréable, surtout après une longue promenade ; elle constitue du reste un excellent moyen d'aérer le pied. L'agrément et le profit sont encore augmentés quand on prend un bain de pied en même temps. Quand on porte des sandales, ce bain est extrêmement utile pour débarrasser le pied de la poussière et de la sueur.

Nous devrions également nous débarrasser chez nous des cruels cols empesés. En général, jusqu'à quand nous laisserons-nous tenter par ces choses aussi superflues que nuisibles : les chapeaux lourds, les cols étroits et rigides, les chemises empesées, les chaussures pointues, les vêtements sombres et les fourrures qui les recouvrent ?

Une bonne aération du corps pendant la nuit est encore plus utile que pendant le jour ; c'est à ce moment qu'il est le plus sujet à l'intoxication. Il est très malsain de se couvrir avec un édredon ou des couvertures très épaisses, qui sont imperméables. Le mieux est de se coucher dans un grand lit, sans linge de corps, sous des couvertures suffisamment chaudes, mais autant que possible poreuses et légères, admettant le plus possible d'air pur pour la respiration. Dans ces conditions le sommeil est des plus agréable.

Pour suivre nos préceptes et nos conseils, au sujet de l'hygiène du vêtement, il faudrait sans doute, pour beaucoup de personnes, bouleverser de fond en comble de vieilles et détestables habitudes ; mais si l'on veut garder la santé et devenir âgé on ne pourra guère l'éviter.

3. — LES BAINS

Chaque jour il se produit une desquamation des couches superficielles de la peau. Chez certaines personnes elle est si marquée que la peau et certaines parties du vêtement paraissent recouvertes d'une poussière farineuse. Ces écailles mortes peuvent obturer les pores de la peau, comme la poussière et la sueur. Comme la respiration cutanée dépend de la perméabilité à l'air de ces pores, et que l'élimination des produits toxiques par leurs orifices est seulement possible quand ceux-ci sont ouverts, nous devons écarter d'eux, par des bains chauds associés au savonnage et à la brosse, tout ce qui les oblitère, en particulier les produits de sécrétion des glandes sébacées. Si nous négligeons le savon et la brosse, ou à leur place le gant de crin, nous n'atteignons qu'imparfaitement le but purificateur de notre bain. Si nous nous baignons tous les jours, un bain d'une dizaine de minutes environ est suffisant.

L'eau chaude et la frotte ont pour effet de provoquer une bonne circulation cutanée ; il en résulte une décharge des organes profonds, une meilleure nutrition des muscles qui resserrent les pores cutanés et qui réagissent alors avec plus de force aux influences extérieures, au froid par exemple, en empêchant le refroidissement. Des bains assidus protègent contre des sueurs trop intenses. On sue moins en été si l'on se baigne tous les jours. Les bains sont encore utiles aux reins, car ils font effectuer par la peau le surcroît d'élimination toxique qui leur incomberait. *Strasser* et *Blumenkranz* ont déduit de leurs recherches que des bains journaliers prolongés à 34-35° peuvent provoquer l'élimination d'une très grande quantité d'eau, une assez grande quantité de sel marin et des produits azotés de sécrétion ; le rôle d'excrétion du rein est donc renforcé, ce qui naturellement rend plus importante sa force vitale. Grâce aux bains les processus d'oxydation sont énergiquement favorisés. D'après *Liebermeister*, *Löwy*, *Rubner*, les échanges d'oxygène et d'acide carbonique augmentent pendant les bains froids dans les proportions de 50, 100 et 200 0/0. D'après *Senator* il est probable que la hausse considérable de l'élimination oxycarbonée doit être rapportée aux mouvements actifs effectués pendant le bain.

Dans les bains chauds il peut survenir une augmentation atteignant 50 et 100 0/0 (*Winternitz* et *Rubner*). Les bains froids élèvent la pression sanguine, les bains chauds par contre entraînent une vaso-dilatation et un abaissement consécutif de la tension.

Beaucoup de personnes se refroidissent facilement après des bains chauds. Elles peuvent remédier à cela en ne se mouillant pas la tête, surtout le crâne; on ne devrait pas quitter le bain tant que la peau est chaude ; avant de le quitter, on rétrécit les pores cutanés par ablution d'eau froide ou par une douche froide. On se sèche alors en se frottant énergiquement avec un drap rude, jusqu'à ce que la peau devienne entièrement rouge ; on évite ainsi une déperdition de chaleur et par suite le refroidissement. Le meilleur moyen de se garantir contre les dangers de refroidissement c'est d'habituer la peau à l'action de l'air et de l'eau froide, par des bains d'air et des frictions de la peau avec des essuie-mains humides et froids ; si on commence en été à pratiquer ces procédés, on est habitué bientôt et endurci pour l'hiver. Le massage après le bain est également une excellente chose, car il favorise la circulation. Nous parlerons de lui dans un des chapitres suivants. Des douches froides peuvent, d'après *Rubner*, augmenter notablement les phénomènes d'oxydation ; une douche à 16° entraîne une augmentation de la capacité respiratoire de 54,5 0/0, de l'élimination d'acide carbonique de 149,4 0/0, de la consommation d'oxygène de 101,1 0/0. Le quotient respiratoire monte de 0,87 à 1,02.

Nous devons en nous baignant porter notte attention sur les deux parties de notre corps qui contiennent le plus de glandes sudoripares, la plante des pieds, le cou et la région axillaire. Si l'on n'a pas toujours le temps ou l'occasion d'aller se baigner, en voyage par exemple, on peut se contenter d'un grand lavage au savon et à la brosse, suivi d'une friction avec un linge rude ; mais c'est surtout aux pieds et dans l'aisselle que ce lavage doit être minutieux. On peut encore se servir d'eau vinaigrée ou d'alcool. Ceux qui sont atteints d'hyperhydrose plantaire devraient prendre chaque jour un bain de pied avec de l'eau très chaude. Comme les pieds sont le plus souvent chaussés de souliers de cuir peu perméables, il faut recommander d'autant plus de les laver et de les aérer fréquemment.

Dans les congestions, les migraines, l'insomnie, les bains de pied chaud sont préconisés à juste titre, car ils assurent une meilleure répartition du sang dans les centres nerveux dont les vaisseaux sanguins se dilatent tout d'abord pour se rétrécir ensuite à nouveau. Le sommeil en résulte, car le cerveau se trouve alors dans un état d'anémie favorable au sommeil. Une sensation délicieuse est celle que l'on ressent quand, par une chaude journée estivale, on s'assied au bord d'un fleuve ou d'un ruisseau, en laissant ses pieds tremper dans l'eau. Il est utile même en été de marcher les pieds nus. L'addition de farine de moutarde au bain de pied est un bon moyen d'éviter la congestion cérébrale et l'apoplexie, chez ceux qui y sont prédisposés. Chez les vieillards les bains de pied froid sont à éviter, car leurs vaisseaux cérébraux sont généralement dégénérés et leur rupture est facile sous l'influence de l'action violente que les bains de pied froids exercent sur eux.

Les bains froids sont souvent efficaces contre la neurasthénie et l'hystérie ; ils ne doivent cependant pas être trop froids, ni durer trop longtemps, à moins de risquer de devenir nuisibles. Aux gens nerveux, nous recommandons une ablution froide le matin, immédiatement après le lever. Aux gens bien portants elle servira de préservatif. Dans les maladies rénales elle cesse d'être bonne, car elle augmente l'albuminurie ; il faut dans ce cas se contenter des bains ordinaires.

Des réactions cutanées analogues avec apport sanguin plus parfait peuvent s'observer à la suite des bains carbo-gazeux, qui peuvent donner de bons résultats dans les maladies cardiaques, en raison de l'allègement de la circulation et du travail cardiaque ; la cure de Nauheim est basée là-dessus. Ces bains donnent encore d'excellents résultats dans certains cas de neurasthénie et d'hystérie accompagnés d'insomnie.

Nous pourrions encore faire mention de l'action rafraîchissante et pour beaucoup fortifiante des bains de mer que l'on peut aisément considérer, en raison de leur teneur élevée en sels, comme des bains de sel. Pris froids en été, ils ont naturellement l'action vivifiante des bains froids, sans compter l'action mécanique de la vague elle-même. Pris chauds en hiver, leur contenu salin peut être actif par lui-même. Il faut enfin considérer peut-être l'action propre de l'iode contenu dans l'eau de mer.

D'après des observations personnelles recueillies pendant un séjour d'hiver sur la Riviera, nous devons faire l'éloge des effets des bains de mer très chauds suivis d'un refroidissement du liquide. Notre règle était de commencer par un bain d'eau de mer aussi chaud que possible et pour cela nous portions l'eau à 32° R... Nous laissions couler dans le bain lui-même de l'eau très chaude, aussi longtemps que nous pouvions le supporter, jusqu'à ce que la peau soit rouge comme une écrevisse. Les sueurs profuses ne tardaient pas à apparaître sur la tête, le cou et le visage. Après avoir suffisamment sué, nous faisions arriver de l'eau froide jusqu'à l'obtention du refroidissement. Ceci à la vérité exige un temps assez long et bien souvent nous sommes resté près d'une heure dans le bain. Cependant au lieu d'être déprimé, nous étions au contraire après cela très dispos et alerte. En les comparant aux bains d'eau douce pris de la même façon, nous donnons la préférence aux bains de mer.

Nous considérons volontiers les bains très chauds, de longue durée, suivis d'un refroidissement progressif du liquide comme un excellent moyen de lutter contre la vieillesse.

Les bains chauds de longue durée sont indiqués surtout lorsque les reins sont malades ; ils les allègent en effet d'une partie des substances toxiques qu'ils doivent excréter et que leur fonctionnement insuffisant éliminerait avec difficulté. La durée des bains doit être de 35 à 45 minutes. Le but est atteint parfaitement quand dès le début l'eau, trop chaude, fait apparaître la sueur. Pour libérer notre organisme des résidus toxiques des échanges nutritifs, nous devrions prendre de tels bains antitoxiques deux fois ou au moins une fois par semaine. *Une condition essentielle est d'avoir un système circulatoire et un cœur sains* ; alors les bains, tels que nous les avons préconisés, nous sont un bon moyen de ménager nos reins et de nous maintenir en bonne santé le plus longtemps possible.

Comme nous l'avons déjà dit, la dégénération des reins joue un grand rôle dans l'apparition de la vieillesse. Il est très instructif pour nous qu'on ait recommandé avec grand profit les bains très chauds dans le myxœdème *(Combe)* ; car, nous l'avons soutenu à plusieurs reprises, la vieillesse est proche parente du myxœdème.

La valeur des bains très chauds nous est encore démontrée par l'exemple des Japonais qui les prennent à des températures rendant la peau cramoisie et qui se sentent ensuite frais et dispos, dans un état de santé qu'on peut leur envier.

4. — MOYENS DE PROVOQUER LA SUEUR

Déjà dans les conditions normales, nous éliminons de l'eau, des gaz et des produits solides, dont beaucoup sont nuisibles, par suite d'un fonctionnement cutané invisible et insensible. Celui-ci est rendu évident par la sensation désagréable que nous ressentons lorsque le temps est froid ou humide, surtout lorsqu'il fait du vent ; c'est un indice que la transpiration normale est arrêtée.

La sueur devient évidente, sensible, quand elle ne peut transpirer au travers de vêtements imperméables ou lorsque l'air s'échauffe directement au contact du corps. Les fourrures provoquent ce double résultat; aussi sont-elles mauvaises. Les vêtements de cuir sont plutôt indiqués chez les individus âgés, dont la température et l'activité cutanée sont très diminuées par suite de l'insuffisance fonctionnelle de leur corps thyroïde.

Si la température ambiante vient à atteindre un degré élevé, les vaisseaux capillaires de la peau se dilatent et le sang arrive en plus grande abondance à la périphérie. Les glandes sudoripares, mieux irriguées, laissent exsuder une quantité d'eau plus considérable et un plus grand nombre de principes essentiels. D'après *Camerer* la sueur contient pour 100 grammes d'extrait sec : 50 à 60 grammes de cendres, 30 grammes de corps gras, 30 grammes de produits azotés tels que l'urée (34 0/0) et l'ammoniaque (7.5 0/0). Chez les gens bien portants on trouve une certaine quantité d'acide urique dans la sueur. D'après *Magnus Levy*, il ferait défaut chez les goutteux. Il peut être très utile à une peau sèche, peu active, de la faire suer fréquemment. De bonnes sueurs à l'occasion peuvent également influencer favorablement un certain nombre de maladies cutanées ; c'est ainsi que le psoriasis s'atténue facilement de lui-même après de très chaudes journées estivales. Par contre de fortes sueurs habituelles nuisent à la peau, bien qu'elle soit protégée dans une certaine mesure par le produit graisseux des glandes sébacées. On perd facilement les cheveux, quand on sue beaucoup de la tête, en particulier du front et des tempes où les glandes sudoripares sont très abondantes. Le fait est surtout à craindre chez les personnes dont le cheveu est sec par suite d'une insuffisance de la sécrétion sébacée.

Tous les moyens capables d'élever la température du corps, peuvent être utilisés artificiellement pour provoquer la sueur. A côté des actions extérieures, telles que l'air chaud, les bains de vapeur, il en existe qui provoquent la sueur par action interne, en excitant le centre vaso-moteur et en dilatant les capillaires ; tels sont les salicylates divers, l'extrait thyroïdien ; les émotions agissent par le même mécanisme. Les salicylates sont de puissants sudorifiques, moins dangereux que la pilocarpine. Par la crise sudorale qu'ils déterminent ils améliorent souvent les symptômes de la goutte.

Le meilleur des bains sudorifiques est le bain de lumière électrique que nous pouvons régler afin de faire jouer aux rayons chimiques actifs le principal rôle. Un pareil bain n'entraîne pas seulement un afflux abondant de sueur (jusqu'à un litre en vingt minutes), il augmente encore les processus d'oxydation, et c'est pourquoi il fait diminuer de poids ceux qui sont obèses. L'emploi de la lumière bleue a une action sédative marquée sur le système nerveux.

Les mouvements, l'exercice peuvent provoquer la sueur. Les excitations, qui atteignent les centres vasomoteurs, dilatent les vaisseaux capillaires. La marche rapide, la course, l'équitation, le canotage, la bicyclette, la gymnastique entraînent la transpiration. Après avoir ainsi sué, il est prudent de changer de linge et de prendre un bain suivi d'un savonnage et d'une frotte, afin d'éviter le refroidissement. Après un bain très chaud ayant bien fait transpirer on devrait prendre une douche chaude d'abord, puis froide ; on termine par une friction énergique, continuée jusqu'à réchauffement de la peau. On éprouve alors une sensation de soulagement, de bien-être qui est encore augmentée par une promenade en plein air. Si l'on veut rester jeune, on fera bien de se baigner ainsi deux fois par semaine ; les personnes grasses devraient le faire encore plus souvent. Il faut cependant veiller, à ce que ces sujets n'aient pas d'altérations du myocarde, des valvules cardiaques ou des vaisseaux.

Dans les auto-intoxications chroniques, surtout dans les maladies de la nutrition, comme la goutte, on devrait, dans le but d'éviter une vieillesse précoce, prendre souvent des bains très chauds, des bains de sueur, si on peut les supporter et si le système circulatoire est en ordre. Quand on en prend plusieurs dans la semaine, chacun doit durer dix minutes, quinze au plus ; sinon ils seront de quinze à vingt minutes.

C'est à un degré encore plus élevé que la peau que les reins voient leur activité augmentée par la sudation. Déjà, une transpiration cutanée habituelle, insensible, épargne aux reins le passage d'une plus grande quantité d'eau et de produits nuisibles ; en élevant artificiellement cette sudation légère, on peut faire éliminer par la peau jusqu'à un litre de liquide, et une partie importante de produits, tels que le chlorure de sodium. *H. Strauss* a trouvé dans un litre de sueur jusqu'à 6 grammes de sel marin, *Leùbe* 2 gr. 31 dans 800 grammes. D'après Strauss, la peau peut éliminer environ 2 grammes de substances azotées, d'après Noorden 1 gramme seulement. Il y a à peu près trente ans Leùbe constatait que après l'emploi d'un agent sudorifique, la quantité de matières azotées contenue dans l'urine était de 2 grammes inférieure à ce qu'elle était avant. *Kœvesi* et *Rothschulz* ont trouvé dans la sueur de malades brightiques 2 grammes de matières azotées et en même temps beaucoup de sel marin. *Strasser* et *Blumenkranz* ont constaté après les bains de lumière une grande augmentation de l'élimination chlorurée ; le corps avait même éliminé beaucoup plus de sel qu'il n'en avait reçu. De l'eau était également exsudée en abondance. Les recherches faites sur des personnes atteintes de maladies rénales ont montré que chez elles la peau éliminait une plus grande quantité de chaque substance que normalement.

Kœvesi et Roth-Schulz ont confirmé la constatation d'Hermann Strauss, à savoir que dans les néphrites les glandes sudoripares, dont l'activité est augmentée artificiellement, sécrètent un liquide plus concentré que le sang. Examinée, la sueur contient une certaine quantité de produits de sécrétion et jusqu'à un demi 0/0 de sel marin. Les auteurs précités affirment que par la sueur la peau peut éliminer de 10 à 20 0/0 des principes solides de l'urine. Ils ont mis en vedette ce fait de la plus haute importance que dans les affections rénales la concentration moléculaire élevée du sang est diminuée par une sudation intense. De fréquents bains de sueur sont d'autant plus indiqués dans ce cas que généralement ces malades ont une peau pâle, sèche, à température abaissée.

A cette action favorable de la sueur sur l'activité rénale, il faut rapporter ce fait que la goutte est très améliorée par des sudations fréquentes (nous avons déjà dit que d'après notre intuition la goutte relève d'une altération rénale qui provoque la rétention de l'acide urique dans l'organisme) ; en même temps que les reins se déchargent sur la peau de leurs produits à éliminer, améliorant ainsi la maladie, la quantité d'urine augmente considérablement (ce qui peut persister longtemps après le bain chaud ou n'importe quel autre procédé sudorifique) ; c'est encore là un phénomène propice à l'amélioration de la goutte. Tout ce qui a une action favorable sur les reins est également favorable à la guérison de la maladie. D'après Haig la présence du sel marin rend difficile l'élimination de l'acide urique; l'élimination du sel par la peau est donc pour les goutteux doublement avantageuse.

Chez ceux qui ont le foie malade, les sudorifiques sont également très utiles. Si nous remarquons que les intoxications, les infections, s'accompagnent presque toujours d'une production de sueur, nous considérerons facilement ce fait comme un moyen naturel de lutter contre l'invasion microbienne ou toxique. Quand le médecin traite la fièvre par le salicylate, il vient en aide à la nature en augmentant artificiellement la sueur ; car les personnes à peau sèche, et qui suent rarement, supportent plus difficilement que les autres les maladies infectieuses. Autrefois on atteignait le même but par la saignée.

5. — QUELQUES REMARQUES SUR LE FROID AUX PIEDS

Le froid aux pieds provient presque toujours d'une irrigation sanguine insuffisante. Il en existe deux causes : soit un manque de mouvement, soit un trouble circulatoire qui peut résulter aussi d'un défaut de vêtement. Une troisième cause, qui intéresse les gens âgés, est la suivante : c'est l'altération des vaisseaux sanguins, d'autant plus sensible que les pieds sont très éloignés du cœur. Quand ces diverses causes agissent en même temps, le mal apparaît plus facilement ; il est aussi plus enraciné.

Le froid aux pieds est facilement déterminé par des

chaussettes ou des bas épais, associés à d'étroits souliers ou à des jarretières ; ce sont là autant d'obstacles à l'arrivée du sang aux extrémités. Les chaussettes les plus épaisses sont incapables de remplir leur rôle, qui est de maintenir la chaleur aux pieds, si les vaisseaux sanguins sont si resserrés que le sang n'y arrive pas en quantité suffisante et ne peut par suite réchauffer la région. Les chaussures, les bas, les chaussettes ne doivent être étroits ni les uns ni les autres. Le mieux, nous l'avons vu, est de porter des bas de coton minces ou par les temps froids des bas de laine, avec des souliers bas. Si dès lors nous nous donnons du mouvement, nos pieds resteront chauds, surtout si, par les températures basses, nous portons des guêtres. Le mouvement est évidemment le plus sûr moyen de lutter contre le froid aux pieds.

En Hollande, nous remarquions un jour une vieille dame qui posait les pieds sur un vase d'argent sous lequel brûlait continuellement une petite lampe à huile, pour maintenir aux pieds la chaleur nécessaire. Nous lui avons conseillé de laisser cela et de se réchauffer en se promenant toujours à pied, au lieu d'aller continuellement en voiture comme elle le faisait.

Les troubles de la circulation sanguine provoquent aux pieds non seulement la sensation du froid, mais encore de très graves souffrances ; ils peuvent même raccourcir la vie. C'est surtout chez les vieillards aux vaisseaux calcifiés que ces troubles circulatoires peuvent provoquer la formation d'ulcères douloureux et rebelles et même la gangrène du pied. On ne peut remédier à cet état qu'en favorisant un apport sanguin considérable, grâce à la méthode de Bier. Un apport insuffisant de sang aux orteils peut entraîner la gangrène, chez les diabétiques par exemple, sans qu'ils aient cependant atteint un âge avancé. Dans l'artério-sclérose on remédie excellemment au froid aux pieds par l'administration d'iode; l'iode est en effet, d'après Huchard un vaso-dilatateur; il diminue le frottement du sang contre les vaisseaux et entraîne, avec un meilleur apport du sang, la sensation de chaleur. Aux jeunes femmes anémiques, au-dessous de 40 ans surtout, il faut conseiller encore le fer.

Les hommes bien portants ont difficilement froid aux pieds, s'ils observent une hygiène rationnelle, surtout s'ils prennent fréquemment des bains de pied.

D'après nous, on pourrait au mieux combattre le froid aux pieds de la façon suivante : On commence par bien se frotter les pieds chaque jour avec une serviette mouillée d'eau froide ; on frotte aussi bien le dos que la plante. Puis on verse sur le pied une petite quantité d'eau de Cologne ou d'alcool absolu et l'on frictionne à nouveau, jusqu'à ce que le pied soit rouge ; le sang qui réchauffe, est ainsi mieux attiré dans la région. Il est excellent de fléchir l'une après l'autre, vingt à trente fois, chacune des articulations du pied. Après avoir usé de pareil procédé, on arrive généralement à la sensation de chaleur désirée et nous avons pu nous rendre compte sur un très grand nombre de malades de l'efficacité de la méthode que nous recommandons. Il vaut mieux l'appliquer le matin au réveil et il serait encore préférable de l'appliquer non seulement aux pieds, mais au corps tout entier. Sans doute ce traitement quotidien à l'eau de Cologne serait quelque peu coûteux ; aussi peut-on la remplacer par l'alcool à 70°.

L'amélioration de la circulation sanguine aux extrémités est le meilleur moyen d'éviter le froid aux pieds. L'iode est un moyen de traitement rationnel pour activer la circulation générale ; aussi est-il à ordonner aux personnes qui souffrent souvent du froid aux pieds, surtout si elles ont dépassé la cinquantaine. Dans certains cas particuliers les tablettes de corps thyroïde, qui contiennent de l'iode sous la forme de combinaison organique, peuvent donner d'excellents résultats.

CHAPITRE V

AIR, LUMIÈRE ET MOUVEMENT

1. — SPORT ET EXERCICES PHYSIQUES

L'utilité essentielle de tout mouvement violent est d'entraîner des contractions musculaires. Il en résulte, comme Ludwig et ses élèves l'ont montré, un passage de sang plus important dans les muscles, c'est-à-dire un apport supplémentaire d'oxygène et une augmentation de chaleur, par suite une augmentation des phénomènes d'oxydation. Les mouvements violents provoquent une excitation du grand sympathique qui règle le système vaso-moteur ; par suite les vaisseaux sanguins des organes profonds se contractent et une plus grande quantité de sang est envoyée vers la surface de la peau dont les capillaires se dilatent. Les glandes sudoripares mieux vascularisées, fonctionnent plus activement. Les efforts nécessités par les exercices physiques peuvent entraîner une forte transpiration et éviter ou même empêcher une certaine congestion des organes profonds. Lorsqu'ils ne sont pas exagérés, ils sont encore utiles au cœur et, chez les cardiaques, la gymnastique suédoise est particulièrement active. Cette précieuse invention de *Peter Ling* a allongé la vie de beaucoup de malades. Le massage qui joue là un rôle essentiel était connu déjà depuis longtemps dans les Indes orientales et dans certaines îles de l'archipel Malais. *Harvey* n'ignorait pas la valeur de ce traitement ; à un malade qui, à la suite de chagrins intimes souffrait d'une pénible oppression cardiaque et de douleurs thoraciques, il procura un soulagement considérable en lui faisant masser la poitrine par un homme vigoureux.

Ce qui est essentiel dans le massage, c'est qu'il provoque une hyperémie artificielle par irritation de la peau et par apport mécanique à celle-ci de sang artériel. La circulation est répartie plus également dans l'organisme et le travail du cœur en est allégé. *Brunton* et *Tuncliffe* ont trouvé qu'il n'était nullement besoin d'un massage méthodique, mais que le pétrissage donne déjà des résultats avantageux, quelquefois même entraîne la guérison chez des malades en apparence incurables.

Certaines maladies de cœur sont favorablement influencées par le massage vibratoire associé au pétrissage de la peau et aux mouvements passifs des extrémités. Le résultat est encore meilleur quand on y ajoute des bains carbogazeux dont nous avons déjà parlé, à propos de l'hygiène cutanée. Dans les maladies chroniques de la nutrition, le massage se montre aussi très efficace, car il hâte la résorption des produits de désintégration ; tel est le cas de la goutte, de l'obésité, du diabète. Il est à recommander enfin même aux gens bien portants, car il peut allonger leur jeunesse ; celui qui n'a pas la possibilité de se faire masser devrait au moins se frotter matin et soir avec une brosse. La gymnastique suédoise mécanique imaginée par *Zander*, le médecin de Stockholm, a également à son actif d'excellents résultats.

Il existe encore quelque chose de mieux que le massage et la gymnastique suédoise, c'est la pratique des divers sports : le football, le tennis, le golf, le canot, la bicyclette, etc. La chose essentielle est qu'ils provoquent la sueur. Mais ceci est à retenir : Des reins malades ne peuvent s'accommoder d'exercices violents. Dans l'obésité, si le cœur est sain, la pratique des sports est fort utile ; elle favorise en effet les processus d'oxydation. Dans la neurasthénie, l'insomnie et les autres grandes manifestations nerveuses, on ne doit recommander que des sports très peu pénibles. En tous cas il faut garder la mesure, et le sport ne doit pas être une arme à deux tranchants, nuisible autant qu'utile. Les abus se payent souvent très cher ; ils favorisent la calcification des artères, en exagérant trop souvent et trop longtemps la capacité des artères et des capillaires. Pratiqué avec modération, le sport, comme le mouvement et le travail en général, peut augmenter l'activité cardiaque ; comme *Naunyn* [1] l'a montré, la pression sanguine monte au cours d'un travail important ; *Marey* l'a également montré sur des chevaux au galop. D'après *Naunyn* le travail ou les exercices physiques doivent exiger peu d'efforts de la volonté ; aussi les meilleurs sports à ce point de vue sont la marche et les ascensions peu importantes. En se basant sur les recherches de *Moritz*, il insiste aussi sur ce fait que le volume du cœur diminue après les efforts violents et la fréquence de ses battements augmente.

Des efforts musculaires fréquemment renouvelés ou de longue durée peuvent déterminer une accumulation

1. NAUNYN, dans le livre de SCHWALBE sur les maladies des vieillards, Stuttgart, 1909.

de sang dans le cœur droit ; celui-ci ne pouvant se vider suffisamment vite on voit survenir de la dyspnée, parfois même la mort. Le cœur gauche est aussi exposé à une dilatation qui peut durer longtemps chez des personnes jusque-là tout à fait bien portantes. C'est dans les maladies du cœur, ou dans les maladies des reins, mais surtout chez les artérioscléreux, que les excès sportifs ont des conséquences fâcheuses, faciles à comprendre. Chez les vieillards, dont les artères ont perdu en grande partie leur élasticité, la pratique des sports devient trop hasardeuse. Dans les ascensions en montagne, si l'on désire éviter tout danger, il faut veiller à ce que la respiration reste régulière et profonde.

C'est une erreur de vouloir étancher la soif provoquée par la transpiration avec des boissons abondantes ; car, abstraction faite de l'action nuisible que peuvent exercer de grandes quantités d'alcool sur différents organes, une nouvelle cause de dilatation cardiaque et vasculaire pourrait venir ainsi s'ajouter à celle qui peut résulter du sport lui-même ; ce serait alors trop préjudiciable au cœur.

Parmi les sports qui ne demandent pas beaucoup d'efforts et qui présentent peu de danger pour le cœur, nous citerons l'équitation qui secoue le corps avec douceur et régularité. Le « trot à l'anglaise » soulève le corps à des intervalles réguliers, ce qui entraîne une forte transpiration et accélère le cours du sang dans les jambes et dans le bas-ventre. L'aspect florissant de la plupart des cavaliers (nous ne parlons pas des jockeys) est en faveur de l'utilité de ce sport. Les cavaliers, il est vrai, sont exposés facilement à des accidents qui se compliquent assez fréquemment chez les gens nerveux de graves névroses traumatiques ; chez des personnes issues de souche diabétique, le diabète peut même se développer. Nous avons observé un cas de ce genre il y a quelques années. Aux gens nerveux, aux personnes prédisposées au diabète, aux enfants des diabétiques par exemple, on devrait interdire le cheval ou la bicyclette. Il faut faire attention à ce fait que les bicyclistes ne ressentent pas la fatigue assez rapidement et qu'ils en arrivent facilement à l'exagération.

Il est très avantageux de faire chaque jour une heure de marche. Les personnes bien portantes devraient faire plusieurs fois par jour des courses de quelques minutes, mais à condition de ne pas exagérer la vitesse. On peut faire un temps de pas gymnastique de huit à dix minutes, et le faire suivre d'inspirations profondes dans l'attitude du garde à vous. Cette course peut être faite en hiver sans chapeau ni pardessus, à condition toutefois de ne pas s'exposer ensuite par l'immobilité à un refroidissement. Pour ceux qui restent confinés à la chambre et qui se plaignent de manque d'appétit, un tel exercice est fort utile avant chaque repas ; à condition que les reins, les vaisseaux, soient en parfait état.

Les ascensions en montagne sont, comme on sait, plus pénibles que la marche pure et simple ; elles sont aussi plus profitables. La pression sanguine d'abord augmentée, diminue ensuite rapidement et des inspirations forcées remplissent d'oxygène les poumons et les tissus. Tout travail augmente la quantité d'air inspiré ; mais c'est surtout vrai pour les ascensions. Les cardiaques et les artérioscléreux, s'ils ne veulent pas s'exposer à la mort subite, doivent éviter les ascensions. Pendant celles-ci, il est très important de respirer régulièrement et profondément ; c'est d'ailleurs une condition essentielle de tout exercice physique.

On ne doit jamais braver de grandes fatigues, l'estomac vide ; pendant la marche, on fera bien d'absorber quelque chose de léger, du sucre par exemple sous forme de chocolat, de bonbons ; on a ainsi une plus grande résistance.

Dans un grand nombre de cardiopathies, ou même dans un simple but hygiénique, on peut faire usage du procédé d'Œrtel, qui consiste à augmenter graduellement la hauteur de l'ascension ; ainsi le muscle cardiaque est progressivement entraîné.

La valeur des exercices physiques pour nous protéger contre la vieillesse vient donc surtout de ce qu'ils sont associés à la vie au plein air et en pleine lumière, facteurs qui jouent les principaux rôles dans la prolongation de la jeunesse et de la vie.

2. — ACTION THÉRAPEUTIQUE DE LA LUMIÈRE SOLAIRE

Nous pouvons observer tous les jours que les plantes maintenues à l'obscurité se décolorent et deviennent vite la proie des parasites. Les hommes qui vivent dans des conditions analogues sont pâles et se laissent facilement atteindre par la tuberculose et les autres infections. Des journées sans soleil, surtout quand elles sont froides, humides, nous donnent une impression de malaise. La raison en est que l'activité cutanée est réduite; les produits nuisibles sont éliminés en plus petite quantité. Le soleil au contraire exerce une influence favorable à ce point de vue et contribue à épargner aux reins une partie de leur besogne. Il a également une influence excellente sur le moral ; il nous rend le travail plus agréable et nous excite aux exercices sportifs. D'après *Quincke* la lumière solaire incite au mouvement. Elle est tout à fait précieuse aux vieilles gens ; les vieux chiens, les vieux chats cherchent d'instinct une place au soleil. L'action bactéricide des rayons solaires est scientifiquement prouvée : la statistique nous apprend que dans les jours ensoleillés les cas de grippe et de maladies infectieuses aiguës diminuent. L'action thérapeutique du soleil est due aussi bien à sa lumière qu'à sa chaleur ; de là la grande importance du bain de soleil qui dilate les vaisseaux sanguins et provoque bientôt d'abondantes sueurs. Déjà les Romains le pratiquaient, soit sur le toit des maisons, soit dans les établissements publics. *Hippocrate* avait montré que les bains de soleil accroissent la force physique et la résistance de l'organisme. *Celse* les ordonnait aux névropathes.

Les effets des rayons solaires ont été démontrés par les recherches expérimentales. Le distingué physiologiste *Moleschott* a constaté que des embryons de grenouilles, sous l'influence de la lumière du jour éliminent plus d'acide carbonique (1/4 à 1/2 de plus) que dans l'obscurité ; cette proportion augmente avec l'intensité de l'éclairage. Edwards a observé que ces embryons ne peuvent arriver à complet développement dans l'obscurité. *Downes* et *Blunt*, *Duclaux* et *Arloing* ont fait la très intéressante découverte suivante : Les cultures de bactéries exposées à la lumière solaire sont arrêtées dans leur développement et peuvent même être détruites. D'après *Roux* les spores du charbon, contenues dans un bouillon exposé à la lumière pendant quelques heures, sont incapables de germer. Cette action chimique est due, comme l'ont montré *Finsen* et *Widmark* aux rayons bleus et ultra-violets. Les rayons chimiques, les rayons ultra-violets sont ceux qui tuent les bactéries (Finsen) ; ce sont les mêmes radiations qui entraînent, dans le coup de soleil, l'inflammation cutanée (Finsen et Widmark). D'après les recherches des mêmes auteurs, ces rayons dilateraient les vaisseaux sanguins. C'est sur ces bases que Finsen a créé la photothérapie. Comme le verre arrête les rayons chimiques, nous devrions permettre à la lumière solaire de nous atteindre sans avoir à traverser les vitres de nos fenêtres. D'après *Boubnoff* et *Lenkei* les étoffes non colorées sont plus perméables à la lumière ; aussi les vêtements clairs ou bleu clair sont les plus recommandables ; les vêtements blancs ou gris blancs seraient assurément les meilleurs. La lumière solaire agit favorablement sur les éléments figurés du sang. C'est ainsi que *Grawitz* et *Graffenberger* ont constaté, chez des animaux maintenus dans l'obscurité, une diminution de la quantité d'hémoglobine et de la masse du sang. De même Marti [1] a noté dans des conditions analogues une diminution du nombre des globules rouges, et leur augmentation au contraire lorsque les animaux étaient exposés à la lumière.

Tout indique que le processus de la nutrition est activé par la lumière solaire ; *Salomon* dit que l'influence de la lumière sur les processus d'oxydation de l'organisme n'est pas encore suffisamment démontrée ; bien que des recherches soient encore à effectuer sur ce sujet, le fait ne peut guère être mis en doute.

Le rayonnement solaire nous est utile toujours et

1. D'après Grawitz.

partout ; cela dépend beaucoup de la hauteur à laquelle nous sommes quand ils nous atteignent : ils sont d'autant plus actifs que nous sommes à une plus grande attitude et dans un air plus pur. Si l'altitude est insignifiante, c'est au travers d'une couche d'air plus épaisse, remplie de vapeurs, de poussières et de fumée, qu'ils nous parviennent; ils ont ainsi perdu une partie de leur valeur. *Mohn* écrit dans sa Météorologie : « Au fur et à mesure que le rayonnement solaire atteint une couche d'air plus rapprochée du sol, il perd une partie de sa force ; il en est de même lorsqu'il est obligé éventuellement de traverser un nuage. Aussi est-il toujours affaibli quand il atteint le sol. » Un fait significatif à ce sujet c'est que avec la hauteur on voit augmenter le nombre des rayons chimiques ; par conséquent, plus la couche d'air dans laquelle nous nous trouvons est élevée, plus la lumière nous apporte de rayons bleus et ultra-violets. Finsen a montré que des insectes morts en apparence ressuscitent en quelque sorte, sous l'influence des rayons chimiques du spectre. Comme le rapporte *Hufeland*, Benjamin Franklin trouva un jour, enfouie dans ses caves depuis quelques années, une bouteille de madère contenant des mouches mortes en apparence. Les ayant exposées à la lumière solaire il les vit bientôt commencer à se mouvoir. Si la teneur du sang en hémoglobine et en hématies se modifie déjà à une altitude de 500 à 600 mètres (Viault et Muntz), c'est d'après *Holm* vraisemblablement au soleil et surtout à ses rayons bleus et ultra-violets qu'il faut l'attribuer.

En somme, nous ferions bien de nous exposer au soleil sur des montagnes, ou tout au moins sur des terrasses construites au faîte de hautes maisons. J'ai moi-même souvent observé qu'à une altitude convenable le rayonnement solaire est beaucoup plus chaud ; ce qui tient à ce qu'il a traversé peu de couches troublées. Ainsi s'explique le fait que, même en hiver on peut voir survenir des éruptions érythémateuses ou eczémateuses, après s'être exposé longtemps sur une haute montagne aux rayons du soleil. Si l'on peut en hiver rester longtemps sur de hautes montagnes, même sans pardessus, sans avoir froid, cela provient de ce que à cette hauteur l'air est en général très sec, qu'on dépense par suite peu de calorique.

Imitons les vieux persans qui adoraient le soleil : aimons-le, recherchons-le ! Combien ridicule est cette manie que l'on a d'éloigner des demeures par des rideaux, sombres et épais, le soleil bienfaisant. Au logis, en chemin de fer, partout, laissons entrer librement les rayons solaires. Bien souvent nous avons été frappé de l'aspect florissant de certaines personnes à leur retour de la Riviera ou de l'Egypte où nous les avions envoyées à cause de leur pâleur. Nous avons observé le même fait sur nous-même après un voyage de plusieurs mois au Mexique, dans l'Arizona, le Texas et la Californie. Evidemment la chaleur ne doit pas être exagérée afin de ne pas être plus nuisible qu'utile. Une grande chaleur est cependant peu nuisible aux malades atteints de néphrites chroniques et à beaucoup de vieillards. Étant donné que dans la vieillesse l'activité des reins est souvent diminuée, il est bon de les décharger en faisant effectuer par la peau la plus grande partie possible de son travail ; et la transpiration sous l'action du soleil remplit ce but.

Il résulte de tout cela que la lumière du soleil constitue encore un moyen prophylactique contre la vieillesse précoce. Quant à ceux qui ont déjà vieilli ils devraient passer l'hiver le plus souvent possible dans des régions ensoleillées.

3. — LE SÉJOUR EN PLEIN AIR. LA GYMNASTIQUE RESPIRATOIRE

Les personnes qui passent au plein air la plus grande partie de leur temps ont habituellement un aspect frais, plein de santé et semblent même plus jeunes qu'elles ne le sont en réalité. Le visage rose des paysannes montre assez la valeur hygiénique de l'air des champs. D'autre part beaucoup de ceux qui vivent dans des endroits confinés, paraissent malades, anémiques. Si par-dessus le marché ils sont mal nourris, ils deviennent une proie facile pour la tuberculose. Soumet-on les tuberculeux dans un sanatorium au procédé moderne du séjour continuel à l'air libre, hiver comme été, la nuit comme le jour, on les voit bientôt s'améliorer, acquérir un grand appétit, enfin augmenter de poids. Le séjour au plein air a rendu en bien ce que le défaut d'air pur avait fait en mal.

Le principal mérite de l'air pur tient à sa teneur en oxygène, si indispensable à notre existence. Le sang qui arrive aux poumons, chargé d'acide carbonique, s'en débarrasse et y recueille l'oxygène inspiré, afin de le porter aux tissus. Plus il arrivera de globules rouges à la surface des poumons, plus il y aura d'oxygène absorbé et d'acide carbonique éliminé. Ce qui signifie : dans les poumons il se produit une désintoxication de l'organisme et d'après beaucoup d'auteurs les cellules de l'épithélium pulmonaire fonctionnent de la même façon que celles des organes glandulaires antitoxiques. Plus nous fixons d'air pur ou d'oxygène, plus nous augmentons les phénomènes d'oxydation de nos tissus.

Naturellement l'air constamment renouvelé nous apporte plus d'oxygène que l'air confiné d'une chambre. Dans les endroits fermés, surtout lorsqu'ils contiennent plusieurs personnes, l'oxygène disponible est rapidement utilisé et il reste bientôt une atmosphère contenant un excès d'acide carbonique et des microbes. On doit donc veiller à ce qu'une ventilation soigneuse renouvelle l'oxygène nécessaire.

L'effort pour rester jeune et atteindre un âge élevé nous est rendu très pénible dans les grandes villes, tant la pureté de l'air est à considérer ; celle-ci est en effet troublée par les produits émanés d'hommes et d'animaux innombrables, par la fumée des cheminées et des usines, enfin par l'étroitesse des rues qui empêche un renouvellement suffisant de l'air ; par suite on devrait habiter les quartiers les plus hauts situés et les étages les plus élevés, de préférence au voisinage d'un parc ou d'une forêt. La chambre à coucher doit avoir nuit et jour une fenêtre ouverte entièrement ou en partie. Si l'on est obligé de la fermer la nuit, pour ne pas entendre les bruits de la rue, qu'on l'ouvre au moins dès le lever, afin d'inspirer profondément l'air matinal.

Pourvu qu'on se couvre suffisamment une fois au lit, on peut laisser les fenêtres ouvertes pendant le sommeil, sans risquer de se refroidir ; on se refroidit en général d'autant moins qu'on est déjà habitué à l'air frais. Comme nous le racontait le capitaine Sverdrup de l'expédition polaire de Nansen, lui et ses camarades ne s'étaient jamais enrhumés pendant leur séjour aux régions polaires. Mais lorsqu'ils retournèrent vers Christiania, les premiers rhumes firent leur apparition. Si la plupart des Indiens supportent d'énormes fatigues et restent vigoureux jusqu'à un âge avancé (comme j'ai pu le constater dans mon voyage au Canada, au Mexique et dans les Etats-Unis de l'ouest), c'est qu'ils dorment en plein air. Il serait bon que nous fassions tous la même chose, au lieu de l'appliquer seulement à nos tuberculeux ; ainsi nous n'aurions bientôt peut-être plus de tuberculeux. Celui qui passe tout l'hiver dans des endroits calfeutrés surchauffés, n'a certainement aucune notion des délices de la vie de camp, sous la tente. Il n'y a guère de chose plus saine en été que la tente et en hiver une hutte de bois bien chauffée. Un Anglais de nos amis dort depuis des années non pas dans sa maison de campagne cependant luxueuse, mais dans une de ses prairies, sous une tente et cela lui réussit à merveille. A la vérité il passe pour un original ; quel est celui qui, ayant le courage de se révolter contre les préjugés, ne passera pas pour un excentrique ! Le sommeil sous la tente, nous le recommandons à ceux à qui les circonstances le permettent, à ceux par exemple qui possèdent un jardin.

Le séjour au plein air est pour notre vitalité de la plus haute importance et le moins que nous puissions faire, c'est d'aller chaque soir respirer un peu d'air pur et le dimanche, si possible, d'aller à la campagne ou à la mer. Chez les Anglais et les Ecossais, qui vivent le plus souvent à l'air libre et font beaucoup d'exercices violents, on trouve des exemples de très grande longévité. Quand nous sommes à la campagne, s'il existe quelque montagne dans le voisinage, nous devons en faire l'ascension. Plus elle est haute, plus l'air est pur, surtout si elle est couverte de sapins. Un air aromatisé par les pins ou les sapins a beaucoup plus de valeur que le meilleur des médicaments pharmaceutiques. Les montagnards ont dans leur sang plus de globules rouges que les habitants des plaines et quand nous envoyons des malades dans les forêts d'altitude, nous les voyons revenir souvent frais et pleins de santé. Les jeunes filles de Norvège où existent d'immenses forêts ont presque toujours des joues roses ; il en est de même des montagnards de Suisse ou d'Ecosse. L'air des régions élevées augmente les échanges nutritifs et rend la respiration plus fréquente et plus profonde ; cette action est peut-être à attribuer à la lumière, comme l'indiquent A. et J. Lœvy et Zuntz[1].

Pendant le séjour à la montagne, à la forêt ou à la mer, il est extrêmement important, surtout pendant les vacances (et on devrait leur sacrifier deux fois par an quelques semaines), de faire abandon de tout chagrin, de toute préoccupation et de mener une vie insouciante. L'air pur facilite cet oubli volontaire, car il a une action sédative sur le système nerveux.

D'ailleurs, si on se trouve dans l'impossibilité de s'éloigner, on peut se procurer à domicile beaucoup d'air frais ; il est seulement moins riche en oxygène. Il est utile de beaucoup pratiquer tout nu la gymnastique respiratoire. Respirons profondément et retenons alors notre respiration aussi longtemps que possible, afin de laisser pénétrer l'air inspiré dans tous les alvéoles pulmonaires ! Malheureusement on respire en

1. D'après Landois, *Précis de Physiologie humaine*, Berlin, Vienne 1905 ; 11e édition.

général si superficiellement que nous absorbons seulement en fait d'oxygène à peine de quoi suffire au maintien de la vie. Quand nous montons un escalier, nous respirons assez profondément ; mais il est rare que les cages d'escalier contiennent du bon air et l'on fait volontiers usage de l'ascenseur pour s'éviter cette petite peine. *Hamel* et *Harry Campell* ont fait ressortir la grande valeur de la gymnastique respiratoire ; Sir *Hermann Weber* lui attribue une importance encore plus considérable.

Cet auteur conseille de commencer par des inspirations et des expirations profondes et régulières (deux ou trois fois par jour pendant cinq minutes), d'augmenter progressivement la profondeur de la respiration et la longueur des poses respiratoires, enfin d'allonger chacun de ces exercices jusqu'à dix et quinze minutes. Ils font inspirer dans une attitude strictement correcte, les bras aussi élevés que possible, la bouche fermée et l'on se courbe en avant pendant l'expiration, aussi loin que possible, jusqu'à faire toucher des doigts les orteils ou le sol. Weber pense que ces exercices non seulement ont une influence favorable sur la circulation du sang et la nutrition pulmonaire, mais encore maintiennent l'élasticité de la paroi thoracique et la garantissent de la raideur que l'âge tend à lui donner. Du reste les exercices de respiration profonde peuvent être exécutés aussi utilement dans la position assise ou couchée. Si le cœur est dilaté nous devons entièrement les supprimer.

Sir *Lauder Brunton* considère la gymnastique respiratoire comme une sorte de massage utile à la fois aux poumons, à la poitrine, au cœur et au péricarde. D'après les observations de Weber, des personnes, obligées d'abandonner pour cause de respiration courte les promenades ou les ascensions au détriment de leur santé, devinrent de bons ascensionnistes et des gens bien portants à la suite de gymnastique respiratoire qu'il leur avait ordonnée. Il la recommande surtout aux hommes d'Etat, aux savants, aux lettrés, aux médecins, etc., qui n'ont guère le temps de faire d'autre gymnastique.

Evidemment ces exercices auront le meilleur effet si on les pratique au milieu de l'air pur des montagnes et des forêts. Si on ne peut pas se résoudre à la gymnastique respiratoire, on devrait au moins s'habituer, durant les promenades, à faire des inspirations profondes et des expirations lentes ; le faire continuellement, c'est déjà contribuer beaucoup à allonger la vie. A ce point de vue le chant est un excellent exercice respiratoire ; ceux qui sont issus de souche tuberculeuse, devraient apprendre de bonne heure à chanter, pour respirer profondément, même s'ils n'ont aucune voix. En dehors de l'apport plus important d'oxygène, une nourriture très substantielle est à recommander aux candidats à la tuberculose ; c'est là un point sur lequel nous reviendrons.

On respire exclusivement par le nez, en partie pour éviter en hiver des inflammations de la gorge et des poumons. Il est particulièrement nuisible de respirer par la bouche toute une nuit pendant le sommeil. Les mères indiennes lient la bouche de leurs bébés, afin de les obliger à respirer par le nez.

Conclusion : les avantages de l'air pur sont si grands pour les gens sains et pour les malades, l'oxygène est si favorable à la vitalité et par suite à la longévité, que nous devrions rester le plus possible en plein air et veiller à ce que une grande quantité d'air extérieur pénètre dans tous les endroits où nous sommes confinés : Lieux d'habitation, de travail, de sommeil. Puisque la cure d'air libre est si efficace dans la tuberculose, à plus forte raison sera-t-elle utile aux gens bien portants.

4. — DANGER DU SÉJOUR DANS LES ENDROITS CONFINÉS

Les personnes en pleine santé, en pleine force ont habituellement, vis-à-vis des influences nuisibles à leur santé, une sensation presque instinctive qui leur donne la possibilité d'échapper à ces influences et leur confère la ferme volonté nécessaire pour éviter le danger. Arrivent-elles dans un endroit confiné, au milieu d'un air vicié, celui-ci leur deviendra bientôt désagréable et si elles ne peuvent ou ne veulent pas sortir, elles souhaiteront l'ouverture d'une fenêtre ou la mise en œuvre de tout autre procédé de ventilation. Par contre les malades ou les hommes de peu d'énergie ne s'opposent guère au séjour dans un air vicié. Si ce séjour dure longtemps ou se renouvelle fréquemment, l'aspect pâle, verdâtre, maladif des individus, aussi bien que leur grande susceptibilité aux infections, démontrent suffisamment les dangers d'une pareille façon de vivre.

Les plantes maintenues dans une chambre, loin de l'air et de la lumière, perdent leurs couleurs et deviennent la proie des parasites. Les prisonniers, les sommeliers, les travailleurs employés dans des fabriques ou des usines d'où l'hygiène est absente, constituent des terrains de choix pour la tuberculose ; car l'air stagnant, comme l'eau croupissante, favorise au plus haut point le développement des microbes. Plus le nombre est grand de personnes qui s'arrêtent un instant ou séjournent longtemps dans un endroit insuffisamment aéré, plus grand est pour chacun le danger de l'infection ; certains peuvent précisément être atteint de maladies infectieuses dont les germes se répandent dans l'air expiré ou sont disséminés par la toux ou l'éternuement. Qu'on lise une fois l'analyse bactériologique de l'air dans certaines demeures misérables ou certains lieux de réunion ! Pour ce qui concerne les enfants ayant une faible capacité de résistance, il ne faudra pas s'étonner de les voir facilement atteints d'angine, de diphtérie, de coqueluche, d'inflammation pulmonaire, si on les transporte brusquement d'un endroit surchauffé à l'air extérieur glacé.

Quel contraste entre les joues roses de ceux qui vivent continuellement en plein air et les couleurs maladives des hommes de bureau qui passent leurs heures de liberté non pas à l'air pur, mais au cercle, au café, ou dans les tavernes ! Le manque d'oxygène et de mouvement leur enlève l'appétit et les rend dyspeptiques. La quantité d'acide carbonique augmente dans les endroits où séjournent beaucoup d'individus. *Pettenkoffer* constatait déjà cette augmentation, légère, dans l'air d'une chambre confortable. Elle était plus considérable dans des salles de spectacle bien remplies (3,2 0/0 au lieu de 0,5 0/0 à l'état normal), dans des cabarets (4,9 0/0) et surtout dans des salles d'école (7,2 0/0).

Dans tous les endroits clos on devrait toujours laisser une fenêtre ouverte ou faire fonctionner un appareil à ventilation. De même on ne devrait pas laisser raréfier l'air d'une chambre par des choses qui en ont besoin aussi bien que nous-mêmes, par exemple les fleurs ou les plantes vertes. On ne devrait pas supporter ces rideaux qui gênent l'entrée de l'air et de la lumière. Les inspecteurs des bâtiments devraient prescrire énergiquement l'établissement de moyens de ventilation efficaces. Il est encore plus important que dans le jour de respirer du bon air pendant la nuit ; car plus d'air est nécessaire dans le sommeil qu'à l'état de veille. Aussi laissera-t-on toujours dans sa chambre à coucher une fenêtre ouverte plus ou moins complètement ; en hiver la température d'une chambre ne dépassera pas 10 à 12 degrés R. Si l'on observe ces règles, le sommeil surviendra plus vite, sera plus reposant, on s'éveillera sans souffrir de la tête et l'on déjeunera de meilleur appétit. En réalité, les adultes ont peur de cette réforme de leurs habitudes et ne l'acceptent souvent qu'avec difficulté ; c'est pourquoi il serait bon d'instruire les écoliers déjà de la valeur inestimable de l'air pur et de l'influence nuisible du séjour en des lieux insuffisamment aérés, enfin de les habituer de bonne heure à un sommeil hygiénique.

Pour rester longtemps jeune et garder la santé même dans la vieillesse, il faudrait ne jamais passer une heure dans des endroits entièrement clos.

5. — LE CHAUFFAGE HYGIÉNIQUE. CELUI QUI NE L'EST PAS

Chez les vieillards, la production de chaleur diminue par suite du ralentissement des combustions organiques. Les organes comme la thyroïde, qui jouent un grand rôle dans la production de la chaleur animale, sont précisément dégénérés, et l'apport alimentaire est également souvent assez réduit. C'est pourquoi les vieillards très âgés sont habituellement très sensibles au froid ; aussi dès l'apparition des saisons froides ont-ils, plus tôt que des jeunes personnes, le besoin de s'enfermer dans des chambres chaudes. Ils ressemblent à ce point de vue, comme à bien d'autres, à de petits enfants ; ils ont également besoin de se chauffer plus que les hommes d'un autre âge. Pour un individu sain, il est nuisible de rester longtemps dans une chambre chauffée de 17 à 20° R, surtout si elle est fermée à la pénétration de l'air extérieur. Le séjour dans des atmosphères où règne une chaleur artificielle, dans le cas du chauffage par la vapeur en particulier, est très préjudiciable ; tandis qu'en été une température de 25 à 30° R à l'ombre n'est nullement nuisible. Il est ridicule, quand il s'agit de se chauffer, de se fier au calendrier plutôt qu'à la température extérieure.

Ce qu'il y a de pire c'est d'instituer un chauffage à la vapeur, sans aucune considération du temps qu'il fait. Dans certains endroits, l'air est non seulement surchauffé, mais encore on lui ferme le passage avec des bandes d'ouate. Je crois que le chauffage le plus hygiénique et le plus rationnel est celui qui est donné par les cheminées ouvertes, telles qu'on les utilise en Angleterre et qui chauffent en même temps qu'elles aèrent mécaniquement. Elles donnent à la fois de l'air et de la chaleur et il est impossible avec elles d'atteindre une température excessive. Aussi les Anglais sont-ils extrêmement peu sensibles au froid, tandis que beaucoup d'Américains du nord, habitués chez eux à un surchauffage constant, grelottent au coin du feu dès qu'ils sont en Europe. Jamais, avec les cheminées ouvertes, même s'il est surchauffé, l'air ne sera aussi lourd, aussi sec que dans le chauffage à la vapeur. Les poêles peuvent également assurer une bonne ventilation des lieux d'habitation.

Malheureusement, dans les pays de langue allemande, on a en général l'habitude du surchauffage à tel point que l'hiver est à redouter moins à cause du froid que de la chaleur qui règne au contraire dans les appartements, les bureaux, les restaurants, les cafés, les théâtres. Dans les lieux publics, chauffés à la vapeur, on a parfois 22° C et au delà ! Il n'est pas rare de voir, sur le souhait exprimé par un assistant, les moyens de ventilation hermétiquement clos ! A cela vient s'ajouter, au moins dans les cafés, une viciation plus considérable de l'air par la fumée du tabac. Le séjour en de tels endroits sera une véritable souffrance pour tous ceux qui aiment l'air pur et qui sont habitués à le respirer. La tolérance de pareilles conditions de vie sont une raillerie vis-à-vis des efforts de ceux qui luttent contre la tuberculose, maladie causée surtout par le confinement. Si l'on désire la combattre efficacement, il faut arrêter un tel scandale. On ne devrait autoriser l'utilisation des lieux publics que s'ils sont munis d'appareils de ventilation modernes, fonctionnant bien.

C'est surtout sur la Riviera qu'on abuse du chauffage par la vapeur. On ne chauffe pas seulement le soir, où il fait souvent froid en effet, mais encore fréquemment toute la journée, bien qu'il fasse aussi chaud à l'extérieur. Quel dommage pour les poumons, dont les maladies font cependant rechercher à beaucoup la Riviera ! Cette belle contrée a perdu beaucoup de sa valeur, au point de vue sanitaire, non seulement depuis que d'innombrables automobiles la couvrent de poussière et de mauvaises odeurs, mais encore depuis que le chauffage à la vapeur y exerce ses méfaits. Il y a cependant d'heureuses exceptions et les meilleurs hôtels sont munis du chauffage à l'eau chaude.

Apparemment les femmes supportent mieux le froid que les hommes. Leurs vêtements sont plus légers et perméables. On voit souvent en hiver des jeunes filles de classes inférieures bavarder longtemps dans la rue dans le plus léger costume. Par contre nous voyons par des froids très doux, des dames porter d'épaisses fourrures imperméables à l'air ; si on pense à la chaleur considérable qui règne dans leurs appartements et aux précautions prises pour y éviter la pénétration de l'air extérieur, on voit combien devient illusoire le port des vêtements légers qu'elles revêtent dans leur intérieur.

Le surchauffage, par la vapeur surtout, est donc dangereux. En été, nous perdons peu de chaleur et nous avons par suite à la renouveler très peu ; c'est pourquoi nous mangeons très modérément. Si nous nous créons en hiver une sorte d'été artificiel, nous verrons apparaître une inappétence dont nous serons souvent responsables ; manger sans appétit c'est se prédisposer à la dyspepsie et manger trop peu c'est s'exposer à la dénutrition, par suite à la maladie. Il faut ajouter à cela les dangers du refroidissement qu'entraîne un mauvais acclimatement de la peau aux variations de température ; un simple coryza, une angine banale peuvent alors facilement dégénérer en un catarrhe bronchique ou une inflammation pulmonaire ; celle-ci se termine, comme on sait, facilement par la mort, si en outre on a des habitudes d'intempérance. Celui qui vit toujours dans des lieux frais ou chauffés avec mesure (au maximum 15° R), n'est pas sujet au refroidissement et se trouve exposé fort peu au danger des maladies infectieuses; il est en effet plus résistant et ne respire pas un air dont la chaleur et la sécheresse favorisent le développement rapide des microbes. Le surchauffage des wagons de chemins de fer n'est pas moins dangereux, car il est difficile d'y éviter les brusques variations de température.

La principale raison pour laquelle le chauffage par la vapeur est très préjudiciable, c'est qu'elle dessèche très rapidement la membrane pituitaire qui devient le receptacle des infections. Nous avons souvent vu des personnes, à grosses amygdales, présenter à coup sûr une inflammation de celles-ci à la suite d'un séjour de plusieurs heures dans des endroits chauffés à la vapeur. La répétition de ces désordres entraîne assez souvent, quelquefois insensiblement, insidieusement, des néphrites ou même l'appendicite. A la longue des amygdalites fréquentes entraînent l'anorexie et donnent un aspect misérable à des personnes qui étaient auparavant pleines de force et de santé.

Étant donné que des poussières irritantes pour la muqueuse pituitaire se déposent sur les conduites du calorifère, on devrait souvent les épousseter. Le mieux serait de les entourer de gros vaisseaux pleins d'eau renouvelée, dont l'évaporation atténuerait la sécheresse de l'atmosphère. On pourrait encore derrière les conduites, dans les murs qui les supportent, créer des prises d'air continuellement ouvertes. Si c'est impossible, on pourrait au moins poser les conduites dans le voisinage d'une fenêtre ou d'une porte.

Il vaudrait bien mieux en tous cas, supprimer le chauffage à la vapeur ou éviter le séjour dans des endroits qui en sont pourvus, si l'on veut rester sain et devenir très vieux.

CHAPITRE VI

HYGIÈNE ALIMENTAIRE

1. — QUELQUES REMARQUES SUR L'HYGIÈNE ALIMENTAIRE

Nous devons avoir toujours présent à l'esprit ce principe essentiel qu'il faut manger pour vivre et non pas vivre pour manger. Il n'est pas douteux que la mortalité est plus grande parmi ceux qui mangent trop que parmi ceux qui ne mangent pas assez. Des faits innombrables nous enseignent que des hommes et des animaux peuvent très longtemps se suffire avec une quantité minime de nourriture vraiment surprenante, sans que leur santé en soit altérée, et d'autre part que la suralimentation est responsable d'une longue série de maladies.

La consommation et la digestion de grandes quantités de nourriture entraînent un surmenage de beaucoup de nos plus importants organes dont la longévité dépend essentiellement. Leur suractivité, nous l'avons souvent répété, peut aboutir à leur épuisement. Si l'on demande à un organe de faire des efforts constants sans lui accorder la dose nécessaire de repos, on porte atteinte à sa vitalité. A ce point de vue quelques-uns de nos organes les plus nobles doivent être considérés:

le foie, les reins, le pancréas, l'estomac, l'intestin, le corps thyroïde, etc.

Il nous est donc interdit de manger trop ; il nous l'est également de manger trop peu ! si l'on peut en effet se suffire longtemps avec de très petites quantités d'aliments, on ne pourrait faire durer cette diète sans risquer de voir apparaître la dénutrition et diminuer la résistance de l'organisme. La tuberculose surtout est la conséquence fréquente d'une nutrition insuffisante. Le juste milieu dans l'alimentation doit donc être un principe essentiel pour ceux qui désirent conserver la santé et devenir vieux.

Il faut en tous cas tenir encore plus grand compte de la constitution de la nourriture que de sa quantité. Beaucoup d'aliments possèdent une faible valeur nutritive, car ils ne sont résorbés et assimilés que partiellement ; la plus grosse partie, inutilisée, se retrouve dans les excreta. Cependant il arrive que des parties inutilisées — la cellulose en première ligne — remplissent de très importantes fonctions. Elles accélèrent l'évacuation intestinale. Moins nous mangeons, plus les aliments doivent avoir de valeur nutritive. D'innombrables chercheurs nous ont renseigné sur la valeur détaillée des divers aliments ; Rubner, Gautier, Bunge et Von Noorden sont à citer en première ligne.

La façon la plus simple et la meilleure d'apprécier la valeur alimentaire est de l'exprimer en calories. Plus une substance ou un liquide apporte à notre corps de calories, plus sa valeur nutritive est considérable. Par calorie on entend la quantité de chaleur qui est nécessaire pour élever de 1° C la température d'un litre d'eau. C'est avec raison qu'on compare souvent notre organisme à un véritable foyer. La nourriture correspond aux matériaux qu'il brûle. Sans oxygène la combustion est aussi impossible dans un foyer que dans notre corps. Et sans la possibilité d'éliminer suffisamment les gaz toxiques résultant de la combustion, notre corps, intoxiqué, risquerait de s'éteindre comme un foyer gêné par sa propre fumée. Plus notre organisme est sain, autrement dit plus le foyer est ardent, plus considérable en sera la chaleur dégagée. Par suite la valeur nutritive des aliments et des boissons doit être exprimée d'après le nombre de calories que leur combustion dégage dans notre organisme. D'après Von Noorden, un homme utilise par kilogramme de poids du corps :

30-34 calories à l'état de repos.
34-40 — pendant un travail léger.
40-45 — — — moyen.
45-60 — — — pénible.

Les principes alimentaires sont réunis en trois grands groupes : les albuminoïdes, les hydrates de carbone, les graisses. Tandis qu'un gramme d'albumine ou d'hydrate de carbone dégage 4 calories 1, un gramme de graisse en dégage 9,3. Beaucoup d'hommes et d'animaux peuvent bien vivre un certain temps en n'utilisant qu'une de ces trois variétés d'aliments ; mais cela ne pourrait durer sans qu'on s'expose à des préjudices plus ou moins redoutables. C'est surtout la privation constante d'albuminoïdes qui entraînerait la mort fatalement. La nourriture albuminoïde ne peut être remplacée par aucune autre, et beaucoup de modernes chercheurs admettent avec *Voit* qu'une quantité de 100 à 118 grammes d'albumine nous est journellement indispensable, contrairement aux conceptions de l'école de Haig, qui considère comme suffisante une quantité de 75 grammes.

Il résulte d'une longue série de recherches expérimentales, que 100 grammes d'albumine par jour ne sont pas indispensables. Sous la direction de Chittenden, *Horace Fletcher* a montré que, malgré son poids de 70 kilogs un maximum de 45 grammes d'albumine lui suffisait sans rien altérer de sa santé. Rubner et d'autres pensent que l'on doit en 24 heures, apporter à l'organisme 30 à 35 calories par kilogramme du poids du corps ; Fletcher, en s'accordant le bénéfice de 20 calories seulement, n'en jouissait pas moins d'une florissante santé. Avant de commencer ses recherches il avait cependant été malade et avait maigri de 15 kilogs ; son état s'améliora à ce point que sa force égalait celle d'un sportsman deux fois plus jeune. Plus tard il put réduire sa ration d'albumine à 38 grammes, sans aucun préjudice. *Chittenden* et lui ont montré, grâce à des recherches patientes, que des soldats sains faisant un travail très pénible, non seulement se contentaient de 55 grammes d'albumine et d'une moyenne de 1.700 calories, mais encore pouvaient doubler pendant ce régime leur force musculaire. Chittenden obtint le même résultat avec sept étudiants pratiquant les sports.

Très intéressantes sont les expériences faites par *Baelz*, à Tokio, avec les deux Kulis japonais, qui traînaient sa voiture (lui-même pesait 65 kilogs). Ils ne vivaient guère que de riz et n'absorbaient par jour que 60 à 80 grammes d'albumine, ce qui ne les empêchait pas d'accomplir leur pénible travail sans encourir de reproches. Lorsqu'il commença à leur donner un peu de viande, ils refusèrent dès le quatrième jour de la manger avant le travail ; il leur paraissait plus indiqué de commencer par celui-ci. Ces deux hommes purent remorquer un homme de 45 kilogs à 115 kilomètres, tandis que Baelz qui les suivait à cheval dut sur ce trajet changer 6 fois de cheval et ne put les devancer de plus d'une demi-heure. Nous avons observé sur nous-même que, pendant deux mois où nous absorbions journellement 70 grammes d'albumine et utilisions 2.300 calories, nous nous sentions mieux, sans diminuer de poids, qu'auparavant, alors que notre nourriture était plus substantielle. Nous absorbions journellement un litre et demi du meilleur lait, deux œufs, 40 grammes de beurre, trois petits pains blancs, trois oranges, une livre de cerises, une tasse de café au lait et un petit morceau de gâteau. Nous pesions 67 kilog. 1/2 et avions dû dépenser avec un travail moyen, 2.680 calories. Nous étions donc en déficit de plus de 300 calories et cela sans aucun préjudice.

Nous ne voudrions cependant pas généraliser. Nous ne pensons pas que pour tout le monde 55 à 75 grammes d'albumine constituent la meilleure ration journalière. Il est beaucoup plus rationnel de se guider à ce sujet sur l'état et la constitution de chacun. Ce qui convient à l'un peut ne pas convenir à un autre. Certains ont un intestin qui résorbe mieux, laisse moins de déchets que d'autres. Certaines choses profitent mieux à des Européens qu'à des Asiatiques ou des nègres. Cela dépend du climat et surtout de la race ; cela dépend aussi de la bonne qualité et de la digestibilité des aliments. La question n'est pas tellement simple qu'on puisse la résoudre à l'aide de quelques schémas. On doit donc observer chaque individu et se baser sur l'expérience quotidienne. Nous pourrions cependant dire qu'en buvant beaucoup de lait, en absorbant en même temps des graisses et des hydrates de carbone, on a besoin de moins d'albumine et de moins de calories. Des organes digestifs sains digèrent facilement le lait et celui-ci est mieux utilisé que la plupart des autres aliments. Les trois groupes de substances alimentaires sont répartis dans le lait d'idéale façon.

D'après *Rubner*, l'homme a journellement besoin des quantités suivantes d'aliments :

		Albumines	Graisses	Hydrate de carbone	Calories
Adultes de 50 Kg.	faisant un travail léger	90gr.	37gr.	262gr.	2102
— — 70 —		123 »	46 »	327 »	2631
— — 50 —	faisant un dur travail	96 »	44 »	404 »	2472
— — 70 —		118 »	56 »	500 »	3094
Vieillards		91 »	45 »	322 »	2111

L'albumine sert à la formation des tissus, la graisse à la production de chaleur, les hydrates de carbone à la production de la force musculaire. C'est pourquoi, pendant la croissance et dans la convalescence des maladies déprimantes, on doit absorber une plus grande quantité d'albumine. Il en est de même après les excès qui affaiblissent, après les débordements sexuels par exemple.

En dehors des trois groupes d'aliments, il existe encore des substances qui sont à peu près indispensables, comme les sels, la cellulose, l'eau. Très importantes sont des substances telles que les acides contenus dans les fruits et les légumes. Les sels minéraux les plus utiles à l'organisme sont : les sels de chaux sous forme de phosphate acide de chaux (le lait de vache est très riche en ce sel), les sels de fer, de soude, de potasse et le sel marin.

Quand ce dernier manque, il arrive facilement qu'hommes et animaux mettent leur vie en jeu pour l'obtenir. C'est surtout l'usage des légumes verts, riches en potasse, qui nécessite l'apport supplémentaire de sel marin. Des recherches que Bunge a faites sur lui-même, il résulte qu'après l'usage des sels de potasse une grande quantité de sel marin est éliminée ; si l'on absorbe du carbonate de potasse par exemple, en s'unissant au chlorure de sodium du sang, il se forme du chlorure de potasse et du carbonate de soude. Alors les reins se mettent à fonctionner, à remplir leur devoir qui est de maintenir l'équilibre dans la composition du sang en éliminant l'excédent d'éléments nouveaux ou les principes étrangers. Le sang se débarrasse ainsi de deux éléments importants : le chlorure de potasse et le carbonate de soude. Si donc on prend de la potasse, l'organisme perd du chlorure de sodium et a par suite besoin de récupérer une quantité équivalente. Le riz contient seulement 1 0/0 de sels de potasse : son usage n'entraîne pas le besoin de sel marin ; les pommes de terre par contre, qui contiennent 42 0/0 de potasse, nécessitent un gros complément de sel. Comme l'élimination de sels alcalins en grande quantité constitue un danger pour les reins il est recommandé de ne faire abus ni de sel marin ni de légumes riches en potasse. Widal, Javal, Strauss, Achard et d'autres auteurs sont d'accord avec Bunge au sujet de l'influence nocive du sel sur les reins, surtout quand ces derniers sont déjà altérés.

Un minéral d'une importance exceptionnelle pour

notre sang c'est le fer. C'est dans le sang du cochon et dans certaines espèces de fruits ou de légumes qu'on en trouve les plus grosses quantités. Nous ne parlons pas des hydrates de carbone et des graisses qu'ils contiennent et sur lesquels nous reviendrons bientôt. Nous parlerons aussi des acides contenus dans les fruits. Enfin nous avons insisté déjà sur le rôle de la cellulose comme excitant naturel de l'intestin. Les ingrédients indispensables et qui font partie de nos aliments sont les épices, sans lesquelles beaucoup de mets seraient insipides, notre appétit serait insuffisamment excité et notre digestion s'en ressentirait. D'autre part une alimentation trop épicée est extrêmement irritante pour l'estomac, l'intestin, le foie et les reins ; aussi ne doit-on user que de très petites quantités de ces substances. Les sauces piquantes des Anglais sont de véritables poisons pour les reins. De même le bouillon de viande, pris tous les jours et en abondance, peut agir défavorablement ; il contient en effet les substances extractives de la viande qui sont loin d'être inoffensives. Il faut savoir enfin que le vinaigre est très souvent mélangé d'acide sulfurique.

Les dangers, qu'entraîne pour les reins l'élimination des épices et des produits toxiques de la désintégration des matières azotées, peuvent être diminués par l'absorption d'une abondante quantité d'eau. Il vaut mieux boire après le repas ; on peut cependant boire pendant le repas, à condition de ne pas exagérer. Il est nécessaire, si l'on ne veut pas voir s'installer la constipation de donner à l'intestin une quantité suffisante de liquide. Les légumes verts et les fruits contiennent beaucoup d'eau ; quand on n'en mange guère, il ne faut pas épargner les verres d'eau fraîche.

Que dire des boissons alcooliques? Pris en petites quantités, l'alcool est inoffensif. D'après les recherches de *Atwater* et *Benedikt* il a une valeur nutritive qui n'est pas à dédaigner. C'est un combustible qui épargne les hydrates de carbone et les graisses. Pris sous forme de bière, il a une valeur nutritive plus considérable, en raison du sucre, de la dextrine, qui lui sont associés. La teneur de la bière en alcool est la suivante: Bavaroise et Pilsner 3 1/3 0/0; Lagerbier 3,9 0/0; Ale 8 1/2 0/0; Porter 6,9 0/0. Comme teneur en albumine on obtient : Pilsner 0,4; Bavaroise 0,6 pour cent. Les bières brunes surtout contiennent une quantité importante de substances nutritives sous forme de sucre, de dextrine, même d'albumine. *Haig* et *Walker Hall* ont montré que la bière favorise la formation d'acide urique; elle entraîne aussi l'engraissement. Donc l'absorption modérée des variétés de bière les plus légères ne saurait nuire en aucune façon; elles sont en tous cas moins nocives que le vin qui est beaucoup plus alcoolisé : Vin du Tyrol 8,3; de France 9,4; du Rhin 11,1; de Pfälzer 11,5; de la Moselle 12,1 0/0. Une croyance répandue veut que le vin de la Moselle soit un vin des plus légers; on voit combien cette croyance est une superstition. Le vin a cependant l'avantage de contenir plus d'acide malique (0,45 à 0,69 0/0) que la bière (0,1 0/0); il renferme de plus de l'albumine, des hydrates de carbone et des sels.

Nous devons nous occuper un instant des eaux-de-vie et des liqueurs, telles que le cognac, le whisky, le genièvre, le rhum, le kümmel, qui contiennent de 50 à 60 0/0 d'alcool. Si l'on est tout à fait bien portant on peut se permettre quelquefois un petit verre des meilleures marques ; l'abus favoriserait l'apparition précoce de la vieillesse.

On ne doit pas manger trop peu ; mais on doit manger modérément ! Une nourriture trop abondante aboutit aux maladies de la digestion (maladies de l'estomac, du foie, de l'intestin) et aux maladies de la nutrition (goutte, obésité, diabète), souvent aussi au développement précoce de la sclérose, c'est-à-dire en somme raccourcit la vie. Plus nous mangeons, plus nous devons faire du mouvement; plus nous travaillons, plus nous pouvons et nous devons manger. Les vieillards ont besoin de peu d'albumine, mais beaucoup plus d'hydrates de carbone et de lait ; les personnes jeunes, les adultes, doivent au contraire absorber plus d'albumine. Pour faire un travail pénible il faut surtout instituer un régime riche en albumines. Il faut tenir compte enfin du climat et des saisons. Dans les climats du nord, où pendant la saison froide, on peut user des graisses en plus grande quantité que dans les régions du sud ou en été ; au moment des grosses chaleurs nous restreignons la quantité d'albumine dans notre ration, où prédominent les hydrates de carbone, les légumes verts et les fruits.

La préparation des aliments a une importance considérable. La création un peu partout de bons cours de cuisine, tels que H. Strauss les a inaugurés à Berlin, serait fort désirable. Du reste un homme fort, habitué à un dur travail corporel, supportera beaucoup mieux une nourriture mal préparée qu'un individu sédentaire faisant exclusivement travailler son esprit. Les vieilles gens, dont les glandes digestives sont atrophiées ne peuvent supporter aisément une nourriture qui demande à ces glandes un dur travail; ils feront mieux d'user du lait bouilli, du lait fermenté, d'œufs à la coque, d'œufs brouillés, de sagou, de tapioca, de céréales (comme les préparations de Knorr), des divers mélanges nutritifs faits avec du lait et des hydrates de carbone, en un mot d'une nourriture légère. Enfin la nourriture des vieilles gens doit être molle, pour leur éviter un travail de mastication d'autant plus difficile que très souvent les dents font défaut.

Voici un tableau [1] indiquant la facilité avec laquelle l'estomac digère les divers aliments:

En deux heures :

100 à 200 gr. d'eau ordinaire.
220 — d'eau gazeuse.
200 — de café, thé, bière, bouillon, vin léger.
100 à 200 — de lait.
100 — d'œufs à la coque ou brouillés.

En deux à trois heures :

200 gr. de café crème ou de cacao au lait.
300 à 500 — d'eau, de lait ou de bière.
100 — d'œufs crus, durs ou en omelette.
200 — de ris de veau cuit, de carpe, brochet ou aigrefin, morue desséchée.
72 — d'huîtres cuites.
150 — d'asperges, de pommes de terre, de cerises crues ou étuvées.
70 — de pain blanc ou de biscuit.

En trois à quatre heures :

230 gr. de poulet ou de perdrix.
220 à 260 — de pigeon cuit.
195 — de pigeon cuit au four ou étuvé.

1. D'après Ewald.

250 gr. de viande bouillie.
160 — de jambon cru ou cuit.
100 — de veau rôti chaud ou froid, de beefsteak, de roastbeef.
200 — de saumon.
72 — de caviar salé.
150 — de pain noir ou de pain bis, d'épinards, de choux-raves, de carottes, de concombre en salade, de pommes.

Toutes ces données ne sont valables que pour un estomac sain. La viande est en général facilement digérée ; mais on ne doit en prendre qu'une fois par jour et encore en quantité raisonnable. La digestion de certains légumes tels que le chou, la pomme de terre, nécessite un estomac vigoureux, surtout s'ils sont préparés avec beaucoup de graisse ; il en est de même des gâteaux gras et d'autres aliments farineux cuits dans la graisse. Le beurre est très facile à digérer s'il est frais et ne contient pas d'acide gras à l'état libre. Très digestibles sont les fines farines de Knorr ou les préparations françaises analogues.

Ne mangeons, ne buvons, ni trop chaud ni trop froid, si nous voulons garantir notre estomac et notre intestin. Ne mangeons jamais plus qu'il ne faut pour calmer notre faim. Les animaux obéissent à ce commandement de la nature beaucoup plus souvent que les hommes, qui, s'ils le suivaient toujours, atteindraient beaucoup plus souvent un âge avancé. *Cornaro* raconte, dans son autobiographie, qu'ayant été sérieusement malade vers 40 ans à la suite de gros excès, il se rétablit et, grâce à une sobriété des plus sévères, conserva la santé jusqu'au delà de la centaine. D'innombrables personnes, en observant les règles de la tempérance, ont recouvré et maintenu leur santé, fâcheusement compromise. Étant donné que dans la règle ce qui est le mieux digéré est ce que l'on prend avec appétit, on devrait s'astreindre à ne jamais manger sans faim. Il faut pour que celle-ci ait le temps de se montrer laisser entre les repas des intervalles suffisamment longs. Il est très utile de prendre son principal repas, non pas le soir, comme il est habituel en Angleterre, en Amérique, en France et en Suisse, mais à midi, comme cela se fait généralement en Allemagne.

Voici pour des gens sains un régime hygiénique :

Déjeuner : 1 à 2 oranges ; 1 à 2 verres de lait cru, davantage si on veut ; des céréales ; 1 à 2 œufs ; du beurre ; du pain ; 1 à 2 cuillères à dessert de marmelade ; des fruits frais, des cerises par exemple.

A midi : Potage ; poisson ou viande ; légumes en abondance ; compote fraîche ; farineux ; fruits frais ; lait, bière ou vin.

Le soir : Même menu ; y ajouter 1 à 2 verres de lait cru ou fermenté, ou de képhir, de yogourth, ou encore des fromages frais ou des fromages de chèvre.

Dans la saison chaude la viande devrait être supprimée entièrement, au moins de temps en temps. On peut la remplacer par une grande quantité de lait, des œufs ou des fromages frais. On peut manger des fruits dans l'intervalle des repas ; c'est même très recommandable en été.

2. — ALIMENTATION CARNÉE

L'avantage principal de la viande animale, qui par sa constitution est du reste bien inférieure à celle des tissus du corps humain, réside dans ce fait que l'albumine qu'elle contient est plus rapidement et mieux digérée que tout autre albumine et qu'elle est par suite tout à fait propre au renouvellement de nos tissus. D'après certains auteurs l'albumine du lait laisserait plus de résidus que l'albumine de la viande. Aussi l'usage de celle-ci est-il recommandé pendant la croissance, pendant les grossesses et pendant ou après les maladies cachectisantes, la tuberculose principalement. Une alimentation carnée abondante pendant le développement peut être un moyen d'éviter la tuberculose ; elle excite en effet l'activité thyroïdienne qui contribue à nous protéger contre les maladies infectieuses. Pour l'homme adulte l'emploi de la viande est moins indispensable ; l'abus peut en tous cas lui être très nuisible.

La viande contient, en plus d'une grande quantité d'albumine, beaucoup de substances collagènes, beaucoup de graisse, mais peu d'hydrates de carbone (c'est la viande de cheval qui en contient le plus), enfin des matières extractives et des sels (chlorure de sodium, phosphate, carbonate de soude). D'après *Bischoff et Voit* la viande maigre contient pour 100 :

Albumine	18,36
Collagène	1,64
Graisse	0,90
Matières extractives	1,90
Matières minérales	1,30
Eau	75,90

Rubner évalue la valeur nutritive des différentes viandes de la façon suivante :

a) *Albumine :* Bœuf maigre 20,6 0/0, gras 16,9 0/0 ; Cochon gras 14,5 0/0, maigre 19,9 0/0 ; veau maigre

19,8 0/0, gras 18,9 0/0 ; poule grasse 18,5 0/0 ; lièvre 23,3 0/0 ; hareng 10,1 0/0.

b) *Graisse :* Bœuf maigre 1,5 0/0, gras 27,2 0/0 ; cochon gras 37,3 0/0, maigre 6,8 0/0 ; veau maigre 0,8 0/0, gras 7,4 0/0 ; poule grasse 9,3 0/0 ; lièvre 1,1 0/0 ; hareng 7,1 0/0 ; lard 9,3 0/0.

c) *Calories :* Bœuf maigre 98, gras 327 ; cochon gras 406, maigre 145 ; veau maigre 89, gras 146 ; poule grasse 162 ; lièvre 106 ; hareng 106 ; lard 886 ; pour 100 grammes. La viande contient diverses substances extractives qui lui donnent son bon goût et qui par la cuisson passent dans le bouillon, sans enlever à la viande sa valeur nutritive ; le bouillon de viande n'a aucune valeur nutritive ; il a par contre une valeur excitante.

La viande très fraîche n'a pas bon goût et est trop coriace : elle doit, avant d'être préparée, rester d'après Wiley deux semaines environ dans des glacières ; mais pas plus longtemps ; sinon elle perd de sa bonté. Les viandes refroidies perdent leurs substances extractives, bien que cela soit nié par beaucoup de gens de métier. Aucune viande ne devrait pouvoir être livrée sur le marché sans enquête officielle sévère, si on veut éviter les empoisonnements causés par la viande malade ou corrompue. C'est surtout après un long transport que les animaux, surtout les porcs sont exposés aux maladies inflammatoires ; mais il est certain que celles-ci à leur début ne rendent la viande nuisible que si on ne la débarrasse pas soigneusement du sang qu'elle contient. L'expression de tout le sang évite l'intoxication ; à ce propos rappelons-nous la vieille loi juive qui défendait l'usage du sang. Dans les pays chauds, la viande la plus saine, pourvue de tout son sang se putréfie beaucoup plus rapidement que celle dont tout le sang a été exprimé. Il faut toujours avoir présent à l'esprit que la cuisson, quel que soit le procédé, ne détruit nullement les ptomaïnes.

Les huîtres crues, faciles à digérer, ne cachent pas moins les plus grands dangers. Comme l'eau, dans laquelle elles vivent est souvent contaminée par des eaux d'égout, leur usage ne cause que trop souvent la fièvre typhoïde. Les boudins s'ils ne sont pas frais peuvent assez souvent provoquer des intoxications. Les bons boudins sont cependant très nourrissants, surtout ceux du porc qui contiennent beaucoup de graisse et beaucoup de fer. Le poisson contient en général plus d'eau et moins d'albumine que la viande ; par contre certaines variétés sont très riches en graisse. D'après Rubner et Pavy, voici quelle est la teneur en albumine, en graisse et la valeur en calories :

Hareng 10,1 0/0 ; 7,1 0/0 ; *107*. — Aigrefin 17,1 0/0; 0,3 0/0 ; *73*. — Saumon 16,10 0/0 ; 5,5 0/0 ; *110*. — Anguille 12,8 0/0 ; 28,4 0/0 ; *317*. — Ablette 18,10 0/0 ; 2,9 0/0; *102*.

Le poisson a moins de matières extractives que la viande, est plus facile à digérer et sous certains rapports ce serait la nourriture la plus avantageuse s'il ne se corrompait très rapidement ; plus il est frais, meilleur il est. S'il était possible, il faudrait maintenir le poisson vivant dans l'eau jusqu'au moment même de la faire cuire. Bouilli il est plus facile à digérer que frit ; il est très lourd au contraire, quand il est salé, fumé ou conservé dans la saumure.

La nourriture animale idéale c'est le lait, car, nous l'avons dit, il contient, parfaitement mélangés les principes nutritifs les plus importants et un appareil digestif sain le digère avec la plus grande facilité. Il est précieux encore par sa teneur en sels minéraux ; on y trouve des combinaisons organiques ou inorganiques de phosphore et de chaux, surtout dans le lait de vache qui en contient de plus grosses quantités que la plupart des autres aliments. Comme il est très pauvre en fer, dans le cas où il constitue le principe essentiel de l'alimentation, on doit, pour remplacer le fer qui lui manque, lui adjoindre chez les végétariens, des épinards, des asperges, des œufs ; chez les autres de bons boudins faits avec le sang de porc, très riche en fer. Je reviendrai d'ailleurs plus tard sur ce sujet.

D'après *Rubner* la teneur des divers produits lactés, en albumine, graisse, hydrates de carbone, est la suivante :

	Albumine.	Graisse.	Hydrate de carbone	Calories par 100 gr.
	°/₀	°/₀	°/₀	°/₀
Lait de vache......	3,4	3,6	4,8	67
Crème...........	3,7	25,7	3,5	268
Babeurre.........	3,8	1,2	3,4	41
Petit lait..........	0,8	0,2	4,6	24
Fromage de crème.	27,2	30,4	2,5	404
Beurre............	0,9	83,1	0,5	779

D'après *Bunge* voici la composition pour 100 de quelques variétés de lait :

	Caséine.	Albumine.	Graisse.	Sucre de lait.
Lait de femme...	1,2	0,5	3,1-3,8	5,9-6,5
— de vache....	3	0,5	3,7	4,9
— de jument...	1,2	0,8	1,2	5,7
— d'ânesse	0,7	1,6	1,6	6
— de chèvre....	2,4	0,8	4,3	3,6

Fait très intéressant, le lait de chèvre contient dix fois plus de fer et environ sept fois plus de chaux que le lait de femme ou de vache ; aussi le lait de chèvre mérite-t-il d'être considéré beaucoup plus qu'il ne l'a été jusqu'à ce jour.

Par la cuisson le lait perd ses fort utiles principes de fermentation. Le lait de femme en contient beaucoup. C'est ainsi que *Béchamp*, *Bouchet* et *Moro* ont trouvé dans le lait de femme une substance faisant fermenter le sucre et qui manque dans le lait de vache ; *Marfan* et *Gillet* ont découvert un ferment saponifiant qui est moins actif dans le lait de vache. *Luzzati* et *Bianchini* un ferment dédoublant l'amidon qui n'existe ni dans le lait de vache ni dans le lait de chèvre. D'après *Spolverini*, le lait de vache contient des ferments analogues à ceux du lait maternel, à l'exception du ferment dédoublant l'amidon et d'un autre ferment dédoublant le salol et découvert par Nobécourt et Merklen. Nous insisterons encore plus tard sur l'importance du lait maternel ; nous rappellerons seulement que Tacite attribuait la décadence de Rome à ce fait que les enfants, au lieu d'être nourris par leurs mères, l'avaient été par des esclaves étrangères.

Le beurre est un des aliments gras dont nous usons le plus. Comme il est presque toujours associé dans notre alimentation à des hydrates de carbone, nous en parlerons dans le prochain chapitre ; nous répéterons seulement ici qu'il doit être consommé frais et qu'il ne doit contenir qu'une petite quantité de sel. Un produit fait avec le lait et très riche en graisse c'est le fromage ; il est formé de la caséine du lait, de graisses et de sels. La plupart des fromages sont obtenus avec du lait écrémé ; les fromages anglais et américains sont faits cependant avec le lait entier. Je recommanderais volontiers un fromage de lait de chèvre, fabriqué en Norvège, et dont la digestion est très facile et le goût excellent. En pressant modérément du lait fraîchement caillé on obtient le fromage de crème. Le fromage frais est plus profitable que le fromage d'ancienne date et je considère comme tout à fait sains les fromages de crème, doux et récemment préparés.

Le fromage, véritable équivalent de la viande en raison de la grande quantité d'albumine et de graisse qu'il contient, est un excellent aliment; en particulier les Gervais, Imperial, Chevalier, comme aussi les fromages d'Emmental, constituent dans un régime lacto-végétarien un supplément précieux. *Haig* recommande l'emploi du fromage, car il ne contribue pas à élaborer de l'acide urique. Beaucoup d'individus ne peuvent pas digérer le fromage ; chez d'autres, il détermine des éruptions cutanées, surtout de l'acné. Vaughan a du reste trouvé des ptomaïnes non seulement dans le vieux fromage, mais encore dans le lait conservé depuis longtemps.

Aux aliments d'origine animale les plus précieux appartiennent les œufs de poule, très riches en albumine facilement assimilable et en lécithine si importante dans la constitution de notre système nerveux. D'après *Kœnig* le blanc d'œuf contient à l'état fluide naturel 13 0/0 d'albumine et 0.3 0/0 de graisse ; une fois desséché il contient 89 0/0 d'albumine et 2 0/0 de graisse ; le jaune à l'état liquide comporte 16 0/0 d'albumine et 32 0/0 de graisse ; desséché 33 0/0 d'albumine, 65 0/0 de graisse. L'œuf de poule est également riche en chaux et fer. Je considère que les œufs, unis au lait, au beurre, au fromage de crème et aux hydrates de carbone constituent la nourriture idéale ; si nous supprimons complètement ou à peu près la viande, ils augmenteront pour nous la possibilité de vivre longtemps.

3. — HYDRATES DE CARBONE ET GRAISSES. UTILITÉ DES LÉGUMES ET DES FRUITS

Il est naturel de parler en même temps des hydrates de carbone et des graisses, puisqu'on les introduit simultanément en général dans l'organisme. Dans ce cas l'albumine de ce dernier est épargnée ; plus l'on absorbe d'hydrates de carbone et de graisse, moins on dépense d'albumine ; cela est vrai jusqu'à une certaine limite. Inversement, notre corps a d'autant plus besoin d'albumine qu'il reçoit moins d'hydrate de carbone et de graisse. Ces deux groupes d'aliments ont le grand avantage de pouvoir être mis en réserve. C'est seulement lorsque ces réserves sont épuisées que l'albumine elle-même est utilisée. Celle-ci au contraire ne peut-être accumulée ; si l'organisme en reçoit plus qu'il n'est nécessaire, le surplus est brûlé sans utilité pour lui. Les échanges nutritifs en sont simplement augmentés.

De même que nous considérons la viande comme le type de l'aliment albuminoïde, de même les végétaux constituent pour nous le type de l'aliment hydro-carboné ; il y a pourtant des légumes qui à l'état naturel contiennent plus d'albumine que la viande, par exemple les petits pois 23 0/0, tandis que la viande maigre contient 19 à 21 0/0, la viande grasse 17 0/0. Cependant ou : seulement d'après Rubner, 28 0/0 de l'albumine des pois n'est pas résorbée ; l'albumine de la viande par contre l'est presque tout entière. Les plantes les plus riches en albumine sont : les légumineuses, surtout pois, lentilles, haricots, d'ailleurs riches en hydrocarbonés. C'est ce que montre le tableau suivant dû à Rubner, où il tient compte encore d'autres légumes courants. Pour 100 grammes de légumes frais, on a :

	Albumine.	Graisse.	Hydrate de carbone.	Cellulose.	Calories.
Farine de pois	25,7	1,8	57,2	1,3	362
— haricot. .	23,2	2,1	58,9	1,8	363
— lentille...	25,2	1,9	56,8	2,1	364
— riz.......	6,9	0,5	77,6	0,1	351
— maïs.....	14	3,8	67,6	3,1	382
— froment..	10,2	0,9	74,7	0,3	357
— seigle....	10,9	4,8	70,5	1,2	383
Pain de froment...	6,8	0,8	57,4	0,4	252
— de seigle.....	6	0,5	47,8	0,3	226
Pomme de terre...	2,1	0,1	21	0,7	98
Carotte	1	0,2	4,4	1,4	50

Les qualités nutritives des légumineuses sont donc considérables et l'on peut, en les combinant, en vivre à l'exclusion de tout autre aliment. C'est ce qu'ont prouvé les expériences de Rubner et de Woroschiloff. Leur absorption en abondance a pourtant de grands désavantages. Ils exigent trop de fatigue de l'appareil digestif et sont incomplètement utilisés ; ils entraînent fréquemment des maux d'estomac et d'intestin ; les bases puriques qu'ils contiennent favorisent la formation d'acide urique, comme il résulte des recherches de Walker Hall, à propos des lentilles et des haricots.

Le riz est l'aliment qui produit le moins d'acide urique et qui contient le moins de sel de potasse. C'est donc vis-à-vis des reins une alimentation idéale. Sa richesse en hydrate de carbone en fait un des aliments les plus précieux; il est malheureusement trop pauvre en sel, en graisses et en albumine; il doit par suite être complété dans ce sens. L'amidon qu'il contient est très facile à digérer et ce n'est pas là un de ses moindres avantages. Le riz est donc un aliment de premier ordre; il n'est pas étonnant que les peuples dont il constitue l'aliment essentiel soient aussi vigoureux et résistants; par contre les nations occidentales n'en usent que relativement peu. Il devrait du moins en partie remplacer partout les pommes de terre. Les travailleurs chinois, japonais, turcs, qui vivent exclusivement de riz, ont des capacités physiques extraordinaires.

C'est un fait indiscutable que l'usage des hydrates de carbone peut assurer une grande force musculaire. Les ferments de la salive, des sucs intestinaux et du suc pancréatique, transforment l'amidon en dextrine et maltose et c'est sous forme de glycogène qu'il arrive au foie et aux muscles. Le travail musculaire se fait surtout aux dépens du glycogène, fort peu aux dépens de l'albumine; au contraire, il favorise souvent l'augmentation de celle-ci. En d'autres termes le travail musculaire élève la teneur en albumine de l'organisme. Pourtant, comme le travail des muscles occasionne aussi des dépenses de graisse, il est nécessaire de donner à ceux qui l'exécutent une nourriture riche en hydrates de carbone mais contenant une certaine quantité de graisse, par exemple du riz préparé au beurre. Celui-ci est non seulement facile à digérer mais encore, en raison de sa grande teneur en graisse (83 0/0 d'après Rubner), il fournit à l'organisme un grand nombre de calories (100 gr. = 779). Il contient de plus 0,9 0/0 d'albumine, 0.5 0/0 d'hydrates de carbone et quelques sels minéraux. Le beurre et les légumes verts complètent d'une façon rationnelle le régime des diabétiques. De toutes les graisses le beurre est la plus facile à digérer et la plus agréable.

Les pommes de terre si en faveur en Europe contiennent quand elles sont nouvelles 16 0/0, quand elles sont anciennes 22 0/0 d'hydrate de carbone, 2 0/0 seulement d'albumine, de petites quantités de certains sels minéraux importants, tels que des sels de chaux, de potasse et de soude. Elles sont suffisamment riches en bases pour diminuer l'acidité de l'urine, quand on les ingère en abondance ; elles sont recommandées par Mossé dans le diabète. Tandis que des aliments riches en acide malique sont susceptibles de dimunuer l'acidité de l'urine, celle-ci augmente à la suite d'une alimentation riche en albumine surtout après l'usage abondant de viande ou de légumineuses. Comme l'urine des diabétiques est fortement acide on fera bien de leur faire manger des fruits riches en acide malique et pauvres en sucre.

La nourriture la plus rationnelle serait celle qui contiendrait les différentes variétés d'aliments dans les proportions convenables. L'albumine devrait y être représentée en quantité importante pour suffire à l'entretien des tissus ; les hydrates de carbone de même en tant que source de la force musculaire ; les graisses en moindre quantité comme agent de calorification ; les sels minéraux en moindre quantité encore, bien qu'indispensables au développement du système osseux et à la constitution sanguine. *Lunin* et *Fœrster* ont montré que les animaux meurent lorsqu'on leur supprime entièrement les sels minéraux ; ils peuvent même vivre plus longtemps sans aucune nourriture qu'avec un régime parfaitement déchloruré. La chaux est particulièrement importante pour le développement des os et des dents. Ceux dont l'organisme a besoin de beaucoup de chaux n'ont qu'à boire beaucoup de lait, qui est l'aliment le plus riche en chaux ; ceci surtout pour les enfants dont le développement des dents et l'édification osseuse nécessitent une grosse utilisation de chaux. D'après Bunge 100 grammes des aliments suivants contiennent en milligrammes de chaux :

Lait de vache 1510, lait de femme 243, fraises 483, figues 400, jaune d'œuf 380, blanc d'œuf 130, prunes 166, pois 137, dattes 108, pommes de terre 100, poires 95, raisin de malaga 60, pain de graham 77, viande de bœuf 29. Vraisemblablement aucune croissance cellulaire n'est possible sans chaux. Déjà même des animaux adultes nourris avec des fourrages dépourvus de chaux s'affaiblissent et deviennent languissants. Les enfants et les adultes devraient donc absorber des quantités suffisantes de lait. Aussi indispensable est un apport suffisant de fer. Un homme de 70 kilog. a dans son sang d'après *Schmidt* 2.4 à 2.7, d'après *Bunge* environ 3.2 gr., de fer. Comme d'après Bunge, le fer en combinaison organique est plus facilement assimilé que le fer en combinaison minérale, le mieux sera de conseiller à ceux qui ont besoin de fer une nourriture riche en fer. Sous ce rapport il faut considérer d'après Bunge surtout les vivres que nous allons énumérer et dont la teneur en fer pour 100 grammes est représentée en milligrammes :

Sang de porc....	226	Asperges........	20
Épinards........	33-39	Jaune d'œuf.....	10-24

Viande de bœuf..	17	Bois de myrtille.	5,7
Chou............	17	Raisins..........	5,6
Pommes........	13	Froment........	5,5
Cerises rouges...	10	Seigle...........	4
Amandes........	9-5	Orge............	4,5
Lentilles........	9-5	Framboises.....	3,9
Fraises..........	8,6-9, 3	Figues..........	3,7
Carottes.........	8,6	Lait de femme....	2,3-3,1
Haricots blancs..	6,2-6, 6	Lait de vache....	2,3
Cerises noires...	7,2	Dattes..........	2,1
Pois............	6,2-6, 6	Poires..........	2
Pommes de terre.	6,4	Riz, seulement...	1 à 2

Les végétaux et les fruits riches en fer, lorsqu'ils sont pris en grande quantité, peuvent augmenter non seulement la teneur en fer, mais encore l'alcalinité du sang ; l'alcalinité du sang et des autres humeurs de l'organisme est au moins maintenue par l'absorption d'acide citrique, malique, tartrique et oxalique, soit à l'état libre, soit combinés avec des alcalis, sous forme de sels de potasse par exemple. Par leur combustion dans l'organisme ces acides sont transformés en combinaisons carbonatées ; une nourriture qui les contient peut donc rendre les urines tout à fait alcalines. Les fruits qui contiennent le plus d'acide citrique sont le citron, la pomme de Chine, la groseille verte.

Les maladies du foie et la diathèse urique peuvent être favorablement influencées par l'emploi des fruits et des légumes acides, qui est utile aussi bien dans leur prophylaxie que dans leur traitement. Depuis fort longtemps déjà on traite la goutte par les fruits, surtout les fruits à baies. La valeur des fraises, des pommes et des cerises a été établie par les recherches de J. Weiss (dans le laboratoire de Bunge) ; ces recherches portèrent également sur de grandes quantités de raisins. D'excellents résultats ont été obtenus grâce à l'institution d'un pareil régime dans la gravelle urique où il agit en favorisant l'élimination de l'acide urique.

Les végétaux contiennent de la cellulose. Celle-ci est très difficilement digérée ; mais elle est cependant nécessaire dans l'alimentation. Il n'existe là-dessus aucun doute possible depuis les expériences faites sur les animaux et appliquées à l'homme par Weiske. Cet auteur a constaté que nous pouvons digérer entre 46 et 65 0/0 de la cellulose ingérée. Son principal avantage est de constituer le meilleur excitant des mouvements péristaltiques de l'intestin ; elle joue donc un rôle important dans la lutte contre la constipation.

L'importance diététique d'une alimentation composée de fruits et de légumes est donc évidente et c'est pourquoi il est recommandable d'en user abondamment ; abondamment, mais pas exclusivement, comme nous l'indiquerons bientôt dans le chapitre consacré au régime végétarien strict.

Nous considérons aussi fâcheux que surprenant que l'un de nos meilleurs aliments, le maïs, soit presque entièrement et injustement négligé chez nous ; on en consomme de grandes quantités en Hongrie, Italie Roumanie, Serbie, Turquie, Etats-Unis. Jetons un regard sur l'un des tableaux que nous avons donnés dans ce chapitre ; nous y verrons la composition extraordinairement favorable du maïs et sa haute valeur calorique. Les préparations culinaires de maïs que l'on fait à Paris depuis quelque temps démontrent quelle variété de mets savoureux on peut préparer avec le maïs ; quand il est débarrassé de sa capsule, il n'est pas plus difficile à digérer que les autres céréales. Si son usage se répandait il pourrait aider beaucoup à la solution de la question de l'aliment populaire sain, très nutritif et d'un prix raisonnable.

Un fruit de grande valeur et encore très peu apprécié en Autriche et en Allemagne, c'est le kaki, fruit japonais (caroubier) abondamment cultivé dans le sud du Tyrol, l'Italie et le sud de la France. Entièrement mûr, ce fruit est d'un goût sucré très agréable, analogue à celui du miel et contient une grande quantité de liquide qui s'écoule dès qu'on a retiré l'écorce, sur certains gros spécimens (Ils peuvent atteindre un volume respectable).

D'après nos observations, ce fruit agit très favorablement comme laxatif. Il est amplement estimé dans les pays où il croît. Malheureusement il serait impossible de donner une analyse chimique de sa substance. Nous le considérons comme très nutritif. Tant qu'il n'est pas arrivé à complète maturité, son goût décèle l'existence dans sa chair d'une importante quantité de tanin.

4. — UN ABONDANT USAGE DE VIANDE EST NUISIBLE

Il est bien connu que, après un repas où les viandes furent copieuses, on se sent mal à l'aise ; il n'est même pas rare que la tendance au sommeil soit si forte qu'on a peine à tenir ses yeux éveillés. Ceci est à rapprocher de la sensation de plénitude attribuée à la digestion difficile de grandes quantités de nourriture. Cependant si nous ingérons seulement du lait et des végétaux, même si nous absorbons une quantité deux fois plus considérable, nous n'avons pas la même sensation ; nous savons pourtant que la viande, quand elle ne contient pas beaucoup de tissu conjonctif et de tendons, est beaucoup plus facilement digérée que les diverses céréales, les légumes, les fruits, plus facilement même que le lait. Comment expliquer par suite les effets d'un usage immodéré de viande? Il faut en chercher la cause ailleurs et particulièrement dans ce fait que la viande prise en grande quantité agit défavorablement sur le système nerveux central, beaucoup plus que les autres aliments.

Cette observation clinique est confirmée par l'expérience; les gros mangeurs de viande ont très souvent des troubles nerveux ; chez les végétariens, la neurasthénie et l'hystérie apparaissent beaucoup plus rarement et l'on sait que la suppression de l'alimentation carnée contribue parfois à la guérison plus rapide de certaines maladies nerveuses. C'est surtout dans la maladie de Basedow et dans le myxœdème que cette action est importante à connaître. Ces maladies ne permettent pas de supporter la viande ; dès que celle-ci est reprise, on voit s'aggraver aussitôt les symptômes Cela résulte de ce que ces maladies sont liées à des altérations de la glande thyroïde. Celles-ci peuvent du reste être provoquées aussi par un usage immodéré de la viande (V. ch. III, 3). Comme la glande thyroïde influence le système nerveux, il n'est pas étonnant que chez la plupart des nerveux la viande ne puisse pas être supportée.

Dans le chapitre que nous venons de citer à l'instant, nous avons suffisamment insisté sur les altérations de la glande thyroïde à la suite d'un abus de viande et sur les expériences positives de Breisacher, Blum, pour nous contenter ici d'un aperçu sur les résultats des recherches de *Chalmers Watson* (d'Edimbourg). Quand on nourrit exclusivement avec de la viande certains animaux, des poules par exemple, les vésicules thyroïdiennes s'hypertrophient considérablement; chez les rats la dégénérescence va si loin que la thyroïde apparaît analogue à ce qu'elle est dans la maladie de Basedow. Les autres glandes sanguines sont altérées également. *Forsyth* a trouvé les follicules de la glande pituitaire hypertrophiés chez les oiseaux de proie et *Houssaye* a constaté une diminution de la fécondité chez des poules, ce qui est en rapport avec une altération des ovaires sous l'influence du régime carné exclusif. L'influence pernicieuse de ce régime sur les autres glandes à sécrétion interne, le foie, les reins, le pancréas même, est démontrée par de nombreux faits cliniques et anatomo-pathologiques.

Nous avons déjà mis en relief que le foie a pour fonction de rendre inoffensifs les produits nuisibles résultant de la digestion des aliments carnés. Plus nous mangeons de viande, plus nous donnons du travail au foie. Au début il peut simplement s'hypérémier; mais dans la suite, si l'influence nuisible persiste, peuvent apparaître des modifications plus profondes. J'ai très souvent observé, et chacun de nous peut journellement faire semblable remarque, que les maladies du foie sont aggravées par un régime carné, qu'elles sont améliorées au contraire dès qu'on le supprime. Pour garder longtemps un foie fonctionnant bien, il faut donc ne pas manger de viande trop fréquemment et en trop grande quantité (V. ch. III, 5). C'est également une condition pour ne pas léser les reins. Etant donné qu'ils sont destinés à éliminer les produits terminaux de la digestion des viandes, plus nous absorbons de celles-ci, plus nous donnons de travail au délicat épithélium chargé de les éliminer ;

— l'effort plus considérable est bientôt suivi d'épuisement. Nous avons déjà parlé de ce sujet dans un précédent chapitre; seule l'importance du danger d'un usage copieux de viande pour le foie et les reins justifie notre petite répétition.

Certains faits cliniques donnent à penser qu'une forte alimentation carnée peut agir défavorablement sur le pancréas. Nous savons que, dans les maladies de cette glande, la présence d'un grand nombre de fibres musculaires non digérées dans les matières est l'indice d'une insuffisance pancréatique, d'une production de trypsine insuffisante pour nous permettre de supporter et d'effectuer la digestion de la viande consommée. De même, un usage immodéré de viande constitue pour ces glandes une surcharge, un surcroît de travail considérable. Que celui-ci puisse en fin de compte devenir un danger, c'est ce qui résulte du fait que le diabète apparaît principalement chez les gros mangeurs de viande. Chez le chien on peut ainsi observer un diabète analogue au diabète de l'homme. Cependant un tel régime peut provoquer la maladie non seulement grâce à des altérations pancréatiques, mais encore par suite d'altérations thyroïdiennes identiques. Un fait digne de fixer vivement l'attention, c'est qu'une forte alimentation carnée peut être profondément nuisible aux diabétiques ; — d'après les observations de V. Noorden un diabète léger peut ainsi se transformer en un diabète des plus graves.

La goutte peut aussi être aggravée par l'abus de viande, qui en a déjà été la cause en favorisant la production exagérée d'acide urique. Il est prouvé que déjà de petites quantités de viande peuvent produire de l'acide urique, surtout lorsqu'il s'agit d'organes glandulaires, tels que foie, rein, ris de veau (thymus) qui contiennent beaucoup de nucléine.

Une nourriture carnée trop copieuse n'est pas moins nuisible pour l'intestin. En premier lieu, elle provoque dans ce dernier plus facilement la production de toxines, en second lieu elle ne donne pas à l'intestin, en raison de sa digestion et de sa résorption faciles, cet excitant des mouvements péristaltiques que lui apporte une alimentation comportant de la cellulose. C'est la circulation sanguine que l'abus de la viande menace des plus gros dangers. Sous son influence la viscosité du sang est augmentée (Determann) et la circulation en devient plus pénible ; chez les forts mangeurs de viande, on voit survenir souvent l'artériosclérose et l'apoplexie ; la suppression de la viande, l'institution d'un régime végétarien, occasionnent le plus souvent une amélioration considérable de ces maladies.

Cela nous entraînerait trop loin d'indiquer ici tous les dangers auxquels expose une alimentation carnée abusive. Plus important est de se demander si, en présence de tels dangers, on doit ou non s'abstenir entièrement de manger de la viande. Nous répondons : Non. Ce serait du fanatisme de ne permettre absolument aucune viande, sous prétexte que son usage immodéré peut devenir fatal. *Haig* réclame la suppression absolue de la viande, mais je ne puis aller aussi loin. A ce fait que de petites quantités de viande peuvent déjà entraîner la production d'acide urique on peut opposer que, même si nous ne prenons aucune nourriture susceptible de donner de l'acide urique, à tout instant un peu d'acide urique est formé dans notre organisme, de façon endogène, aux dépens des nucléines de nos tissus; ceci ne peut guère être évité et du reste des reins en bon état peuvent sans difficulté éliminer de petites quantités d'acide urique. Il est donc inutile de défendre à des personnes saines, même si elles sont âgées et ont leur vie durant pris journellement de la viande, de manger un peu de viande chaque jour. Peu de médecins ayant une grande expérience clinique voudraient prendre la responsabilité d'une telle interdiction; ils savent combien des modifications aussi radicales du mode de vie, entre 50 et 60 ans, peuvent facilement altérer l'état général. Puisque nous voulons prêcher la mesure, commençons à être modérés nous-mêmes. Nous permettrons volontiers chaque jour une petite quantité de viande bouillie à la condition qu'elle soit bien cuite; on élimine ainsi ses matières nuisibles et la viande bouillie n'est pas moins nourrissante que la viande rôtie; elle contient beaucoup moins de matières extractives nuisibles pour le rein. On doit préférer toujours la viande fraîche à la viande de conserve. Celle-ci contient souvent de l'acide borique, de l'acide salicylique ou d'autres produits nocifs.

On devrait toujours préférer la viande blanche à la viande rouge. D'après *Offer* et *Rosenquist* les propriétés des deux viandes seraient analogues ; *Senator* préfère cependant la viande blanche, dans l'intérêt des reins. La justesse de ses observations a été prouvée par les recherches de *Max Adler*. Le gibier ou en général la viande d'animaux épuisés ne doivent être pris qu'avec mesure. On doit éviter aussi les viandes salées ou épicées ; de même les saucisses, à l'exception du boudin en raison de sa teneur en fer. Le poisson est en général plus tendre, plus riche en eau, que les autres viandes animales, et par suite doit être préféré, en exceptant le poisson à viande rouge. Absorbé en grande quantité, le poisson et surtout les variétés grasses de saumon, sont tout aussi nuisibles que les autres viandes.

A de petits enfants, à des vieillards au-dessus de 70 ans on ne doit pas donner de viande. Baumann [1], Charrin [2], Lafayette Mendel [3] et d'autres, ont montré que la glande thyroïde des enfants, au-dessous d'un an ne contient pas d'iode et même n'en contient que fort peu assez longtemps après. D'après Baumann et Jollin [4], la thyroïde des personnes âgées contient fort peu d'iode. Seuls les vieillards vigoureux, chez qui on est assuré du bon état des organes éliminateurs, peuvent braver les dangers d'une alimentation carnée abondante.

Ces dangers d'ailleurs sont susceptibles d'être prévenus par exemple en buvant beaucoup d'eau, en mangeant beaucoup de fruits et de légumes verts. L'usage immodéré de la viande produit des acides dans l'organisme; les fruits et les légumes verts augmentent l'alcalinité du sang et de l'urine. Il est indiqué de compléter la nourriture carnée par du lait sûr, du képhir, du yogourth ou bien par du lait frais et du fromage. Un autre danger de la viande c'est de provoquer des putréfactions intestinales. Les laitages les préviennent par l'acide lactique qu'ils contiennent. Son action jointe à celle d'une alimentation végétale nettoie l'intestin. Si l'on veut devenir très vieux, on fera mieux de limiter son alimentation carnée. Les gens qui ont vécu 100 ans et plus n'étaient pas en général de gros mangeurs de viande. Beaucoup renoncèrent à l'usage de la viande, à un âge avancé, malgré leur habitude passée.

1. BAUMANN et ROSS. *Zeitschrifft. f. phys. Chem.* 21-319.
2. CHARRIN ET BOURCET. *Soc. Biol.*, 52-339. — 1875 ; 22-I-1886.
3. MENDEL. *Journ. of Am. Med. Association*, 3 285.
4. *Revue mensuelle des maladies de l'enfance*, 20-1897-126.

5. — AVANTAGES D'UNE ALIMENTATION LACTÉE ABONDANTE

Nous avons très fréquemment observé que des malades, qui chaque jour prenaient de grandes quantités de lait, d'œufs et de légumes, avec fort peu de viande, paraissaient mieux se porter qu'avec tout autre alimentation. Il m'a semblé également que des personnes en train de vieillir devenaient plus fraîches après un tel régime et rajeunissaient en quelque sorte. On pourrait l'expliquer par ce fait que le lait est pour nous un aliment qui contient les extraits des diverses glandes sanguines, surtout de la thyroïde, sans compter d'autres substances chimiques de grande valeur. Ceci a été démontré par Bang, Mosse et un certain nombre d'autres. Nous savons aussi que la teneur de notre organisme en iode dépend principalement de la thyroïde, qui de tous les organes en contient la plus grande quantité. L'iode sans aucun doute passe dans le lait ; car si nous donnons de l'iode à une mère qui allaite, son enfant nous montre les signes de l'action qu'exerce l'iode sur son organisme. Celui-ci a certainement reçu de l'iode de sa mère ; on sait en effet que la glande thyroïde des nourrissons ne contient que peu ou pas de substance colloïde, et celle-ci, comme Oswald l'a montré, est proportionnelle à la teneur en iode de la glande. Où il n'y a pas de substance colloïde, il n'y a pas d'iode. Que l'iode ingéré passe dans le lait, c'est ce qui résulte encore des recherches de *Mario Flaminis* qui après avoir injecté de l'iodipine à une chèvre put retrouver dans un litre de son lait 12 centigrammes d'iode. Du reste certains faits chimiques sont en faveur du passage de la sécrétion thyroïdienne dans le lait.

C'est pourquoi, chez les enfants congénitalement myxœdémateux, on ne trouve aucun symptôme d'insuffisance thyroïdienne, tant qu'ils sont allaités au sein de leur mère. Si au contraire on les sépare de leur mère ou de leur nourrice on voit bientôt apparaître les symptômes de cette insuffisance. Les enfants ont dû absorber avec le lait une substance qui était capable d'éviter leur apparition et ce ne peut être que le produit de sécrétion de la glande thyroïde.

Un fait très important est le suivant : si nous enlevons la thyroïde à un animal, à une chèvre par exemple comme le fit Lanz, le lait de cet animal contient bientôt une substance qui exerce une action antagoniste vis-à-vis de la thyroïde d'un autre animal ou de l'homme. Lanz put l'employer avec de bons résultats dans le traitement de ses malades basedowiens (Hyperthyroïdie). Avec des extraits d'un lait ainsi obtenu *Burckhardt* et *Blumenthal* ont obtenu des résultats analogues. C'est pourquoi le lait des animaux en possession de leur glande thyroïde doit posséder le principe positif correspondant, c'est-à-dire le produit de sécrétion de la glande.

A côté des produits originaires des glandes sanguines, le lait des animaux normaux contient des ferments très importants qui favorisent la digestion et l'assimilation et des substances chimiques, en particulier du fer, de la magnésie, du phosphore, surtout de grandes proportions de chaux.

Le lait doit être absorbé à l'état crû : car la chaleur détruit les ferments utiles. Déjà la Pasteurisation du lait à 75 0/0 détruit une partie des ferments ; à plus forte raison si l'on atteint des températures plus élevées. La cuisson du lait lui enlève beaucoup de ses qualités fondamentales; tandis que nous pouvons considérer le lait frais non bouilli et encore mieux le lait fraîchement tiré, encore chaud, comme un liquide vivant, nous n'avons dans le lait bouilli en quelque sorte que du lait mort. Il est insensé de faire bouillir le lait d'un animal sain et notre devoir est de le déconseiller vivement. C'est du reste bien différent si nous avons à faire à un lait d'origine inconnue ou douteuse. Il est certain que la tuberculose et d'autres maladies infectieuses peuvent être apportées à l'homme par le lait des animaux; aussi devons-nous recommander à nos malades de faire bouillir leur lait dans ces conditions ou de prendre seulement du lait stérilisé. Les recherches des médecins vétérinaires ont établi qu'un animal est sain quand il ne réagit pas à la tuberculine et si nous avons aussi la certitude que le lait n'a pas été baptisé avec un liquide chargé de bactéries, qu'il n'a pas été falsifié ou contaminé par les récipients, nous pouvons sans arrière-pensée utiliser notre lait sans le faire bouillir. Heureux ceux qui possèdent eux-mêmes des vaches ou des chèvres et qui peuvent les maintenir dans des étables bien aérées ou encore mieux en plein air. Les enfants, qui ne peuvent être nourris au sein et sont élevés avec du lait crû de chèvre ou d'ânesse, prospèrent en général de façon parfaite. D'après notre expérience personnelle nous donnons la préférence au lait de vache ou de chèvre chaud ou au lait d'ânesse qui vient d'être trait et que par mesure de précaution on peut filtrer à travers un linge propre.

Que le lait, par la cuisson, perde la majeure partie de ses qualités essentielles, et que cela puisse même agir défavorablement sur la croissance des animaux, c'est ce que les recherches de *von Behring* ont démontré de façon péremptoire. Des veaux avaient été élevés à Magdebourg et dans des fermes de Bohême et de Hongrie les uns avec du lait bouilli et les autres avec du lait cru. De grandes différences survinrent rapidement dans la croissance des animaux. Les premiers devinrent rachitiques et offrirent des symptômes analogues à ceux du scorbut ; beaucoup moururent épuisés par la diarrhée. On peut observer des phénomènes semblables, la maladie de Barlow en est la preuve, chez des enfants nourris avec du lait cuit surchauffé et d'une fraîcheur insuffisante comme cela est fréquent dans les grandes villes.

Il est donc à recommander d'absorber uniquement du lait cru et de le réchauffer seulement vers 60 ou 70° quand sa provenance est douteuse. On peut aussi, dans le cas où l'on n'absorbe pas le lait de ses propres vaches, se renseigner sur la façon dont elles sont nourries. Les animaux, qui vivent à l'air libre la plus grande partie du jour ou nuit et jour comme en Hollande, présentent comme les hommes en pareille circonstance, un meilleur état de santé et donnent par suite un meilleur lait, surtout lorsqu'ils reçoivent en dehors de leur nourriture habituelle une nourriture fortement azotée. Au contraire les vaches qui vivent constamment dans des étables closes et obscures deviennent facilement tuberculeuses.

Étant donnée l'importance considérable du lait dans l'alimentation, il serait nettement indiqué qu'une loi oblige tout propriétaire d'une vache à la faire souvent examiner par un vétérinaire. Cela serait utile surtout pour les métairies qui fournissent du lait à un grand nombre de personnes. Le lait des vaches qui réagissent à la tuberculine ne pourrait être vendu qu'après stérilisation. Les métairies devraient également être surveillées par l'État au point de vue de leur propreté. On devrait même nettoyer la vache avant de la traire, les personnes chargées de cette opération devraient porter des vêtements particulièrement bien lavés et nettoyer soigneusement leurs mains, comme des chirurgiens qui les désinfectent avant d'opérer. Immédiatement après la traite, le lait devrait être versé dans des vases stérilisés et placé dans des glacières. Ainsi le lait d'une vache saine est non seulement incapable de nuire, mais encore contient uniquement des substances provenues directement du sang. Il ne nécessite par la suite aucune stérilisation.

Le lait peut être refroidi jusqu'à 160° centigrades sans perdre ses qualités même au bout de plusieurs jours. Le mieux est de l'absorber à la température naturelle, au pis de la vache. Par des observations faites longtemps sur nous-même, nous avons pu établir que 1/2 à 1 litre de lait de vache pris dans ces conditions une heure avant le repas ne nuit pas à l'appétit. Il ne reste en effet, comme d'autres liquides chauds, qu'un temps assez court dans l'estomac ; de même le lait froid, mais non bouilli, est plus rapidement absorbé que du lait froid et bouilli.

Dans certains pays, on a l'habitude louable d'amener dans les rues les animaux qui donnent du lait et de les traire devant tous pour le besoin de chacun. C'est ce qu'on fait pour les vaches et les chèvres à Naples et pour les ânesses dans certaines parties de l'Espagne, à Barcelone par exemple.

Le meilleur lait est le lait humain, car il contient les sécrétions des glandes vasculaires de l'homme.

C'est pourquoi le lait de femme serait assurément le plus recommandable. Le lait d'ânesse ou de jument est celui dont la composition s'en rapproche le plus; malheureusement leur prix est très élevé. On demande à Londres 2 schillings pour 1 demi-litre de lait d'ânesse. Le lait de chèvre coûte un peu moins; nous ne comprenons pas que le lait de chèvre soit si peu utilisé pour le commerce du lait; étant donné qu'il est plus facile à digérer que celui de vache et qu'il est plus riche en albumine, en graisse et en fer. Si les chèvres sont proprement tenues, leur lait n'a aucun goût désagréable. Leurs soins ne nécessitent que de faibles dépenses.

En plus du produit de sécrétion des glandes vasculaires sanguines, le lait contient d'importants ferments des substances nutritives telles que albumine, graisse, sucre de lait, lécithine et de précieux éléments minéraux tels que phosphore, chaux, fer (V. chap. VI, 2). Le lait constitue donc un aliment de premier ordre. Un litre de bon lait contient environ 35 grammes d'albumine, 40 grammes de sucre de lait, 35 à 40 grammes de graisse. Si l'on prend chaque jour 2 litres, même un litre et demi de lait, trois ou quatre œufs, un peu de beurre et du pain de froment, on peut longtemps bien se suffire, sans manger de viande. Nous avons fait l'essai sur nous-même en nous nourrissant une fois pendant deux semaines avec seulement 1 litre 1/2 de lait de première qualité, 4 œufs, 2 petits pains et 20 grammes de beurre frais, pour un poids de 68 kilogs et un travail assez important. A la fin de la deuxième semaine notre poids n'avait subi aucune diminution. Nous avons constaté chez un grand nombre de sujets qu'avec un régime semblable additionné d'une assiette de soupe à midi et d'une assiette de légumes et du fromage à midi et le soir, ces personnes se sentaient très bien pendant des semaines et augmentaient de poids, malgré un travail musculaire important et de longues promenades. Les joues rosées de ces individus étaient le plus sûr garant de l'opportunité de leur régime. Le meilleur moyen d'augmenter le poids du corps est d'absorber en grande quantité du lait d'excellente qualité. Certains n'aiment pas absorber de grandes quantités de lait ; certains même, surtout des femmes et des jeunes filles ne peuvent absolument pas le supporter. On peut améliorer son goût par l'addition de cacao ou de café léger. Aux personnes qui ne peuvent supporter le lait pur il faut recommander le lait sûr ou le képhir. Il ne doit pas avoir fermenté plus d'un ou deux jours. L'addition de tablettes pancréatiques aide aussi les estomacs faibles à supporter le lait, même pris en grande quantité. Le fait de couper le lait cru, comme on le fait d'habitude avec de l'eau de Vichy, le rend plus supportable à ceux qui ont pour lui de l'aversion. On peut leur recommander encore l'usage du babeurre ou du petit-lait.

Le lait est un précieux aliment, car lorsqu'il est pris en grande quantité, il est susceptible, par production d'acide lactique de fermentation, d'empêcher la formation des produits toxiques et bactériens dans l'intestin. D'après Metchnikoff, les diverses sortes de lait fermenté, la lactobacilline, le yogourth, ont une influence heureuse sur la vieillesse et la longévité. Il est démontré que dans les pays comme la Bulgarie où l'on boit beaucoup de laits fermentés, il existe un grand nombre de personnes centenaires. Thomas Parr, que nous avons cité, se nourrissait essentiellement de laitages. L'alimentation lactée est la moins préjudiciable à l'activité de nos glandes vasculaires; elle l'économise en quelque sorte. Le lait est un aliment admirablement supporté par nos organes les plus importants; il n'augmente pas le travail qu'ils ont à effectuer. Au contraire l'alimentation carnée augmente considérablement le travail du foie et de la thyroïde. Ces organes dont le rôle est d'assimiler les diverses substances nutritives et de rejeter les principes toxiques, ont très peu à faire à ce point de vue quand le régime lacté est institué. Les personnes malades du foie et des reins se ressentent très bien d'une alimentation où le lait prédomine ; très souvent, pour ne pas dire toujours, j'ai observé que dans les maladies chroniques de ces organes, l'aspect des sujets ne tardait pas à devenir meilleur après l'institution d'un pareil traitement. De tous les aliments, le lait est certainement celui qui ménage le plus les épithéliums délicats des organes ; car contrairement à la viande, il ne contient que peu de matières extractives et pas de substances toxiques. Un régime lacté constitue pour les organes éliminateurs qui travaillent infatigablement une sorte de pause, pendant laquelle ils peuvent se delasser.

Pour les reins une nourriture pauvre en sel, comme le lait, est encore la meilleure. Le lait cru agit, peut-être grâce à ses ferments et son sucre, sur le péristaltisme intestinal et favorise les garde-robes. Je ne pourrais l'affirmer pour le lait cuit, car il est plutôt constipant. Pour les artérioscléreux le lait doit constituer le principal aliment. Dans l'apparition de cette maladie nous avons vu quel rôle puissant jouent les altérations des surrénales et de la thyroïde et le lait ne nécessite qu'un fonctionnement minime de ces organes qui sont destinés à la destruction des diverses substances toxiques. Cela a été démontré pour la glande thyroïde par les expériences positives de *Breisacher*, *Blum* et *Fordyce*. Des chiens ethyroïdés, soumis à une alimentation lactée exclusive, pouvaient longtemps survivre ; au contraire ceux qui se nourrissaient de viande mouraient rapidement. Sur des animaux, auxquels il laissait prendre seulement du pain et du lait, Fordyce put constater une augmentation de la substance colloïde thyroïdienne. La clinique nous apprend que dans les dégénérescences du corps thyroïde, dans le myxœdème, le régime lacté est le plus favorable. Comme la vieillesse est un état très proche de cette maladie et que la thyroïde dans ce cas contient fort peu ou pas du tout d'iode, on conçoit que l'usage abondant de lait soit recommandable aux vieillards. Le corps thyroïde de l'enfant, qui contient une minime quantité de substance colloïde est à ce point de vue comparable à celui du vieillard ; de même que le lait constitue l'unique nourriture de l'enfant, elle sera aussi la nourriture rationnelle des personnes âgées dont les épithéliums du foie, des reins ou de l'intestin sont en grande partie étouffés par le tissu conjonctif de sclérose. Cette alimentation demande aux tissus déjà altérés par la vieillesse un minimum de travail et c'est pourquoi elle est la plus inoffensive.

Le lait est donc une arme très utile pour lutter contre la vieillesse et pour la longévité.

6. — AVANTAGES ET INCONVÉNIENTS DU RÉGIME VÉGÉTARIEN EXCLUSIF

Les végétariens ont coutume de voir dans la longueur de notre intestin et l'état de nos dents une preuve que la nature ne nous a pas destinés à manger de la viande. Les adversaires du végétarisme considèrent au contraire la faible longueur de notre intestin et la conformation de nos dents comme une preuve que la nature n'a pas destiné l'homme à être herbivore. Les deux parties ont raison ; la nature nous a créés à la fois herbivores et carnivores. Nos dents ressemblent à celles des animaux omnivores (porc, chien) et l'assimilation des matériaux nutritifs est la même que chez le chien. Pour ce qui concerne l'intestin, il est colossalement long chez les animaux herbivores ; aussi l'homme devrait-il avoir le sien un certain nombre de fois plus long, pour être capable de supporter longtemps un régime exclusivement végétarien.

Si avec notre intestin actuel nous ne pouvons pas être continuellement, sans danger, des végétariens, nous pouvons cependant sans danger, souvent même très utilement, nous alimenter longtemps et exclusivement de végétaux. C'est particulièrement le cas, lorsqu'il devient nécessaire d'atténuer ou d'éviter les conséquences d'un usage immodéré de viande. Il est généralement admis que l'homme peut vivre sans viande, mais à la condition de la remplacer par une autre alimentation d'origine animale, le lait, les œufs, le beurre, le fromage. Par un régime végétal, riche en céréales, et complété par divers aliments : lait, beurre, etc. on peut espérer augmenter considérablement de poids. Une nourriture mixte, composée de légumes, céréales, lait et beurre se recommande particulièrement dans l'hystérie, la neurasthénie, la maladie de Basedow, le myxœdème et dans un certain nombre d'autres maladies qui ne peuvent s'accommoder d'une alimentation carnée, dans les affections du foie par exemple et dans tous les cas où il faut empêcher la production d'acide urique. Dans ces derniers cas cependant nous devons exclure du régime les légumineuses, car leur teneur en bases puriques est très favorable d'après *Walker Hall* à la formation d'acide urique. C'est surtout le riz qui est à recommander, car d'une part il est contraire à celle-là, de l'autre il contient 83 0/0 d'hydrate de carbone et a de plus l'avantage de pouvoir être utilisé dans le régime déchloruré si indispensable dans beaucoup de maladies des reins.

D'après *Haig*, l'acide urique donne au sang une certaine viscosité et *Dettweiler* a montré que la nourriture végétale augmente la viscosité du sang, autrement dit son frottement contre les parois vasculaires. Puisque la goutte est très vraisemblablement causée par une rétention d'acide urique, elle-même sous la dépendance d'altérations thyroïdiennes et rénales, un régime végétarien de longue durée est certainement propre à jouer un rôle très important dans la prophylaxie et le traitement de cette maladie ; il faut devenir alors végétarien pendant plusieurs mois au moins. De même le végétarisme, chez les enfants des diabétiques en particulier, est susceptible d'empêcher l'apparition du diabète ; celui-ci a une prédilection pour les gros mangeurs de viande [1].

1. LORAND, *L'origine du diabète sucré*, Berlin 1903, Paris 1904 ; *Le traitement rationnel du diabète sucré*, 2e *édition*, Berlin 1909.

Il est remarquable que ceux qui sont végétariens depuis de longues années deviennent rarement des artérioscléreux. Une nourriture végétale complétée avec du lait provoque beaucoup moins de putréfactions intestinales que la viande, et nous savons que, d'après Huchard, les produits de ces putréfactions hâtent l'apparition de l'artériosclérose. Les recherches expérimentales de *Brissaud* et *Sicard* ont démontré que l'injection simultanée d'adrénaline et d'acide urique détermine l'athérome artériel. L'observation clinique a également établi que nombre de goutteux sont atteints d'artériosclérose et l'apparition fréquente du diabète chez les goutteux peut être attribuée souvent aux lésions artérioscléreuses du pancréas (Endartérite oblitérante, *Fleiner*).

Au Congrès français de médecine interne de 1907, Marcel Labbé montra qu'un régime composé de céréales, lait, beurre et sucre, diminue la formation d'acide urique, tandis qu'une addition de nucléo-albumine l'augmente. En suivant un régime lacto-végétarien, on est beaucoup moins exposé aux entérites et à la constipation. Ce régime agit très favorablement sur la glande thyroïde, le foie, les reins et, dans les maladies de ces organes, il augmente les chances de guérison ou de prolongation. Il est donc utile dans la prophylaxie et le traitement de la vieillesse prématurée, car il peut retarder la dégénérescence des organes destinés à la destruction ou l'élimination des toxines de l'organisme et dont la santé est indispensable pour le maintien ou la prolongation de la jeunesse. Leur dégénérescence entraîne facilement la rétention des produits toxiques ; contrairement à une alimentation riche en albumine, le régime lacto-végétarien prévient l'auto-intoxication qui menace l'organisme vieillissant. Celui qui désire après la cinquantaine avoir un aspect florissant et se sentir longtemps jeune doit se convertir au végétarisme.

Nous ne croyons pas au contraire qu'il faille attendre rien de bon d'une alimentation strictement, exclusivement végétarienne. Si elle dure, il n'est pas possible qu'elle ne soit pas un danger pour la santé. Même, s'il était faux que l'albumine végétale soit moins nourrissante, moins assimilable, que l'albumine animale, même alors il serait difficile de fournir à l'organisme, par une alimentation végétarienne, la quantité d'albumine nécessaire. Les quantités de végétaux à absorber seraient telles, qu'elles auraient vite fait de mettre en piteux état et l'estomac et l'intestin. La faiblesse digestive, l'hyperacidité gastrique et l'atonie, quelquefois la dilatation d'estomac apparaîtraient tôt ou tard ; des fermentations exagérées pourraient survenir facilement dans l'intestin. Chez beaucoup de personnes, le végétarisme strict provoque de l'hyperacidité gastrique. Quand nous donnons à des malades végétariens un régime semblable coupé d'un peu de nourriture animale, le mal s'améliore. Le calibre et la structure de notre estomac et de notre intestin ne nous permettent pas un végétarisme exclusif.

D'ailleurs, si on absorbe trop peu d'albumine, on s'expose au danger de la dénutrition, c'est-à-dire à la tuberculose, ou bien encore à l'insuffisance des qualités antitoxiques du foie ; revoyez à ce sujet le chapitre III, 5 et ce qui est vrai pour le foie l'est aussi bien pour les autres organes antitoxiques. La dénutrition diminue la résistance aux infections. Le régime végétarien est très dangereux pour ceux qui déjà sans cela offrent une moindre résistance, soit que leurs parents aient été tuberculeux, soit que ils aient été alcooliques ou atteints d'une maladie chronique cachectisante. De pareils débiles devraient s'alimenter avec force. C'est un fait de la plus grosse importance que l'absorption d'une quantité insuffisante d'albumine a, d'après Grawitz, une action anémiante. Le contenu albumineux du plasma sanguin s'en ressent naturellement et il en résulte des altérations globulaires. Comme dans la vieillesse les échanges nutritifs sont généralement diminués et que l'on fait peu de mouvement, les personnes âgées peuvent se contenter d'une nourriture d'un faible équivalent calorique. Un végétarisme strict leur suffirait peut-être, mais elles feront bien d'y ajouter du lait et des œufs. Des gens assez jeunes ne devront pas se soumettre au régime végétarien plus de six semaines ; ils devront alors prendre régulièrement de la viande ou bien adopter un régime lacto-végétarien. Les personnes faibles, prédisposées aux infections ne doivent jamais être exclusivement végétariennes, pas même durant une semaine. Seules, les personnes qui ont besoin d'une faible alimentation, les intellectuels, les gens de bureau, les artisans qui travaillent assis et à l'air confiné, peuvent se contenter pour satisfaire leurs besoins d'un régime exclusivement végétarien. Mais ce n'est pas un régime sain, s'il est continué trop longtemps.

Beaucoup d'animaux vivent il est vrai seulement d'herbes, de foin ou d'autres plantes, par exemple, les brebis et les vaches. Mais la plupart des animaux plus nobles, braves et intelligents, sont des carnivores. Je suis un adversaire irréductible de l'usage immodéré de la viande, mais elle doit, comme je l'ai dit, être remplacée par une autre nourriture d'origine animale.

7. — EXCITANTS DE L'APPÉTIT. UTILITÉ DE LA MASTICATION

Si nous voulons entretenir notre corps en bonne santé et prévenir une vieillesse prématurée, nous devons sécréter un suc gastrique actif. Sinon une grande partie des matériaux absorbés restent non digérés dans l'estomac ou dans l'intestin. C'est là une cause possible de troubles fonctionnels. L'hygiène alimentaire doit donc avoir pour but la production d'un suc gastrique aussi parfait que possible.

Celui-ci peut être sécrété dans deux conditions : L'une, l'excitation directe des parois stomacales n'en produit que peu ; aussi nous insisterons surtout sur l'autre, l'excitation reflexe du système nerveux.

Les nerfs glandulaires de l'estomac répondent à différents modes d'excitation du système nerveux central. La vue d'aliments appétissants est suffisante ; c'est un fait bien connu. *Pawlow* a prouvé que chez les chiens, la vue de morceaux de viande suffit à provoquer une sécrétion abondante. *Umber* a montré chez l'homme la réalité d'influences analogues. Le goût et l'odorat peuvent agir pareillement. Les recherches de *Bickel* sont intéressantes à ce point de vue. Une jeune fille, dont l'œsophage était entièrement oblitéré à la suite d'une ingestion de potasse caustique, éliminait par une fistule qui lui avait été faite, du suc gastrique clair, dès qu'on lui présentait une cuillerée de soupe ou qu'on déposait sur sa langue une solution de sucre ou de sel. *Pawlow* déterminait sur des chiens des fistules œsophagiennes telles que les aliments introduits par la bouche sortaient sans atteindre l'estomac. Le goût éprouvé pendant la mastication suffisait à produire une grande quantité de suc.

Si l'influence nerveuse a pour résultat l'accroissement de la sécrétion, lorsque l'excitation est agréable, sous une influence désagréable le contraire se verra, comme nous le savons depuis les travaux de *Beaumont, Sommerfeld*, etc. En particulier *Bickel* et *Sasaki* ont montré sur des chiens que la colère agissait dans ce sens. Ceci est en rapport avec le fait connu que les tristesses, les mauvaises nouvelles, les émotions diminuent ou suppriment l'appétit. Si l'on veut avoir de l'appétit, il faut éviter tous les désagréments et se mettre à table dans de bonnes dispositions. Les mélancoliques souffrent beaucoup du manque d'appétit ; il n'est pas rare qu'on soit obligé de les gaver.

Quelqu'un travaille-t-il toute la journée en plein air, a-t-il de plus une humeur excellente, son appétit n'aura besoin d'aucun excitant. Reste-t-on au contraire toute la journée chez soi ou dans un bureau, on en arrive facilement à favoriser l'appétit et la sécrétion gastrique par des excitants artificiels, une table élégamment décorée, des coupes de fruit luxueuses, des vases de fleurs magnifiques, des hôtes gais, sympathiques, richement vêtus, enfin de la musique. Il est certains pays où dans les hôtels on trouve des buffets où des mets appétissants sont disposés habilement, pour exciter l'appétit. On y prend avant de manger soit des hors-d'œuvre délicats, du kaviar, soit des liqueurs.

L'appétit est excité par l'absorption de bouillon avant le repas ; c'est en effet un moyen efficace de faire sécréter abondamment du suc gastrique. Le bouillon n'est cependant pas à recommander à ceux qui doivent manger peu de viande, car il contient des matières extractives qui le rendent aussi nuisible que la viande, lorsqu'il est pris fréquemment et en abondance. Un bon moyen d'exciter l'appétit est encore de faire avant le repas un rinçage de la langue avec une solution salée. La langue, qui peut être plus ou moins chargée est ainsi purifiée ; on conçoit que si les papilles gustatives sont recouvertes, leur influence reflexe pendant le repas est supprimée ou amoindrie ; il en résulte un manque d'appétit et un défaut de sécrétion. On peut encore exciter l'appétit en opérant avant le repas un rinçage de la bouche avec du vinaigre un peu délayé.

Immédiatement avant et une heure environ après le repas principal, nous devrions faire trêve à tout travail de l'esprit. Il peut même être utile de différer d'une heure environ la lecture de lettres arrivées au moment du repas. Une promenade faite avant de manger est favorable à l'appétit. Il dépend beaucoup de l'apparence des plats et de la table. Les mets doivent flatter non seulement le goût, mais encore la vue. Chez beaucoup d'individus la vue seule d'assiettes, de verres, de nappe ou de serviettes sales suffit à couper l'appétit au point d'empêcher la sécrétion du suc gastrique. Pour ce qui est de la lecture à table, elle doit être défendue comme travail intellectuel. Une exception peut être faite cependant en faveur des lectures très amusantes. Il tombe sous le sens qu'il vaut mieux, l'après-dîner, être dans la compagnie d'un joyeux frère que d'un entrepreneur de funérailles parlant de ses affaires.

A côté du suc gastrique, la salive joue un rôle important, car elle contient une diastase qui facilite la digestion de l'amidon et accélère sa transformation en sucre. Nous sécrétons d'autant plus de salive que les aliments restent plus longtemps sur la langue et que les nerfs gustatifs sont plus vivement excités ; en d'autres termes : voulons-nous avoir une quantité suffisante de salive, nous devons mastiquer suffisamment. De même que la sécrétion gastrique, la sécrétion salivaire est sous l'influence du système nerveux. Présente-t-on une saucisse à un chien, aussitôt ses glandes salivaires fonctionnent activement. Le fait est très fréquent chez l'homme et rien n'est plus vrai que le proverbe : faire venir l'eau à la bouche. Si les mêmes moyens qui provoquent la sécrétion gastrique peuvent influencer la salivation, pour cette dernière une bonne mastication n'en reste pas moins le moyen le plus efficace, surtout quand elle est appuyée par un gros appétit. Sans une quantité suffisante de salive, les aliments amidonnés seraient difficiles à digérer, car leur digestion ne pourrait être effectuée dans ce cas que par les ferments du pancréas et de l'intestin.

Une bonne mastication a un autre avantage ; c'est de faire parvenir à l'estomac dans un état de mollesse suffisante les aliments absorbés ; ils subissent alors plus facilement l'action du suc gastrique et sont plus facilement digérés. La résorption du chyme est par suite très accélérée. Une mauvaise mastication, comme celle des mangeurs pressés, peut provoquer un surcroît de travail pour les parois stomacales, une résorption insuffisante des aliments et une irritation parfois très prononcée de l'intestin. Des efforts spéciaux de l'intestin sont souvent nécessaires pour expulser comme de véritables corps étrangers les morceaux de volume insuffisamment réduit. Une mauvaise mastication habituelle est de ce fait la cause de beaucoup de diarrhées chroniques. Du reste il est considéré comme mal élevé de manger vite.

D'après *Fletcher, Campbell* et *van Sommeren* la mastication pour être parfaite doit être prolongée jusqu'à ce que le produit mastiqué ait perdu son goût. En raison de la difficulté qu'il y a à faire perdre une habitude enracinée, il est très difficile d'habituer les tachyphages à mastiquer de façon plus rationnelle. Ceux qui mastiquent bien ont besoin de beaucoup moins de substances alimentaires que les autres ; ils utilisent en effet beaucoup mieux tout ce qu'ils absorbent, ils le résorbent mieux et ont par suite moins de résidus. Les dents ont donc pratiquement une utilité aussi grande que celle des autres organes.

Si, comme c'est le cas des mangeurs pressés, on boit pendant le repas une grande quantité d'eau, certains supposent qu'on délaye trop le contenu gastrique, et que l'estomac est par suite obligé de sécréter à nouveau l'acide indispensable. D'autres ne boivent pas pendant le repas, de peur d'engraisser. D'après *v. Noorden* ce ne peut être là une cause d'engraissement et d'autre part la privation absolue de boisson pendant le repas peut avoir de pénibles conséquences. Comme nous absorbons à nos repas la plus grande partie de l'eau destinée à nos tissus, il se peut que si nous ne buvons pas en mangeant, le corps ne recevra pas la quantité d'eau convenable, et cela peut avoir entre autres conséquences, celle de nous faire sécréter trop peu de suc gastrique ; *Pawlow* et *Bickel* ont montré que plus la teneur en eau de l'organisme augmente, plus la sécrétion gastrique est abondante. Ainsi donc le fait de boire modérément de l'eau à table peut favoriser la digestion des aliments. Il en résulte un autre avantage, c'est que les produits toxiques de désintégration des matières azotées sont plus facilement dissous et entraînés à l'intérieur. Beaucoup de personnes ne peuvent même manger avec appétit que si elles boivent en mangeant. A notre avis l'absorption d'une grande quantité d'eau est même moins nuisible à table que la suppression complète de liquide.

La question de savoir si l'on doit se reposer après le repas ou au contraire se donner du mouvement ne peut être résolue qu'à propos de chaque cas. Dans l'obésité ou dans les autres troubles de la nutrition, il est généralement meilleur de se promener après le repas ; au contraire les débiles doivent se reposer. En général, le mieux sera de faire une courte promenade et de se reposer ensuite. En tous cas on doit laisser reposer l'esprit au moins pendant une heure.

Quand doit-on manger ? Seulement quand on a faim. Sinon on court le risque de mal digérer, par insuffisance de suc gastrique. Nous devrions donc, autant que possible, nous arranger pour que la faim nous gagne chaque jour à la même heure, car la régularité des repas est de première importance. Un estomac bien stylé doit sécréter le suc gastrique nécessaire tous les jours à la même heure.

Pas plus avant qu'après le repas il ne faut effectuer d'exercice trop violent. Un exercice léger est utile à la sécrétion ; un abus au contraire lui est défavorable, auquel cas l'appétit peut être excité par l'absorption d'un bon bouillon de viande.

La mauvaise habitude de manger une grosse quantité de pain, entraîne facilement un surcroît de travail pour l'estomac. On a calculé que le gluten exige cinq fois plus de ferments et de pepsine que l'albumine de la viande. Nous avons observé sur beaucoup de nos malades que rien ne provoquait aussi facilement qu'une grosse quantité de pain l'hyperacidité gastrique. La plupart des gens ne digèrent rien aussi facilement que la viande, lorsqu'elle contient peu de tissu conjonctif. Le bouillon, les sauces de viande sont d'excellents excitants de l'appétit. Nous avons vu qu'on ne pouvait pas en user longtemps, à chaque repas, sans inconvénient. Il est bon de manger de la viande seulement une fois par jour, au principal repas.

L'albumine de la viande est de digestion plus facile que l'albumine végétale. La digestion des légumes, surtout des pommes de terre et des diverses variétés de choux exige déjà un meilleur estomac. Les aliments gras peuvent diminuer la sécrétion gastrique. Les légumes et les farineux préparés au gras ne sont supportés que par un bon estomac. Le beurre est un aliment gras facile à digérer ; mais s'il est rance et contient des acides gras libres, il peut devenir très indigeste. Sont de même extrêmement légères les préparations de céréales faites avec les farines les plus fines, de riz, sagou, tapioca. Il est très rationnel de faire comme les Américains et de commencer à déjeuner avec des fruits (oranges ou les limones de Floride) qui sont rafraîchissants et quelque peu amers. Par contre c'est une grosse erreur physiologique de commencer par une pomme ou une poire.

8. — AVANTAGES ET INCONVÉNIENTS DE L'ALCOOL

A la suite de chagrins et de désillusions, ou à la suite de dépression après un grand effort, mais aussi par légèreté ou pour cause d'ennui, beaucoup d'hommes se laissent saisir par la passion de l'alcool, du thé, du café, du tabac, qui les rassérènent et remontent leur courage. Ces excitants, qui du reste sont pris souvent aussi, sans raison de cette espèce, sont comparables au fouet avec lequel nous pressons le cheval fatigué. Aucun cocher ne se rend compte qu'un peu de repos serait bien plus profitable à l'animal. De même qu'un cheval sain, délassé, n'a pas besoin de fouet, de même l'homme normal peut atteindre un âge avancé sans avoir besoin d'excitants. Notre grand-père, qui atteignit 105 ans, n'avait jamais pris de stimulants.

Nous ne prenons nous-même jamais de boissons spiritueuses, non pas par principe, mais parce que nous n'y trouvons aucun plaisir. Nous n'avons rien de commun avec les fanatiques adversaires de l'alcool. Nous avons horreur du fanatisme en général et nous considérons comme une grosse injustice de vouloir absolument interdire l'alcool à ceux qui en font un usage modéré, sous prétexte qu'il y a des gens qui se grisent continuellement. Nous ne partageons pas l'avis de beaucoup d'adversaires de l'alcool pour qui celui-ci même lorsqu'il est pris en petites quantités constitue un poison. Beaucoup de physiologistes ont démontré que dans certaines circonstances il constitue un aliment précieux, en nous épargnant la destruction de parties importantes de nos tissus ; l'apport d'alcool épargne les graisses et les hydrates de carbone. Pris en grande quantité l'alcool ne possède plus cet avantage ; il peut en effet détruire les albumines et devenir un poison.

De petites quantités de boissons alcooliques sont des

excitants appréciables du système nerveux et de l'appareil circulatoire. Grâce à elle beaucoup de personnes ont une capacité physique plus considérable ; leur appétit, leur digestion sont meilleurs. Sous ce rapport la boisson la plus recommandable est le vin, qui après la bière contient le moins d'alcool, surtout le vin de Bordeaux dont la teneur est généralement de 7 à 9 0/0. Beaucoup de vins autrichiens et allemands n'en contiennent guère plus. Mais si l'on en abuse, la qualité du travail, surtout quand c'est un travail de l'esprit, en est diminuée. Jusqu'à une certaine limite, l'alcool, pris sous forme de vin rouge surtout, calme les chagrins et chasse les soucis ; lorsqu'on en abuse, il vous fait souvent paraître plus misérable. La bière est plus nourrissante que le vin, mais en assez grande quantité elle incite davantage à la paresse. Beaucoup de bières anglaises et nord-américaines contiennent autant d'alcool que les vins les plus légers du Tyrol et de l'Italie.

La boisson alcoolique la plus favorable est donc le vin léger. Au point de vue médicinal un vin vieux d'Espagne peut être estimé. La bière peut, en raison de sa teneur en principes amers, accélérer un peu la digestion ; mais si on en boit beaucoup, comme c'est trop souvent le cas, on surcharge le système circulatoire de liquide et l'on apporte à l'organisme, malgré le faible degré alcoolique de la bière, trop d'alcool.

Beaucoup de vieillards, qui prennent à leur repas chaque jour un peu de vin, s'en trouvent très bien. De petites quantités de ce liquide constituent pour eux, s'ils sont en bonne santé, un innocent tonique. D'après les expériences que *Savile* a faites sur un ensemble de malades d'un hôpital londonien, je serais assez d'avis qu'on dose exactement aux vieillards la quantité permise. Un homme âgé est-il habitué à l'usage de l'alcool et le supporte-t-il bien, on peut lui en octroyer comme tonique, s'il le désire, de petites quantités ; on les supprimerait s'il en résultait des conséquences défavorables. De petites quantités d'alcool dans des cas spéciaux peuvent être comme agent médicamenteux d'une aide précieuse.

Autant l'eau-de-vie est dangereuse[1], autant l'est peu le vin léger ou la bière légère contenant environ 3 0/0 d'alcool. L'innocuité du vin même à un âge avancé est démontrée par ce fait que beaucoup de personnes sont devenues centenaires, malgré l'usage journalier de cette boisson. Peut-être auraient-elles vécu davantage sans vin, car elles appartiennent généralement à des familles où la longévité est héréditaire ; en tous cas ce sont là des exceptions ; l'expérience nous apprend que l'abstinence complète est la chose la plus favorable à la longévité.

Sir *Isambard Owen* a montré, par une statistique faite sur 4287 personnes, que les gens abstinents ou ceux qui sont très modérés atteignent seuls la plus grande vieillesse et que très peu de forts buveurs deviennent vieux. D'après les recherches de *Neisson*[2], faites sur 6111 buveurs, entre 16 et 90 ans, la mortalité était parmi eux en moyenne trois fois plus grande que celle de toute la population anglaise. Donc il n'est pas douteux que l'alcool pris en grande quantité

1. Il y a des exceptions. On fêtait il y a quelque temps le beau-père d'une de nos malades suédoises, M. H., âgé de 96 ans. Depuis fort longtemps, ce monsieur boit chaque jour une dose tout à fait suffisante de cognac.

2. D'après Pflüger — l. c.

est nuisible. D'innombrables autopsies ont démontré que chez les forts buveurs l'ensemble des organes est dégénéré. Nous ne pouvons insister ici que sur les principaux organes. La dégénérescence la plus connue est celle du myocarde ; la sclérose vasculaire et l'athérome sont très précoces ; tout à fait désastreuse est l'influence que l'alcool exerce sur le cerveau. Déjà un abus passager peut entraîner des phénomènes toxiques et troubler profondément l'intelligence. Cette influence, chez les habitués de l'ivresse, devient persistante et peut aboutir en fin de compte à l'hébétude et à la démence. D'après les statistiques officielles du Würtemberg, il y a dans ce pays environ 66 0/0 des aliénés qui ont été des alcooliques chroniques. En 1899 on comptait dans les asiles d'aliénés de Vienne 40 0/0 d'alcooliques.

Nous avons déjà fait ressortir dans une publication antérieure les rapports étroits qui existent entre la démence et le crime. En fait, le crime peut souvent être considéré comme une maladie de l'esprit. Il n'est donc pas étonnant qu'on trouve tant d'alcooliques parmi les criminels. Une statistique spéciale de l'empire allemand attribue à l'influence de l'alcool 63 0/0 des cas de coups et blessures, 69 0/0 des vols et homicides, 77 0/0 d'attentats aux mœurs. Pour *Scharffenberg* il y aurait moitié moins de crimes, si on supprimait les boissons alcooliques ; l'alcoolique est vraiment aussi peu responsable de ses actes qu'un malade atteint d'une fièvre élevée, qu'un dément ou qu'un individu empoisonné par l'atropine ou la muscarine.

Les glandes closes, glandes à sécrétion interne, sont altérées par de grandes quantités d'alcool. Elles amènent en particulier l'insuffisance thyroïdienne. Elles nuisent également aux surrénales. Le gros danger qu'elles font courir aux reins et au foie est démontré par la fréquence des cirrhoses alcooliques et des néphrites interstitielles chez les buveurs. La dégénérescence thyroïdienne sous l'influence de l'alcool a été obtenue expérimentalement par *de Quervain, Sarbach* et *Hertoghe*.

Cette action dégénérative de l'alcool sur les glandes à sécrétion interne explique la faible longueur de la vie chez les buveurs, surtout ceux qui usent d'eaux-de-vie ou de liqueurs. Ces dégénérescences n'entraînent pas seulement une mort précoce ; elles ont encore une autre fâcheuse conséquence : la diminution de résistance aux infections et aux intoxications, contre lesquelles nous garantissent précisément les sécrétions internes des glandes en question. Les buveurs sont des victimes toutes désignées pour les maladies épidémiques. Pendant notre séjour à Monterey, au Mexique, nous avons appris de la bouche du Dr Mac Means que pendant une épidémie de fièvre jaune tous les alcooliques sans exception étaient morts. On sait combien ils sont sujets à la pneumonie ; ils ne peuvent supporter la fièvre élevée qui est nécessaire à la lutte contre l'infection et bientôt le cœur refuse tout service. Le pronostic de ces maladies infectieuses chez eux est beaucoup plus sombre que chez les autres individus.

L'hérédité est en rapport avec l'état des glandes closes ; aussi n'est-il pas étonnant que la descendance des alcooliques soit de très mauvaise qualité. Leurs enfants sont facilement exposés au myxœdème congénital, à la scrofule, à l'épilepsie, à l'imbécillité et à d'autres maladies nerveuses. Leur jeunesse est généralement courte. *Legrain* publie à ce sujet un cas intéressant. Un buveur qui avait été huit fois dans un asile pour troubles intellectuels dus à l'ivresse, avait huit enfants. Trois moururent de faiblesse générale peu après la naissance, un mourut à un an de convulsions et les autres furent atteints de tremblements des bras et des jambes. Les parents, les frères et sœurs de cet ivrogne étaient alcooliques. *Martin*, sur 83 jeunes épileptiques, a relevé 60 fois l'alcoolisme des parents. Sur 57 enfants d'alcooliques invétérés, *Demme* n'en trouve que 10 sains de corps et d'esprit. La généalogie de l'ivrognesse Ada Take (née en 1740), rapportée par *Klausner* est effrayante. Parmi ses 709 descendants, on compte 100 bâtards, 181 prostituées, 142 mendiants, 46 piliers d'hôpital, 76 criminels ; ceux qui restent sont des buveurs habituels. Cette seule famille a coûté à l'état environ 5 millions de marks.

L'usage de l'alcool est extrêmement préjudiciable dans les pays chauds. Dans un rapport officiel de la commission britannique de l'Afrique centrale, il est écrit : « Le fait de boire de l'alcool constitue pour nos colonies un danger aussi grand que les bacilles et les bactéries. » *Emin Pacha*, qui était médecin, disait expressément que les pays chauds ne sont nuisibles à la santé que si on y encourage l'usage des boissons spiritueuses.

S'il est incontestable que de grandes quantités d'alcool sont généralement nuisibles, nous ne possédons par contre aucune preuve irréfutable de la prétendue nocivité des petites doses elles-mêmes. Les expériences positives de *Laitinen* ont été faites seulement sur les lapins et les cochons d'Inde. Il donnait aux animaux de très petites quantités d'alcool, à peine 1 millimètre cube par kilogramme de poids du corps.

et notait comme conséquence d'une part les modifications du pouvoir hémolytique du sang, d'autre part la mort plus précoce chez les animaux en expérience que chez ceux maintenus à l'eau. Mais la grande différence qui existe entre ces petits animaux et l'homme ne permet pas de tirer de ces expériences une conclusion pratique ; on ne peut les appliquer à l'homme adulte du moins ; c'est tout au plus si elles pourraient s'appliquer à l'enfant ; du reste nous savons par les recherches de *Kende* faites avec le vin sur vingt enfants de 6 à 15 ans, que déjà de très petites quantités d'alcool chez d'aussi jeunes individus nuisent au développement de l'intelligence. Les recherches de *Hercod* sont du même ordre ; elles montraient que, sur 591 écoliers de Vienne examinés, les meilleurs sujets étaient ceux qui n'avaient jamais pris d'alcool ; ceux qui en avaient pris quelquefois étaient moins bons ; les plus mauvais étaient ceux qui en prenaient journellement, principalement sous forme de bière.

Comme les enfants sont plus sensibles aux poisons que les adultes, en raison du développement insuffisant de leurs glandes sanguines, il ne doit pas paraître étonnant qu'une absorption insignifiante d'alcool nuise à leur intelligence. Mais nous le répétons, rien ne prouve absolument que de petites quantités de vin ou de bière soient nuisibles à la plupart des adultes. Celui qui ne peut les supporter devrait se garder d'en boire ; mais à celui qui les supporte sans inconvénient il est inutile de défendre un verre de vin ou de bière, surtout s'il y est habitué et s'il a travaillé sérieusement toute la journée. Les adversaires de l'alcool devraient prêcher contre l'abus seulement et non contre la modération. Beaucoup de personnes estiment ne pas pouvoir se maintenir sans alcool ; qu'on recherche dans un cas particulier à approfondir les causes de ce besoin ; si on y surprend une seule fois l'origine d'une manifestation morbide, on peut la combattre rationnellement, comme nous allons le voir.

9. — CAUSES DE L'ALCOOLISME. FAÇON DE S'EN PRÉSERVER

Beaucoup d'observateurs sont d'accord sur ce fait bizarre que des femmes, auxquelles l'usage de l'alcool avait toujours été contraire, en supportaient des quantités considérables dans la convalescence des maladies infectieuses, surtout de la pneumonie ; de même que des gens n'ayant jamais pris d'opium, pouvaient en supporter de grosses doses sans inconvénient, s'ils devenaient fortement diabétiques. Nous avons remarqué également que des femmes non habituées à l'alcool peuvent, dans le cas où elles sont atteintes d'un diabète grave, sans manifester aucune excitation, en prendre de fortes doses qui, chez d'autres personnes, entraîneraient l'ivresse ; elles aiment prendre de l'alcool et le supportent bien. Pour l'expliquer, nous pouvons nous rappeler que, aussi bien dans les infections que dans le diabète, la glande thyroïde joue un rôle certain. Nous allons essayer de montrer que le fait de supporter de grandes quantités d'alcool, pour des malades qui jusqu'alors n'y étaient pas habituées, est en rapport avec l'état de leur corps thyroïde.

Déjà a priori on ne peut nier ce rapport, puisque l'alcool influe certainement sur la glande. Il provoque son hyperfonctionnement et par suite son épuisement (V. Ch. I, 3). On peut considérer l'ivresse comme une conséquence de cet hyperfonctionnement. Nous observons en effet dans l'ivresse une série de symptômes de cette activité ; d'autre part *Mœbius* a montré que chez des femmes basedowiennes, n'ayant jamais touché d'alcool, apparaissent des phénomènes analogues à ceux de l'intoxication alcoolique ; c'est une conséquence du passage dans le sang de la sécrétion trop abondante du corps thyroïde. En d'autres termes, des femmes atteintes de maladie de Basedow peuvent être ivres, sans avoir pris un goutte d'alcool.

Si nous admettons que l'état d'ivresse est causé par une suractivité de la glande thyroïde, et puisque l'alcool provoque cette dernière, nous nous expliquons le fait mystérieux que des personnes n'ayant jamais bu puissent, après avoir été mordues un jour par un serpent venimeux, supporter de grandes quantités d'alcool. Comme tous les poisons, le venin des serpents provoque une hyperactivité de la glande thyroïde, ce qui fait éliminer une grande quantité de substance colloïde et entraîne l'épuisement de la glande ; dès lors l'alcool sera supporté, parce que la thyroïde n'a plus à lui opposer de substance colloïde. C'est dire plus simplement : sans substance colloïde il n'y a pas d'ivresse. C'est pourquoi quand on veut rétablir l'activité thyroïdienne nécessaire à la destruction de la toxalbumine du venin, on doit absorber des doses très considérables d'alcool. Nous nous expliquons ainsi que des femmes, au cours d'un diabète grave ou après une pneumonie, supportent de grosses quantités d'alcool ; celles-ci, par suite de l'épuisement de la thyroïde, sont incapables de déterminer l'ivresse. Les vieillards ne s'enivrent pas facilement, car leur thyroïde contient, comme nous l'avons vu, peu de colloïde.

De tout cela il ressort que des personnes dont la glande thyroïde est dégénérée s'enivrent difficilement. Cette dégénérescence explique que des alcooliques invétérés, même après avoir bu considérablement, ne présentent que peu ou pas de signes de ces excès. Sont-ils dans cet état conduits au crime, il devient bien difficile de démontrer si oui ou non ils étaient en état d'ivresse.

D'après ce qui vient d'être dit, il n'est pas étonnant que des individus, atteints de myxœdème ou d'insuffisance thyroïdienne, supportent de fortes doses d'alcool et en ressentent dès lors le désir. Comme le corps thyroïde règle également la température du corps, ces personnes ont toujours une sensation de froid qu'elles combattent volontiers avec l'alcool ; celui-ci peut inciter à une activité plus grande les parties de la glande non encore dégénérées, ce qui donne un peu de chaleur. Mais la sensation de froid est plus marquée ensuite et ce besoin d'alcool est purement instinctif. Une raison plus importante de désirer ardemment l'alcool, réside dans ce fait que ceux qui ont le corps thyroïde dégénéré sont généralement apathiques, abattus, découragés et fortement impressionnés par les désillusions ou tout autre désagrément. Ils boivent beaucoup parce que, en raison de leur insuffisance thyroïdienne, il leur faut beaucoup d'alcool pour arriver à l'ivresse. Le degré de tristesse et la quantité d'alcool supportée dépendent du degré d'insuffisance thyroïdienne, qui peut être très variable.

Nous savons maintenant pourquoi beaucoup de vieillards supportent de fortes doses d'alcool sans être ivres; c'est que leur corps thyroïde est dégénéré. Ce serait cependant une erreur de considérer, suivant un mot connu, que le vin est le lait des vieillards. De petites quantités de Bordeaux ou de vin du Rhin peuvent agir comme fortifiant et comme excitant de la glande thyroïde des vieillards; mais prises en quantité considérable, ces boissons entraîneraient à la suite d'une suractivité passagère une dégénérescence plus profonde. Si des personnes à la glande thyroïde malade et épuisée peuvent s'accommoder de beaucoup d'alcool, c'est le contraire chez celles où cette glande est hypertrophiée. Dans la maladie de Basedow on peut déjà, sans alcool, observer des symptômes d'ébriété; on conçoit que de tels malades ne puissent supporter l'alcool. Si la plupart des jeunes filles et femmes, sont assez sensibles à l'alcool, c'est-à-dire arrivent facilement à se griser, c'est que chez elles la thyroïde est plus active que chez l'homme en raison de ses rapports avec les ovaires. Nous avons observé qu'on supportait mal les boissons alcooliques pendant la durée d'un traitement thyroïdien. Comme nous avions constitué sur nous-même une cure thyroïdienne dans un but de recherches, nous remarquions qu'un ou deux verres de vin léger déterminaient chez nous une ébauche d'ébriété. Du reste l'action excitante d'une telle cure n'entraîne pas après elle le désir d'excitants nouveaux.

Les glandes sexuelles sont également à considérer dans cette question de l'alcool. Ceux qui ont des instincts sexuels marqués ont peu de tendance à devenir des ivrognes. D'autre part les gens habitués à boire n'ont pas du temps de reste pour cultiver le beau sexe; très souvent ils sont impuissants, car beaucoup d'alcool nuit aux glandes génitales, tandis que de petites quantités les excitent au contraire. Le fait de boire beaucoup entraîne une dégénérescence de ces glandes et vice versa nous trouvons chez des personnes aux organes génitaux dégénérés une tendance exagérée aux excès alcooliques. A cette classe appartiennent les femmes ayant dépassé la ménopause. La plupart des ivrognes femmes sont parmi celles dont les règles ont disparu. Les eunuques sont également très enclins à la passion de l'alcool. Dans tous ces cas c'est bien certainement la dégénérescence ou l'absence complète des glandes sexuelles qui entraîne le désir de l'alcool.

Le fait d'observation générale que les hommes aux testicules ou à la glande thyroïde dégénérés ont des tendances à devenir alcooliques, que le contraire est la règle quand ces organes sont sains va nous permettre de nous arrêter sur la façon dont on peut contracter l'habitude de boire, dont on peut en somme la prévenir et la traiter. Comme cette habitude dépend surtout du manque et du désir de l'excitant, on peut la prévenir en donnant d'autres excitants à la place de l'alcool. On atteint souvent ce but en relevant l'état de chaque glande, en particulier en instituant une cure thyroïdienne ou en faisant se marier les célibataires. Une cure psychique est également d'une grande utilité. Comme nous l'avons indiqué, les préparations thyroïdiennes peuvent en partie améliorer l'état d'esprit, en partie élever la température du corps, en partie accroître la résistance de l'organisme et il n'est par rare que le coup de fouet de l'alcool, son désir par suite deviennent superflus. Chez la femme, l'administration de tablettes ovariennes peut rendre de grands services, surtout pour éviter les troubles intellectuels qui, bien souvent, suivent la disparition des règles. Le traitement psychique peut encore être efficace dans le même cas.

Avant tout il est indispensable de combattre ou mieux d'éviter l'une des causes principales de l'alcoolisme : la maladie des glandes sanguines si importantes pour l'équilibre de la nutrition, du système nerveux et par suite de l'esprit. La simple défense et la privation d'alcool entraînent un plus vif désir de ce dernier ; l'atténuation de ses causes facilite au contraire beaucoup son traitement.

10. — LES AUTRES EXCITANTS : CAFÉ, THÉ, CACAO, TABAC.

A beaucoup d'intellectuels les excitants désignés dans ce titre servent à augmenter la durée de leur travail. Ils facilitent la pensée et aident à surmonter la lassitude survenue mal à propos. C'est entendu ; mais qu'on se garde fort d'abuser de pareils moyens ; ils sont beaucoup plus nuisibles qu'utiles. Beaucoup d'auteurs les rangent parmi les poisons ; ils exagèrent et nous constatons cette exagération comme toutes les autres. On ne doit pas inutilement prendre des excitants ; mais il ne faut pas oublier qu'il existe de grandes différences entre les tempéraments et que beaucoup de personnes ne se portent bien qu'en usant d'excitants artificiels, sans quoi la vie leur est à charge. Défendre quelque chose ne sert à rien ; c'est assez pour le médecin, quand il peut agir, de faire garder la mesure.

Il existe deux sortes de thé qui diffèrent seulement par le traitement qu'il subit avant d'être expédié : Le thé noir, le thé vert. Le thé noir est d'abord soumis à une fermentation particulière, puis il est désséché sur un feu de charbon de bois. Le thé vert est du thé frais, non fermenté, desséché au moyen d'un banal feu de bois. Dans la préparation d'un bon thé, il faut veiller à ce que dans l'infusion les feuilles de thé aient la plus grande part de leur surface en contact avec l'eau bouillante et qu'elles n'y restent pas trop longtemps, sans quoi le thé devient trop fort et nuisible. En plus de la théine, substance identique à la caféine, et d'huiles essentielles, le thé contient du tanin et des matières extractives (le vert en contient plus que le noir). Plus l'infusion s'est prolongée, plus elle devient astringente grâce au tanin dont elle est plus chargée.

Une tasse de thé bien préparé donne une sensation de légèreté et de plaisir ; la lassitude, l'épuisement même ne tardent pas à disparaître. *Koch* et *Kraepelin* ont trouvé que cet effet agréable est dû à l'action combinée de la théine et des huiles essentielles. La forte quantité du tanin, qui nuit au bon goût du thé, peut, en raison de ses propriétés astringentes, rendre de bons services dans les cas de diarrhée. Le thé calciné contient une forte proportion de manganèse (1,09 0/0 d'oxyde de manganèse) et beaucoup de fer (4,47 0/0 d'oxyde de fer).

En raison de l'identité de la théine et de la caféine, l'action du thé et du café est à peu de choses près la même ; pas tout à fait cependant ; s'il n'y a pas chimiquement de différence, il en existe au moins une petite au point de vue physiologique. Ces deux boissons empêchent de ressentir la lassitude physique et intellectuelle et favorisent les grands efforts ; beaucoup pensent cependant que le thé excite le système nerveux et porte à l'insomnie plus que le café ; par contre celui-ci serait plus diurétique et plus favorable à l'élimination des chlorures. Aucun des deux n'est indiqué pour les estomacs faibles. Beaucoup de personnes doivent au thé ou au café, préparés trop forts, leurs troubles digestifs.

Un usage trop abondant de thé ou de café peut entraîner de pénibles troubles nerveux : une grande irritabilité, du tremblement, des palpitations, de l'insomnie. Il n'est pas rare de voir apparaître des symptômes d'une véritable intoxication. Le café est peut-être moins nuisible que le thé pour les reins, car il facilite l'élimination des chlorures. Mais ici encore le principe de tout faire avec mesure conserve toute sa valeur. D'après une enquête faite auprès des médecins, *Bœttger* déclare que les infusions fortes des deux boissons sont nuisibles même aux personnes saines et que très faibles elles sont déjà préjudiciables aux enfants. D'après notre expérience personnelle, le maté, originaire de l'Amérique du sud (Paraguay, Brésil) a moins d'inconvénient pour la digestion et le système nerveux que le thé et le café habituellement employés.

Avec une tasse de bon café, nous absorbons un décigramme de caféine et d'après *R. Hutchinson,* 0,2 de tanin. Il en est de même pour le thé. Le grillage du café donne naissance à des huiles aromatiques qui lui donnent son goût agréable. Il est bon de ne pas le prendre trop fort, mais de le mélanger avec du lait ou de la crème, pour mitiger un peu son influence tonicardiaque. Il ne faut prendre le thé et le café ni trop fort, ni en abondance, car la théine, comme la caféine et la théobromine, contiennent des substances puriques et favorisent par suite la formation d'acide urique. Ce n'est cependant pas une raison pour défendre absolument l'usage du thé, du café ou du cacao, en petites quantités, comme le désireraient *Haig* et ses partisans. De petites quantités de ces excitants, surtout lorsqu'ils sont légers, donnent lieu à une si faible formation d'acide urique qu'elle a bien peu d'importance en regard de celle provoquée par la viande absorbée. C'est seulement aux goutteux et aux nerveux qu'on devrait interdire de pareilles boissons.

Un excitant plus doux est la théobromine, le principe essentiel du cacao alimentaire. Elle se rapproche beaucoup, chimiquement, de la caféine; elle a physiologiquement plus de valeur, càr pour beaucoup d'auteurs elle soutient à un haut degré l'activité musculaire. Abstraction faite de sa valeur nutritive (12 0/0 d'albumine, 13 0/0 d'hydrate et carbone, et 50 0/0 de graisse, dans la fève du cacaoyer), le cacao présente sur le thé et le café l'avantage de se digérer plus facilement et d'être beaucoup moins préjudiciable aux nerfs. C'est pourquoi c'est à ce point de vue des trois excitants le plus recommandable; le grand botaniste *Linné* en faisait sa boisson favorite. Le chocolat obtenu par l'addition au cacao de beaucoup de sucre, quelquefois de lait, constitue un aliment délicieux qui doit être recommandé comme l'élément essentiel d'un régime lacto-végétarien ; — il rend des services appréciables aux touristes, sportsmen, etc. pendant les marches, les ascensions ou les exercices, toutes choses où il est nécessaire d'avoir une alimentation légère et nourrissante et de ne pas se charger l'estomac pour rester apte au travail. Le chocolat cependant ne doit pas être trop vanillé.

La fumée du tabac donne à beaucoup d'hommes des dispositions de charme, de sérénité ; beaucoup pensent qu'elle les aide à mieux accomplir leurs travaux intellectuels. Le tabac ne contient pas seulement une série de sels nuisibles ; il contient encore un alcaloïde toxique, la nicotine, qui entraîne déjà des phénomènes d'intoxication chez les personnes qui fument peu, et des troubles plus marqués encore chez les grands fumeurs. D'après *Kœnig* les cigarettes sont les plus dangereuses. C'est surtout l'inspiration de la fumée qui est nuisible. Les nerfs sont souvent sérieusement altérés, de même l'acuité visuelle, mais surtout le cœur. Les irrégularités cardiaques, plus tard l'athërome, sont des conséquences fréquentes ; le développement de l'artériosclérose est accéléré. Il est vraisemblable que tout cela n'est que la suite d'altérations des capsules surrénales par la nicotine. Beaucoup d'auteurs (p. ex. Isaac Adler) ont observé que l'action du tabac est analogue à celle de l'adrénaline. D'après *Sir Lauder Brunton* et d'autres, l'excès de tabac augmente prodigieusement la tension sanguine. « En dehors de l'extrait surrénal, rien, dit Brunton, ne provoque une vaso-constriction aussi puissante que la nicotine. » L'excitation du vague par la nicotine et le ralentissement du cœur qui en résulte ont été récemment vérifiés par *Esser*. L'influence nuisible du tabac, est si grande qu'on doit en prévenir sévèrement l'abus, si l'on veut vivre longtemps et garder la santé. Des fumeurs très modérés peuvent rester sains et devenir très vieux. Nous estimons que deux ou trois cigarettes légères par jour, toujours fumées après le repas, sont incapables de raccourcir la vie d'un fumeur habitué à ce régime.

CHAPITRE VII

LE SOMMEIL

1. — L'ÉTAT DE SOMMEIL ET SES FONCTIONS ANTITOXIQUES.

Le sommeil est une des fonctions les plus importantes de l'organisme humain. *Bunge* rappelle que beaucoup d'hommes peuvent rester tout un mois sans nourriture, mais aucun ne peut rester plus d'un jour sans sommeil. Cet auteur en veut pour preuve les expériences sur l'animal de *Marie de Manassein ;* elles montraient que des animaux, âgés de trois à quatre mois, ne tardaient pas à mourir quand on les empêchait de dormir ; la température du corps baissait de 4 à 5 degrés et le nombre de globules rouges de 5 à 2 millions par millimètre cube. Le cerveau de ces animaux était souvent le siège d'altérations importantes.

Avant d'être assoupi nous ressentons une sensation de lassitude et d'épuisement. Par suite des contractions, du travail de nos muscles, le long de la journée, des substances toxiques d'après Weichardt s'accumulent dans ces muscles. Cet auteur faisait exécuter pendant plusieurs heures des mouvements très pénibles aux animaux en expérience et injectait alors à d'autres animaux les extraits des muscles surmenés. Peu après l'injection survenait une grande lassitude, parfois si grande que la mort pouvait survenir au bout de 20 à 40 heures. *Binz* et *Obersteiner* pensent que le sommeil est provoqué par l'accumulation dans le cerveau des produits de la fatigue et par suite durant le sommeil ces produits s'éliminent. Le sommeil est donc dans un certain sens un état d'auto-intoxication de l'organisme par le travail physique ou intellectuel effectué pendant l'état de veille. Dans tous les états liés à une dégénérescence de la glande thyroïde, il y a une tendance aux assoupissements. Comme nous l'avons répété bien souvent, cette glande détruit une partie des substances toxiques formées dans l'organisme. Si elle vient à dégénérer, elle ne peut plus remplir sa fonction de protection et la conséquence sera, comme dans le myxœdème, une auto-intoxication accompagnée d'une tendance au sommeil.

D'après l'état actuel de nos connaissances physiologiques, nous localisons le sommeil, comme du reste la volonté, l'imagination, l'intelligence et les autres qualités de l'esprit, dans le cerveau. Des altérations de la glande thyroïde entraînent des troubles de toutes les fonctions cérébrales ; ceux-ci surviennent après la destruction de ces glandes, leur enlèvement ou leurs maladies ; ils s'améliorent sous l'influence d'un apport artificiel d'extrait thyroïdien. Puisque le sommeil est une fonction cérébrale on peut bien admettre qu'il est sous la dépendance de la glande thyroïde.

Par l'injection d'adrénaline autour du cerveau, on peut, comme cela résulte des expériences de *Zeygan*, provoquer un état voisin du sommeil. Nous savons que l'adrénaline provoque dans les parties où elle a été injectée une vaso-constriction qui entraîne l'anémie de ce territoire. Ces recherches donnent donc raison à la théorie de l'anémie, dans cette question de savoir si c'est l'anémie ou l'hyperémie qui provoquent le sommeil. D'autres faits le démontrent. Pour s'endormir on sait qu'il est nécessaire d'avoir l'esprit au repos. La pensée anime le cerveau et, produisant un afflux de sang vers cet organe, empêche le sommeil. *Angelo Mosso* l'a démontré par de très intéressantes expériences; il faisait coucher un homme tout à fait horizontalement sur une balance construite à cet effet et de façon que l'équilibre soit parfait; toutes les fois que, sur l'ordre de l'expérimentateur, le sujet commençait à penser profondément, la balance penchait du côté de la tête, car le sang affluant au cerveau détruisait de ce côté l'équilibre.

Toute autre cause d'afflux sanguin important au cerveau empêche également le sommeil : il en est ainsi de l'usage habituel des boissons et des mets irritants pris peu de temps avant de se coucher. Au contraire l'usage de l'alcool porte davantage au sommeil ; de grandes quantités provoquent même un lourd sommeil, en raison peut-être de l'influence de la glande thyroïde, qui, modérément excitée par de petites doses, l'est au contraire beaucoup par de fortes quantités, ce qui peut aller jusqu'à son épuisement complet.

L'assoupissement après un repas copieux est attribué par *Bunge* à ce fait que le sang afflue aux organes digestifs et que le cerveau est anémié. *Christern* a montré par ses recherches sur un enfant que, au moment de s'endormir, la pression sanguine baisse dans la cavité cranienne. La sensation agréable de restauration que nous éprouvons après un bon sommeil est due sans doute à ce qu'il nous a permis d'éliminer les poisons accumulés par la fatigue du jour; on peut par contre, après une nuit sans sommeil, attribuer la sensation désagréable de faiblesse qu'on éprouve à la rétention des produits nuisibles dans l'organisme; *Bouchard* a trouvé en effet que l'injection à des animaux d'une urine recueillie après une nuit d'insomnie est plus toxique que celle d'un homme ayant suffisamment dormi.

La fonction antitoxique du sommeil montre assez combien un sommeil sain, bien mesuré, est indispensable à celui qui veut ne pas vieillir ou mourir avant l'âge.

2. — HYGIÈNE DU SOMMEIL

Qui ne connaît pas le cas de cet homme, aveugle d'un œil et sourd d'une oreille, qui avait l'habitude de s'endormir après avoir fermé l'œil sain et l'oreille capable d'entendre? Aucune perception ne pouvait plus influencer son cerveau. Ce cas est instructif. La meilleure hygiène du sommeil consistera toujours dans la suppression de toute excitation cérébrale; c'est alors seulement que le cerveau pourra être anémié. Tout ce qui captive l'attention, ne serait-ce que les bruits les plus minimes (parole, tic-tac de pendule), auxquels on n'est pas habitué, peut empêcher le sommeil; au contraire, quand on en a l'habitude, les vacarmes les plus violents, un éclairage intense, ne le troublent pas, car le cerveau a cessé d'être impressionné par eux. Le meunier n'est pas gêné dans son sommeil par le bruit de la meule, l'habitant de grande ville par le bruit de la rue et les sonneries des tramways; le meunier par exemple serait plutôt réveillé si la roue de sa meule venait brusquement à s'arrêter.

Il importe donc surtout d'éloigner tout ce qui peut retenir l'attention du cerveau: Dans certains cas ce sera le bruit et la clarté ; parfois ce sera le contraire. La température de la chambre joue encore un rôle fort important. Beaucoup ne peuvent bien dormir dans une chambre chaude, parce que leur cerveau se décongestionne moins aisément; c'est pourquoi de telles personnes dorment mieux en hiver avec peu ou pas de feu qu'en été où il n'est pas toujours possible d'éviter suffisamment la chaleur; ils éprouvent alors à chaque réveil le besoin de retourner leur oreiller. Pour éviter que l'air dans la chambre à coucher ne se vicie pas trop rapidement et ne devienne lourd à respirer, on devrait réserver à cette destination les pièces les plus vastes, au lieu de choisir les plus petites, comme c'est malheureusement l'usage; on devrait enfin pendant la nuit laisser une fenêtre partiellement ouverte, au moins dans la chambre voisine. Les meilleures chambres à coucher sont celles qui donnent sur un jardin ou sur un parc et qui ne sont pas chauffées la nuit.

Afin que le cerveau se repose, tous les autres organes doivent être inactifs. Il faut, si l'on veut bien dormir être dans un état complet de « détente ». Le travail de la digestion qui n'est pas fini quand on se couche, des douleurs organiques, de pénibles flatuosités excitent la faculté d'observation du cerveau et nuisent au sommeil. Mangeons le soir longtemps avant d'aller au lit et ne mangeons que peu ou pas de viande. Celui qui souffre d'insomnie devrait souper de très bonne heure et toujours sans prendre de viande. Beaucoup dorment fort bien en ne mangeant le soir pour ainsi dire rien ou que fort peu de choses (quelques fruits et quelques biscuits), tandis que d'autres, particulièrement les hyperchlorhydriques, dorment très mal s'ils se couchent sans souper ; en pareil cas un verre de lait, pris pendant la nuit améliore habituellement beaucoup le sommeil. Les mets qui gonflent (par exemple les légumes, les pommes de terre, surtout associés à la bière) doivent être soigneusement évités le soir, car les flatulences gênent considérablement le sommeil ; lorsque c'est nécessaire, on peut les faire disparaître la nuit par l'emploi d'ovules glycérinés, qui provoquent une selle et le sommeil survient bientôt après. Nous ne devons pas boire également le soir d'eau minérale diurétique, si nous ne voulons pas être obligé de nous lever souvent pour uriner. Très fréquemment le sommeil est troublé par les inclinations sexuelles surtout chez les continents et les onanistes ; dans ce cas, si le mariage est impossible, une simple hygiène sexuelle rationnelle peut être utile, comme je l'exposerai dans un prochain chapitre.

Le sommeil est le plus aisément troublé chez les personnes qui ont toujours le sommeil léger et particulièrement dans les heures matinales où il est le plus léger. Plus il dure depuis longtemps, plus il devient léger. Il est le plus profond dans les premières heures ; un bruit qui nous éveillerait certainement aux environs de trois ou quatre heures n'est pas perçu par nous vers une ou deux heures. Le mieux est de ne jamais se coucher plus tard que 11 h. 1/2. Et retenons bien ceci : peu avant de nous coucher n'occupons pas trop notre esprit et nos sentiments ! Ne rendons pas pénible à notre cerveau la décongestion nécessaire, par un travail intensif de la pensée, l'écriture, la lecture, par des réflexions sur les chagrins, les soucis, les contrariétés ou les dures infortunes! Plus tard l'esprit se reposera, plus difficilement le corps se laissera gagner par le sommeil. Au lieu de prendre des médicaments contre l'insomnie, on fera mieux d'éloigner ses causes, en évitant surtout de lire et de penser une fois couché.

Une question fort discutée et non résolue est celle de la durée du sommeil, car le besoin de sommeil est variable suivant les personnes et les circonstances. Il n'y a donc qu'à s'observer et se régler soi-même. C'est ici la profondeur du sommeil qui devrait décider de la chose. Plus il est profond, c'est-à-dire plus est intense la désintoxication de l'organisme, plus il suffit que le sommeil soit court. En général le temps accordé au sommeil doit varier entre 6 et 8 heures, un peu plus chez la femme et, dans la plupart des cas normaux, 7 à 8 heures conviennent parfaitement aux adultes. L'important est que l'on se sente frais et dispos après le sommeil. Plus un enfant est jeune, plus il doit dormir (11 à 20 heures) ; à un âge avancé nous voyons, à côté de cas nombreux d'insomnie persistante (conséquence d'altérations vasculaires du cerveau), des personnes qui dormiraient constamment. Le même individu n'a pas toujours besoin de la même dose de sommeil ; suivant les circonstances il peut se contenter de cinq heures, ou trouver au contraire insuffisant un sommeil de huit heures. Quand pendant une ou deux nuits on n'a pu suffisamment dormir, on doit compenser cette perte par un plus long sommeil la nuit suivante. Le fait que ce supplément est profitable nous paraît être une preuve en faveur de la fonction antitoxique du sommeil.

Trop ou trop peu de sommeil entraînent le même résultat, de la lassitude, du malaise, de la lourdeur, de l'inaptitude au travail. Là encore il faut tenir le juste milieu. C'est la seule façon de réparer les forces perdues pendant le jour, autrement dit d'éliminer les toxines accumulées. Si nous observons quelqu'un après une nuit d'insomnie, en voyant sa physionomie soudainement vieillie, nous comprendrons volontiers que de telles fatigues longtemps répétées soient capables d'entraîner facilement une vieillesse précoce. Si nous remarquons par contre combien une nuit de bon sommeil suffit au rétablissement de la physionomie normale, nous en retirerons l'enseignement suivant : Pour éviter la vieillesse précoce, il est indispensable de bien et suffisamment dormir. Évitons surtout les voyages de nuit en chemin de fer et couchons-nous d'aussi bonne heure que possible ; cela nous permettra de nous lever aussi de bonne heure, ce qui est à recommander. Déjà *Wesley* disait que ceux qui se lèvent tôt et se couchent de même sont pourvus de sagesse, de richesse et de santé. Cela leur permet également de devenir très vieux ; on sait que la plupart des centenaires étaient des gens matinaux. A la campagne, beaucoup plus qu'à la ville il est habituel de se coucher tôt et de se lever de bonne heure; c'est là certainement un fait en rapport avec la longévité répandue chez les campagnards. Quand on se lève de bonne heure on devient fatigué, le sommeil vous prend tôt dans la soirée ; le sommeil est d'autant plus sain. Le lever matinal est encore un remède contre l'insomnie et, en vérité c'est le plus conforme à la nature. L'appétit est augmenté par cette excellente habitude qui ne peut être trop recommandée, bien que elle demande au début de gros efforts à un grand nombre de personnes. Dès que l'habitude est prise, on reste volontiers toute sa vie un homme matinal. Celui qui ne peut s'y résoudre en hiver devrait au moins le faire en été où c'est beaucoup plus facile.

3. — TRAITEMENT RATIONNEL DE LA SOMNOLENCE ET DE L'INSOMNIE

Puisque, comme nous l'avons déjà montré, l'extirpation ou la dégénérescence de la glande thyroïde entraîne la somnolence, son hyperactivité au contraire l'insomnie, il paraît logique de combattre au moins la première en essayant de relever l'activité thyroïdienne. On y arrive parfaitement d'après notre expérience par l'administration d'extrait thyroïdien. Nous avons ordonné à un fonctionnaire du Congo belge, atteint de la maladie du sommeil, de prendre des tablettes thyroïdiennes ; au bout de peu de jours il dormait moins et son intelligence comme son état général s'améliorèrent d'une façon frappante. Nous avons obtenu également des résultats favorables chez un obèse du Prof. *Launois* de Paris. Ce malade pesait 124 kilogs et s'endormait avec une facilité extraordinaire, aussi bien debout et en marche. Dans la galerie des tableaux à Versailles, il fut arrêté pour s'être endormi pendant qu'il la visitait et s'être laissé enfermer à son insu ce qui le fit prendre pour un voleur. Un jour les policiers de Carlsbad l'arrêtèrent croyant avoir à faire à un ivrogne, car il s'était endormi dans la rue. En réalité il était entièrement à jeun. Nous l'avons traité, en dehors de la cure de Carlsbad habituelle, par les tablettes thyroïdiennes et nous l'avons amené au bout de quelques semaines, au point qu'il ne s'endormait plus dans notre salon d'attente. Au bout de six semaines il était rétabli et avait perdu 16 kilogs. Expérimentant sur nous-même, nous avons pris pendant une semaine deux tablettes de 0,30 centigrammes par jour ; nous avons commencé à souffrir d'insomnie pour la première fois, tant leur action fut puissante, une semaine après la cessation de cette cure expérimentale.

Nous considérerons donc que dans les cas de somnolence exagérée il est opportun d'instituer un traitement thyroïdien.

Comment maintenant traiterons-nous le contraire, comment éviterons-nous l'insomnie. Au lieu de prendre des médicaments nuisibles, on fera bien de suivre les préceptes du précédent chapitre et d'écarter par une façon de vivre hygiénique les causes du mal. Respirons beaucoup d'oxygène en séjournant en plein air, faisons beaucoup d'exercice pour nous fatiguer, sans excès cependant, évitons de passer nos soirées au café, dans les tavernes ou dans d'autres lieux malsains. Si possible faisons immédiatement avant d'aller nous coucher une promenade d'une heure en voiture découverte. Le changement d'air sur les hautes stations montagneuses a sur l'insomnie une action souvent favorable. Les bains tièdes à 30° cent., pendant 10 à 20 minutes, avant de se mettre au lit, sont propices au sommeil, tandis que les bains froids incitent au contraire à l'activité. Contre la difficulté qu'on a à se rendormir après un réveil nocturne, le meilleur moyen est de faire complètement l'obscurité et le silence ; nous ne parlerons pas naturellement de ceux qui se couchent de bonne heure et qui se réveillent parce qu'ils ont suffisamment dormi.

Pour combattre autant que possible la rétention des

toxines dans l'organisme, par suite d'insomnie, il faut se soumettre à une discipline hygiénique et prévoyante. Tout d'abord, en hiver, après une nuit d'insomnie, on fera bien de se lever dans une chambre bien chauffée ; on en ressent ainsi moins les conséquences ; le séjour dans une chambre froide demande en effet un gros travail à la glande thyroïde qui règle la chaleur de l'organisme. En deuxième lieu, pour hâter l'élimination des toxines par la sueur, on prendra un bain chaud ordinaire, un bain de vapeur à la russe ou un bain turc. Il serait encore mieux, lorsque c'est possible, d'utiliser dans le même but un bain de lumière électrique à rayons bleus prépondérants, car ce bain exerce en même temps une action sédative sur le système nerveux.

En général nous sommes un adversaire convaincu des hypnotiques. On devrait ne les employer qu'exceptionnellement, quand on n'a pas dormi d'une nuit entière, ou qu'on a très peu dormi de deux nuits consécutives. Dans l'insomnie persistante, on doit épuiser tous les moyens purement hygiéniques, avant de recourir aux médicaments ; dans ce cas on emploie les moins nuisibles, surtout ceux où il n'y a pas à redouter une augmentation progressive des doses, — autrement dit une accoutumance. Comme il s'agit surtout de diminuer l'irritabilité cérébrale, on peut tout d'abord recourir au brome (1 gramme 5 de bromure de sodium dans un verre d'eau), à la valériane ou au bromural (mélange très léger de brome et de valériane). Le chloral est très actif, mais déjà il est moins inoffensif. On peut signaler comme médicament inoffensif l'isopral, composé en partie de chloral.

Le mal est-il tout à fait obstiné, on a le droit de

s'adresser à des moyens plus énergiques, malheureusement aussi plus nuisibles, tels que surtout le véronal. On ne doit pas, autant que possible, dépasser la dose d'un gramme, sous peine de voir apparaître certains phénomènes d'intoxication. Le véronal, qui contient de l'urée, est bien supporté par les uns et donne à d'autres des maux de tête. Quelquefois une seule dose est suffisante pour deux nuits. En aucun cas on ne doit s'habituer aux hypnotiques puissants, tels que le véronal, l'opium, la morphine, qui sont toujours préjudiciables aux fonctions cérébrales.

Nous conseillons volontiers un autre moyen de provoquer le sommeil, moyen physiologique, basé sur ce fait d'expérience que l'absence ou la dégénérescence du corps thyroïde entraînent la somnolence. Ce moyen que nous avons toujours employé avec succès est l'administration d'un sérum d'animal éthyroïdé. Par suite de la ressemblance frappante des symptômes du diabète avec ceux de la maladie de Basedow et sur le fondement de nos recherches sur la fréquence de l'hyperthyroïdie dans le diabète sucré, nous avons été amené à expérimenter dans le diabète un moyen souvent éprouvé dans la maladie de Basedow : nous voulons parler d'un sérum préparé d'après les indications de *Mœbius* avec des chèvres éthyroïdées et appelé « antithyroïdine de Mœbius ». Par ce procédé non seulement nous avons obtenu la diminution de la glycosurie, mais encore nous avons constaté une amélioration certaine dans tous les cas d'insomnie, sans exception. Comme nous étions atteint d'insomnie à la suite d'un accident d'automobile, nous avons expérimenté ce sérum sur nous-même ; chaque dose de 5 grammes nous procurait un bienfaisant sommeil de 8 heures.

Son action était certainement plus efficace, sur nous comme sur nos malades, que celle du véronal. Malheureusement le prix de l'antithyroïdine est extrêmement élevé, ce qui le rend d'autant plus lourd à supporter que les doses nécessaires sont généralement assez fortes : Il ne faut pas moins de 3 gr. trois fois par jour. Il est dommage que le prix ne soit pas plus raisonnable, car il diminue notablement l'excitabilité nerveuse ; c'est un moyen physiologique, par suite inoffensif, pourvu qu'on s'en tienne aux doses moyennes.

Jusqu'à ce que le sérum de Mœbius soit devenu abordable, nous recommandons volontiers comme un bon équivalent l'usage du lait de chèvre éthyroïdée. A la suite de notre rapport au Congrès pour l'avancement des sciences et de la médecine, à Amsterdam, le 15 mars 1905, sur l'action hypnotique de l'antithyroïdine, le Prof. Lanz confirma nos observations et exposa les siennes sur l'action analogue du lait que nous venons de recommander. Il traitait régulièrement avec ce lait tous ses basedowiens. Un jour il ordonna au gardien de ses chèvres éthyroïdées, de donner à boire à son chien du lait de celles-ci. Le paysan le fit, mais dut bientôt y renoncer car l'animal était toute la journée plongé dans une véritable léthargie ; il dormait toujours !

CHAPITRE VIII

LA VIE SEXUELLE

1. — INFLUENCE DES GLANDES SEXUELLES SUR LA VITALITÉ ET LA LONGÉVITÉ

Si nous étudions l'histoire des gens dont la jeunesse s'est prolongée beaucoup au delà du temps habituel et qui ont atteint un âge extraordinairement élevé, cent vingt, cent quarante ans et même plus, nous sommes surpris de constater chez la plupart d'entre eux une sexualité peu ordinaire. Cela n'est évidemment possible qu'avec des glandes sexuelles saines et actives. Il semble donc que la possession de telles glandes procure une vitalité au-dessus de la moyenne et donne les meilleures chances d'une longue vie. Nous allons tenter de le démontrer par des expériences et par des observations concernant des individus ayant atteint l'âge patriarcal.

Quand on extirpe les glandes sexuelles d'un individu, celui-ci, qu'il soit du sexe masculin ou féminin, vieillit rapidement. Nous constatons un phénomène semblable chez les eunuques qui se rident déjà très jeunes, deviennent gras et présentent encore d'autres symptômes de sénilité. Il en est de même chez les femmes qui ont subi l'ablation totale des ovaires.

Les descriptions des eunuques mentionnent fréquemment qu'ils ont l'air de gens âgés. C'est ainsi que l'historien Mathieu Pâris nous conte qu'en 1253, l'empereur d'Allemagne, Frédéric II, épousa Isabelle, sœur du roi d'Angleterre, et qu'il donna à sa femme, comme esclaves et serviteurs, plusieurs eunuques Maures qui ressemblaient à de vieux masques. Pelikan[1] mentionne que le corps des Skopzi châtrés, en Russie, est flétri boursouflé et, dans le livre de Pelikan, Merschejewski relate que leur peau est fripée, ridée, et qu'elle présente toutes les marques de la sénilité.

A côté de l'aspect vieillot précoce, la castration ou la dégénérescence des glandes sexuelles, chez la femme en particulier, peuvent altérer des organes qui sont de grande importance pour la vitalité et la longévité : le cœur, l'estomac, les intestins et le foie. Des autorités médicales ont noté des troubles cardiaques accompagnant la dysménorrhée et l'aménorrhée et des névroses du cœur concordant avec des altérations chroniques des glandes sexuelles de la femme. Ainsi le professeur Kisch a signalé la tachycardie dans des conditions semblables. Le professeur Landau a très souvent observé de la dégénérescence du cœur après les myomes utérins. Lehman et Strassmann, à l'hôpital de la Charité, à Berlin, ont vu une dégénérescence semblable du cœur chez 99 0/0 des patientes atteintes de myome utérin.

Des expériences ont démontré qu'il existe des relations étroites entre l'état des ovaires et le cœur. Le professeur Hegar a prouvé que la castration ou le simple tiraillement des ovaires peut amener une dimi-

1. D'après Mœbius. *Die Wirkungen der Kastration*, 2e édit., Halle, 1904.

nution des battements ou même un arrêt du cœur. Lucas Championnière a noté le même fait après l'arrachement des ovaires. Mariagalli et Negri ont vu de la tachycardie après la laparotomie.

Très importantes également sont les relations entre les ovaires et les organes digestifs. Ainsi Kretschy a observé, dans un cas de fistule de l'estomac, chez une femme, que les altérations de l'organe sexuel produisaient des altérations des fonctions digestives. Pendant la période menstruelle, il y avait accroissement du flux d'acide chlorhydrique. Fleischer a fait les mêmes constatations et il a aussi noté que les menstrues amènent un ralentissement de la digestion qui se rétablit sitôt après. Panecki a trouvé des troubles dyspeptiques dans des cas de rétroflexion utérine, et Eisenhart a vu disparaître des troubles gastriques violents après la cure d'une rétroflexion.

Müller déclare également qu'il y a des relations intimes entre les glandes sexuelles et les organes digestifs. Il a observé des troubles dyspeptiques pendant la menstruation. Leyden a constaté des névralgies et de l'hyperesthésie de l'estomac, chez des jeunes filles, après des troubles menstruels.

La constipation chronique habituelle, qui accompagne si fréquemment la dégénérescence des glandes sexuelles, démontre les rapports étroits qui unissent ces dernières et les intestins. En nous basant sur des observations cliniques, nous avons émis la théorie que les altérations des ovaires peuvent produire des désordres du côté du foie et du flux biliaire, avec formation de calculs.

La castration produit également des altérations de la glande thyroïde, d'abord de l'hyperactivité avec augmentation de la substance colloïde et ensuite de la dégénérescence.

Il n'est donc pas douteux, après tout ce qui précède, que la dégénérescence des glandes sexuelles puisse amener des altérations dans des organes importants et, par conséquent, diminuer la vitalité et les chances d'atteindre un âge avancé.

Il paraît bien en être ainsi chez les hommes, car on ne connaît pas d'exemple d'eunuque ayant atteint un âge très avancé, tandis qu'il y a de nombreux cas d'individus avec glandes sexuelles très actives ayant vécu au delà de cent ans.

Ainsi, dans la règle, les personnes totalement châtrées voient diminuer leur vitalité. Leur caractère est aussi différent de la normale, comme je l'ai décrit dans mon article sur les agents qui gouvernent l'état de notre système nerveux et de notre mentalité.

Les animaux et les hommes châtrés paraissent avoir une résistance moindre contre les infections, ce qui peut être en relation avec le fait, démontré expérimentalement par Metchnikoff et d'autres, que les testicules sont altérés dans les infections. Le professeur Cornil l'a démontré également pour les ovaires. Nous avons insisté dans un article précédent sur le rôle assumé par les glandes sexuelles, ainsi que par les glandes vasculaires sanguines, dans la défense de l'organisme contre les différentes espèces d'intoxication et d'infection. Ces glandes sont régulièrement altérées dans des conditions semblables.

Si les sujets châtrés totalement atteignent rarement un âge fort avancé, inversement les individus possesseurs de glandes sexuelles très actives vivent fréquemment très vieux et deviennent plus que centenaires. Il n'est donc pas étonnant, si nous étudions l'histoire des individus ayant atteint la longueur maxima de la vie humaine, de trouver les preuves évidentes d'instincts génésiques fort développés. Ainsi Thomas Parr, qui vécut jusque cent cinquante-deux ans, fut accusé, à l'âge de cent deux ans, d'attentat aux mœurs. Il fut jugé coupable et condamné. Malgré cet âge extraordinaire, son appétit sexuel n'était nullement diminué ; il se remaria dix-huit ans plus tard, avec une veuve qui assura qu'elle ne pouvait vraiment pas s'apercevoir de son grand âge.

Le Danois Drakenberg, qui est enterré à la Cathédrale d'Aarhuus, vécut cent quarante-six ans bien qu'il fut plus souvent à l'état d'ébriété qu'à l'état normal. A l'âge de cent onze ans, il épousa une femme de soixante ans, et, après la mort de celle-ci, à l'âge de cent trente ans, il devint amoureux d'une jeune paysanne. Mais cette fraîche fleur de la péninsule du Jutland, réputée pour ses vierges saines et robustes, refusa ce galant qui avait plusieurs fois son âge. Il fit plusieurs autres tentatives, toutes aussi infructueuses, auprès d'autres jeunes filles avant de se résigner à son veuvage et il vécut encore seize ans. Il n'est pas douteux qu'il eût obtenu plus de succès s'il s'était adressé à des veuves ou à des filles plus âgées. Mais il est très instructif pour nous de noter que ce Mathusalem insistait pour épouser une jeune fille, ce qui plaide pour des désirs sexuels toujours prêts à s'allumer.

Il y a un autre enseignement à tirer de ce fait que des individus si âgés songent à se remarier à peine veufs ; leur mariage est autre chose qu'une simple formalité ; c'est une vraie cohabitation et non une amitié platonique, nous en avons la preuve par les dires rapportés plus haut de la femme de Thomas Parr, alors âgé de 130 ans.

Si la naissance de nombreux enfants peut être considérée comme un signe d'activité et de capacité sexuelles, ces très vieux hommes se sont alors particulièrement distingués, car presque tous ont eu une très nombreuse famille. Plusieurs d'entre eux ont eu toute une fournée d'enfants après l'âge de quatre-vingts ans. Ainsi Peter Albrecht, qui vécut cent vingt-trois ans, se maria dans sa quatre-vingtième année et eut sept enfants. Un autre patriarche, Gurgen Douglas, né à Marstrand, près de Gothenburg, en Suède, vécut cent vingt ans et sept mois, se maria à l'âge de quatre-vingt-cinq ans et eut huit enfants. L'un d'eux naquit quand il avait cent trois ans. Mais, fait spécialement intéressant pour nous, cet enfant était idiot, quoique physiquement bien développé. Un Italien, le baron Baracivino de Cappellis, mourut à l'âge de cent quatre ans, à Meran, une station climatérique du Tyrol, en 1770. Il avait eu quatre femmes. Il avait quatorze ans quand il s'était marié la première fois et quatre-vingt-quatre ans quand il avait convolé pour la quatrième fois. Il avait sept enfants et sa femme était enceinte quand il mourut.

Un journal anglais a relaté, en 1716, qu'il y avait près de Philadelphie (Pensylvanie) un cordonnier nommé R. Glan, qui mourut à l'âge de cent quatorze ans et qui ne manqua jamais le service divin du dimanche à Philadelphie. A sa mort, il laissa une femme — sa troisième — âgée de trente ans et qui n'avait nullement à se plaindre de lui.

Nous n'avons pas besoin d'être sceptiques concernant la légitimité d'enfants nés de pères si âgés, même si nous ne voulons pas avoir foi dans la véracité de leurs femmes, qui, comme celles de Th. Parr et de Capelli, proclamaient que leurs maris remplissaient fidèlement leurs devoirs conjugaux.

On a procédé à l'autopsie de plusieurs des patriarches dont il a été question et on a trouvé leurs différents organes dans un remarquable état de conservation. L'autopsie de Th. Parr fut faite par l'un des plus grands savants que connaisse l'histoire de la médecine, le célèbre Harvey, l'auteur de la théorie de la circulation du sang. Harvey trouva les organes de cet homme étonnant en parfait état ; il ne put y découvrir la moindre lésion. Les côtes n'étaient pas ossifiées, contrairement à ce que l'on constate ordinairement chez les vieillards. Harvey attribue la mort de cet homme à la suralimentation ; il avait toujours vécu très frugalement, mais le roi d'Angleterre, désireux de connaître le plus intéressant de ses sujets, invita à Londres Parr, alors âgé de 152 ans. Mais la riche alimentation royale que Parr prit à Londres ne fut pas profitable à sa santé, et, si cent cinquante-deux années de frugalité n'avaient pu venir à bout de lui, neuf mois du régime opposé suffirent à le tuer.

Nous ne devons pas oublier de mentionner ce fait important qu'à très peu d'exceptions près, la plupart des individus qui moururent à un âge si avancé se marièrent plusieurs fois, même trois ou quatre fois, ce qui démontre la grande importance du mariage au point de vue de la longévité.

Ainsi que nous l'avons déjà mentionné, tel est l'attrait que ces vieillards éprouvent pour le beau sexe qu'à peine veufs, ils songent déjà à se remarier, preuve évidente de leur appétit sexuel. Nous ajoutons encore un exemple à ceux que nous venons de citer; c'est celui d'un soldat qui, deux fois veuf, contracta un troisième mariage à l'âge de 110 ans. Il se nommait Mittelstedt et il mourut en 1792, en Prusse, âgé de cent douze ans.

Nous avons emprunté ces exemples d'âge biblique à Hufeland, un des plus grands médecins allemands du XVIIIe siècle et à la sincérité de qui l'on peut se fier[1]. Le grand physiologiste allemand Pflüger a aussi rapporté quelques exemples de longévité remarquable, dans une adresse célébrant le jour anniversaire de la naissance de l'empereur Guillaume II, à l'Université de Bonn. Il mentionne également que, quand on accusa Parr d'outrage aux mœurs, à l'âge de 101 ans, on prouva au tribunal « que ce centenaire avait encore toutes les qualités d'un vigoureux jeune homme ».

Pflüger cite cet exemple d'après Flourens, et nous avons été assez heureux de trouver le protocole de l'autopsie de ce patriarche fameux, fait par Harvey lui-même, dans un document légué à son neveu et publié par la *Sydenham Society*. Le cadavre était en parfait état lors de l'autopsie; cet homme, qui avait près de 153 ans, n'avait pas encore les cartilages costaux ossifiés. Harvey spécifie : les cartilages étaient tendres et flexibles; il y avait des poils noirs sur les avant-bras; les organes étaient sains; les testicules étaient pesants et volumineux. Ce fut un époux aimant, et Harvey rapporte que sa femme lui conta qu'il n'y avait pas plus de douze ans qu'il avait cessé d'avoir des rapports fréquents avec elle, c'est-à-dire à l'âge de cent quarante ans.

Très intéressant aussi est le cas d'un Irlandais,

1. HUFELAND, *L'art de prolonger la vie.*

ancien soldat de la marine anglaise, qui mourut à l'âge de 113 ans, âge officiellement constaté par l'amirauté, et fut disséqué par Cunningham, professeur d'anatomie à l'Université royale d'Edimbourg.

Ainsi que le professeur Cunningham nous en fit part, cet homme avait des testicules vigoureux et sains et les cartilages costaux n'étaient pas encore ossifiés. La mort n'était pas due à l'âge, mais à un abcès de la prostate ; sinon le corps était en bonne condition.

Il y a quelques années, nous avons eu l'occasion d'examiner les testicules d'un vieux célibataire, âgé de 80 ans, porteur d'une hernie inguinale droite, et nous avons été fort étonné de trouver ses glandes dans un état qui aurait fait honneur à un homme d'âge moitié moindre. Nous avons également noté ce fait intéressant qu'un monsieur âgé de soixante-quinze ans, d'apparence robuste, nous consulta l'été dernier pour son impuissance qui ne laissait pas de le préoccuper fortement.

Metchnikoff mentionne également dans ses *Etudes sur la Nature Humaine* que des hommes âgés de quatre-vingt-dix-neuf à cent trois ans avaient des spermatozoïdes en grande quantité; il a observé le même fait, avec le Dr Weinberg, chez des chiens âgés de dix-huit à vingt-deux ans, dont l'un d'eux, immédiatement avant sa mort, montrait encore des penchants pour l'autre sexe.

La conservation des glandes sexuelles à un âge si avancé nous démontre ce fait important que, malgré le nombre d'années, les symptômes de sénilité peuvent être peu prononcés si les glandes sexuelles sont encore en bon ordre. Il va de soi que l'état des autres glandes vasculaires sanguines, à côté des glandes sexuelles, est également très important ; car on doit considérer la sénilité comme la conséquence de la dégénérescence des différentes glandes vasculaires et non des glandes sexuelles seules.

Si nous tenons compte de la superbe santé dont jouissaient la plupart de ces patriarches et de l'excellent état de leurs organes, pourquoi nier la possibilité pour eux de disposer tout au moins d'un spermatozoïde vivant, et pourquoi douter de leur succès comme pères.

Nous nous croyons obligé d'ajouter que l'exactitude de l'âge extraordinaire de ces individus s'est trouvée démontrée dans la plupart des cas par des documents incontestables, quelquefois même devant les tribunaux, ainsi que par les récits de vieillards qui les ont connus dans leur jeune temps.

Que les individus à appétit sexuel marqué atteignent souvent un âge avancé, c'est là une observation courante. Il y en a des exemples historiques notoires. Les pires débauches n'ont pas empêché Louis XV de devenir très vieux et l'empereur Tibère de vivre soixante-dix-huit ans. Il en est de même pour l'alcool et le tabac. Nous ne pouvons que répéter : « *Quod licet Jovi, non licet bovi* » ou « ce qui convient à Pierre peut ne pas convenir à Paul ».

Je voudrais également rapporter quelques observations personnelles. Il y a quelques années mourait un de nos confrères de Carlsbad, âgé de quatre-vingt-seize ans. Son intelligence était restée parfaite et, quelques mois avant sa mort, nous avons eu une consultation avec lui concernant un patient âgé de quatre-vingt-trois ans. Au cours de cette consultation, son intelligence révéla une lucidité merveilleuse. Dans ses rapports avec le beau sexe, dans la compagnie duquel il se plaisait fort, il était aussi chevaleresque et aussi galant qu'un homme de la moitié de son âge. Jusqu'à sa mort, il ne manqua jamais une représentation théâtrale, quand c'était une opérette ou un ballet. Il ne connaissait aucun obstacle, mais un jour il tomba dans sa chambre, se fractura le fémur et contracta une pneumonie qui mit fin à sa carrière médicale. Ce praticien faisait encore journellement ses visites, et il disait qu'il ne cesserait de pratiquer qu'à l'âge de cent ans.

La conservation à un âge très avancé des penchants pour l'autre sexe, laissant supposer la permanence de la sécrétion interne des glandes sexuelles, se joint souvent à une intelligence supérieure. Le meilleur exemple nous en est fourni par Gœthe, âgé de quatre-vingt-trois ans. Gœthe, à cet âge avancé, était encore remarquablement intelligent, tout autant qu'un homme de trente ans. A quatre-vingt-un ans, il étonnait ses auditeurs par le flux ininterrompu de ses idées, ainsi que par la richesse extraordinaire de ses inventions. Commentant la haute intelligence de Gœthe plus qu'octogénaire, Mœbius, dans une intéressante biographie de Gœthe, dit : « Au point de vue physiologique, l'étonnement que provoquent les travaux de ce vieillard est à peine plus considérable que celui donné par son activité juvénile ; il finissait la deuxième partie de *Faust*, quand il avait près de quatre-vingt-deux ans. » Metchnikoff a dit : « C'est l'amour qui fut le plus grand stimulant du génie de Gœthe. » Chacun sait que Gœthe était fervent admirateur du beau sexe. Il avait près de soixante-quatorze ans quand il devint passionnément amoureux de Ulrike Lewtzow, qui n'avait pas encore vingt ans. Il dansait comme un jeune homme quand il était en sa compagnie et il écrivait à son fils qu'il ne s'était jamais senti si dispos de corps et d'esprit. Il voulut épouser la jeune fille et le grand-duc de Saxe-Weimar demanda sa main au nom de Gœthe, mais la mère ne consentit point, trouvant les âges trop disproportionnés. Telle était la passion de Gœthe pour cette jeune fille que le désappointement le rendit sérieusement malade (Eckermann).

A un âge plus avancé encore, il se prit d'amour pour Marianne Young et il se consola ainsi, jusqu'à un certain point, de sa déconvenue auprès de Mlle Lewtzow. Gœthe conserva jusqu'à la mort son admiration pour le beau sexe et même le dernier jour de sa vie, dans le délire, il s'écriait : « Regardez cette belle tête de femme, avec ses boucles sombres sur un fond noir ! »

Une conservation semblable du sens sexuel se retrouve également chez Victor Hugo, qui ne cessa d'aimer les femmes jusqu'à la fin de son existence. Chacun se rappelle qu'Ibsen, l'illustre écrivain norvégien, eut une correspondance amoureuse avec une jeune femme qu'il avait rencontrée à Marienbad, peu de temps avant sa mort, qui survint à un âge fort avancé.

Quel contraste forme avec l'intelligence de ces vieillards aux penchants sexuels intacts la débilité intellectuelle des castrats.

Il arrive aussi chez les femmes, plus rarement d'ailleurs, que l'instinct sexuel se prolonge au delà de ses limites normales. Nous avons été frappé en particulier de l'aspect jeune, plein de fraîcheur, d'une Italienne aux cheveux tout blancs qui, malgré ses 69 ans était encore réglée ; le feu ardent de ses yeux aurait fait honneur à une dame moitié moins âgée. Elle avait eu treize grossesses. Ninon de l'Enclos devait être fort belle encore à 90 ans, pour qu'un jeune abbé en devint éperdûment amoureux. Si de tels cas sont plus rares chez la femme que chez l'homme, c'est vraisemblablement que l'activité ovarienne disparaît généralement d'assez bonne heure et que les parties sexuelles de la femme sont plus exposées que celles de l'homme aux influences nuisibles.

2. — HYGIÈNE SEXUELLE. — DANGERS DE LA SURACTIVITÉ SEXUELLE ET DE L'ABSTINENCE SEXUELLE TOTALE

Dans le précédent chapitre, nous avons insisté sur l'influence considérable des glandes sexuelles sur plusieurs de nos organes les plus importants et nous avons démontré de quelle merveilleuse manière ces glandes agissent sur la vitalité et la longévité.

Il en résulte tout naturellement que nous devrons maintenir ces glandes en bon état permanent de fonctionnement. Nous éviterons tous les facteurs nuisibles, qui sont nombreux et que nous ne pouvons détailler ici. Nous nous bornerons à nous occuper des causes morbides les plus fréquentes, celles qui, tout en ne produisant pas de désordres immédiats des glandes sexuelles, peuvent cependant à la longue réduire leur vitalité et amener leur dégénérescence.

Les maladies infectieuses des glandes sexuelles, occupent évidemment une place prédominante parmi tous les agents nocifs. Tous les manuels renseignent suffisamment sur ces affections ; je n'ai pas à m'étendre sur ce chapitre. La meilleure manière de les éviter, c'est de se marier. C'est là, dans la plupart des cas, une garantie pour l'homme ; ce n'en est guère une pour la femme ; on sait que bien souvent des épouses légitimes sont contaminées par leurs maris, dès qu'elles prennent un peu d'âge. Nous ne mentionnons que pour mémoire les conséquences funestes de ces infections ; nous savons comment la puissance sexuelle de l'homme et la fécondité de la femme peuvent se trouver définitivement ruinées.

Le moyen prophylactique le plus certain serait de faire une loi ordonnant l'examen médical de chaque futur époux. Une loi semblable appliquée aux femmes restreindrait certainement la propagation de nombreuses maladies héréditaires.

Il y a déjà longtemps que Platon professait une opinion semblable. Il disait qu'avant chaque mariage les juges devraient examiner les deux futurs conjoints, l'homme tout à fait nu et la femme à moitié nue. Après l'examen, les juges rendraient leur sentence, autorisant ou non le mariage.

Un facteur presque aussi nuisible que les maladies vénériennes, c'est l'abus des fonctions sexuelles, par excès de coït, par masturbation, ou excitation sans satisfaction consécutive, spécialement dans les cas de coït interrompu pour éviter la conception.

Des rapports trop fréquents peuvent altérer la vitalité de ces glandes et hâter la sénilité, même chez des jeunes gens. On a vu ainsi des jeunes filles se flétrir rapidement ; elles deviennent grasses, bouffies ; les traits perdent l'aspect juvénile ; les joues pendent ; les muscles sont atones ; il y a une différence notable entre les muscles d'une jeune fille et ceux d'une jeune femme du même âge, ayant mené pendant quelques années une vie de débauche. Cette dernière paraîtra inévitablement plus âgée. C'est là une démonstration probante du fait qui nous occupe.

L'épuisement consécutif à des grossesses répétées hâte l'apparition de la vieillesse. Quand une femme a un enfant toutes les années, surtout si les conditions d'existence ne sont pas très favorables, elle paraît vieillie après chaque accouchement. Il y a cependant des exceptions.

Aussi, doit-on faire de la modération une règle stricte. Les anciens Hindous recommandaient aux hommes de s'abstenir de tout rapport sexuel pendant de longues périodes ; ils croyaient que, de cette manière, la sécrétion interne des glandes sexuelles résorbée par l'organisme faisait bénéficier celui-ci des avantages inhérents à une telle sécrétion. Il semble que, déjà plusieurs milliers d'années avant Claude Bernard et Brown-Séquard, les Hindous connaissaient la haute valeur des sécrétions internes.

Le prophète Mahomet n'autorise la cohabitation matrimoniale qu'une fois tous les huit jours ; Zoroastre la recommande tous les neuf jours ; Solon et Socrate tous les dix jours ; Moïse huit jours avant et huit jours après la menstruation. Luther parle de deux fois par semaine.

Le livre sacré des Juifs, le Talmud, l'Encyclopédie des connaissances israélites, embrassant une période de cinq cents ans avant et de cinq cents ans après Jésus-Christ, recommande la fréquence suivante pour les cohabitations conjugales : les jeunes hommes vigoureux, une fois par jour ; les ouvriers, une fois par semaine ; les intellectuels, une fois par mois. Acton prescrit la cohabitation une fois tous les sept à dix jours.

Pomeroy dit : « La nature nous distille du nectar » dans l'état conjugal, mais si on en prend trop, ce » n'est plus du nectar, mais de l'eau, de la bile et fina- » lement un poison mortel. »

Pour éviter la suractivité sexuelle dans le mariage, Kisch recommande des lits jumeaux.

Tout aussi dangereuse que la cohabitation trop fréquente est l'excitation génésique répétée sans satisfaction finale. Il se produit ainsi une hyperémie permanente de la crête uréthrale dans la région prostatique et comme les canaux des vésicules séminales aboutissent là, on voit survenir des éjaculations prématurées et l'impuissance. La masturbation et le coït interrompus aboutissent au même résultat. Ces pratiques sont infiniment plus dangereuses pour la virilité que l'excès de coït normal.

Les excitations sexuelles trop fréquentes sont également nuisibles aux organes sexuels de la femme. Ces organes se congestionnent et, si la cause se répète, des désordres sérieux peuvent apparaître. Tel est spécialement le cas pour le coït interrompu *(congressus interruptus)*. Le professeur Kisch y rattache certains cas de relâchement de l'utérus et de métrite chronique. L'hyperémie et la stase sanguine peuvent amener une inflammation des ovaires, de la périmétrite et même des tumeurs. Neugebauer et Pigeolet ont fréquemment observé le cancer de l'utérus chez des femmes qui, au cours du coït, se livraient à des pratiques anticonceptionnelles. La métrite et la périmétrite, dans des conditions analogues, ont été signalées par Elischer, Valente, etc.

Certains abus de l'appareil sexuel de la femme, la cohabitation pendant la menstruation par exemple, peuvent aussi être désastreux ; la métrite, la paramétrite, l'ovarite peuvent être la suite de la violation des règles d'hygiène les plus élémentaires des organes génitaux.

Les anciennes lois de Moïse punissaient de mort la cohabitation pendant la menstruation.

Les femmes ne devraient pas se marier au-dessous d'un certain âge, de la vingtième année. C'est là une condition essentielle pour éviter la sénilité précoce que l'on voit si aisément survenir chez les femmes qui ont pratiqué trop jeunes l'acte sexuel. On ne doit autoriser une femme à se marier que si son développement est complet, non seulement au physique, mais aussi au moral.

Il y a des cas où la femme n'est pas encore développée à dix-huit ans et même à vingt ans ; on doit alors remettre le mariage à un âge plus avancé.

Pour terminer ce qui concerne les règles de l'hygiène rationnelle de l'appareil sexuel, mentionnons encore que les jeunes filles chlorotiques ne devraient pas se marier avant d'avoir amélioré leur état par un traitement ferrugineux, les organes génitaux dans les cas de chlorose grave ou d'anémie ne pouvant fonctionner normalement.

Nous venons de mentionner les dangers de la suractivité sexuelle. Dans les lignes suivantes, nous tenterons de démontrer que l'extrême opposé, c'est-à-dire l'inactivité complète des glandes génitales, peut également avoir des conséquences désastreuses. Si la nature a créé nos différents organes, c'est dans le but de nous en faire user ; il n'y a dans l'économie aucune exception à cette règle. L'appendice lui-même joue un rôle, grâce à son tissu lymphoïde. L'appareil sexuel ne peut se comporter autrement que les autres, quoi qu'en dise l'hypocrisie de certains auteurs. En réalité, la disposition anatomique et le fonctionnement physiologique de ces organes dans chaque sexe indiquent nettement qu'ils sont faits pour le rapprochement.

Ces organes sont des glandes semblables à toutes les autres glandes du corps humain ; elles sécrètent et, comme toutes les glandes vasculaires, la glande thyroïde par exemple, l'excès de sécrétion peut avoir une action toxique. Qu'il en soit réellement ainsi, c'est ce que démontrent les expériences de Loisel. Cet auteur a trouvé que les extraits de testicules et plus encore les extraits ovariques, injectés à d'autres animaux, sont toxiques. Les glandes sexuelles, comme toutes les glandes, doivent sécréter. L'accumulation de cette sécrétion peut déterminer des troubles toxiques, ainsi que le prouvent les expériences de Loisel. Nous pouvons dès lors conclure que l'inactivité complète de ces glandes, c'est-à-dire l'abstinence sexuelle totale, doit avoir des effets nuisibles sur la santé en général, ainsi que sur l'état des glandes génitales en particulier. Nous sommes en mesure de confirmer cette opinion par des expériences et par des observations cliniques et anatomo-pathologiques.

Regaud [1] a noté que si l'on prive pendant longtemps les cobayes mâles de tout rapport sexuel, leurs testicules dégénèrent ; le volume de ces glandes diminue considérablement ; ces mêmes animaux montrent,

1. Regaud. Compte rendu de l'Association des Anatomistes, p. 198, 1903.

pendant l'hibernation, des signes de dégénérescence dans l'épithélium des tubes séminifères, et ces signes persistent au printemps si l'abstinence sexuelle demeure totale. Quoique bien nourris, ces animaux n'accusent aucune spermatogénèse.

Regaud conclut en ces termes: « La continence forcée peut donc avoir pour conséquence des modifications importables de l'épithélium séminal. »

Mingazzini[1] a démontré que les femelles d'animaux tenus en captivité et en état d'abstinence sexuelle présentent dans les ovaires des follicules dégénérés, très différents de ceux d'autres femelles vivant en liberté, les constatations étant faites à la même saison.

Les mêmes phénomènes peuvent se produire chez l'homme. Nous remarquons que des hommes qui observent une continence totale pendant une longue période de temps, non pas quelques semaines ou quelques mois, mais des années, voient parfois diminuer le volume de leurs testicules ; malheureusement nous ne possédons pas encore, à ma connaissance du moins, d'examen histologique de glandes sexuelles d'individus qui ont vécu dans l'abstinence complète. Mais une preuve remarquable à l'appui de notre dire nous est fournie par Baldwin qui a trouvé des altérations histologiques dans les ovaires de femmes hystériques, dont un grand nombre étaient vierges ou veuves prématurément.

Naturellement ce n'est là qu'une preuve très indirecte dénuée de la valeur scientifique des observations de Regaud et de Mingazzini.

1. MINGAZZINI. Corpi lutei verie falsi Laboratorio di Anatomia normale delle R Univ. di Roma, 1893, III.

Mais il existe des faits cliniques importants qui semblent démontrer que l'abstinence sexuelle totale peut conduire à l'altération du fonctionnement des glandes sexuelles. Nous avons observé dans plusieurs cas chez l'homme de l'impuissance après une continence prolongée ; cette impuissance disparaît toujours après quelques cohabitations à intervalles réguliers.

Nous arrivons ainsi à cette conclusion que l'usage normal de ces organes, destinés à fonctionner par les lois naturelles, est chose nécessaire et que le mariage est souvent le meilleur remède à l'impuissance.

C'est le mariage seul qui permet l'exercice régulier des fonctions sexuelles ; c'est le meilleur régime hygiénique pour les glandes sexuelles. Le prof. Kisch fait remarquer que les femmes qui mènent une vie sexuelle régulière, et qui sont mères de plusieurs enfants nourris de leur propre lait, demeurent menstruées plus longtemps que les vieilles filles, les veuves prématurées ou les femmes stériles.

Cet auteur déclare, dans son livre sur la vie sexuelle de la femme, que la cohabitation modérément pratiquée a une influence favorable sur le corps et l'esprit de la femme, et qu'elle constitue un excitant pour les différentes fonctions du corps. Voilà qui parle éloquemment en faveur de la vie conjugale.

L'abstinence sexuelle totale peut avoir une influence désastreuse sur le système nerveux et provoquer l'apparition de l'hystérie et de la neurasthénie. On en trouve la démonstration dans ce fait que l'accumulation du sperme chez l'homme ou le gonflement des follicules ovariens chez la femme amène l'excitation du système nerveux et le désir sexuel.

La résistance continuelle à la satisfaction de ce désir

peut conduire à de fâcheuses conséquences pour le système nerveux et les glandes sexuelles.

Une des protagonistes du mouvement pour l'émancipation de la femme en Allemagne, Johanna Elbeskirchen réclame la liberté entière pour les désirs sexuels de la femme et leur satisfaction dans les limites et la nécessité physiologiques.

Nous croyons que, normalement, il y a une certaine différence entre les désirs sexuels de l'homme et de la femme. L'homme, le plus souvent, ne réclame que la satisfaction ; chez la femme il y a en général un motif plus élevé, elle demande de l'amour et refuse la jouissance seule.

Le but final que la nature a poursuivi, c'est la reproduction de l'espèce et elle a donné à chaque sexe des attributs destinés à attirer l'autre sexe. Elle a orné par exemple le paon mâle d'une merveilleuse collection de plumes pour séduire la femelle dont l'aspect est beaucoup plus ordinaire. Chez l'homme, les conditions sont inverses. La beauté est beaucoup plus appréciable chez la femme ; ce sont les charmes de celle-ci qui attirent l'homme, séduit malheureusement plus souvent par l'aspect extérieur, bien éphémère, que par les qualités de l'âme, les seules durables.

Si nous nous soustrayons aux devoirs naturels, nous pouvons nous attirer des indispositions, des maladies et des misères physiques et morales, par suite de la suppression totale des fonctions sexuelles. Il y a évidemment des exceptions ; il existe des femmes et des hommes qui peuvent passer leur vie entière dans la continence absolue, mais ils sont rares. On a fréquemment observé que des femmes mariées tardivement semblent rajeunies après un certain temps de vie conjugale, surtout après leur première grossesse. Ce fait corrobore celui signalé par Kisch que les fonctions sexuelles et les attraits de la jeunesse persistent plus longtemps chez les femmes qui se sont mariées et qui ont eu des enfants que chez les autres. C'est le mariage qui, pour les femmes, constitue la meilleure garantie de leurs charmes et leur fraîcheur. Le mariage, à condition que les époux soient bien assortis, est la meilleure institution de toutes ; il représente un des facteurs les plus importants aptes à prévenir la vieillesse et à maintenir la jeunesse et la vigueur jusqu'à un âge avancé.

Une autre question se pose tout naturellement ici. Que doivent faire ceux qui, pour une raison quelconque, ne peuvent se marier et qui désirent cependant échapper aux inconvénients de la suppression anormale ou de la satisfaction contre nature des fonctions sexuelles ?

Voici quelques conseils à ce sujet.

On évitera par tous les moyens possibles la congestion des organes sexuels. On aura soin d'avoir les garde-robes journalières, la constipation amenant de l'hyperémie des organes abdominaux. Celle-ci peut aussi dépendre d'une nourriture trop riche ou d'une vie sédentaire. On se trouvera bien de l'hydrothérapie froide, sur toute la surface du corps et en particulier sur les organes génitaux. Une bonne purgation tous les cinq à six jours paraît indispensable. On s'interdira la lecture de livres érotiques.

La meilleure sauvegarde contre les désirs sexuels, c'est une vie très occupée, ne laissant aucun loisir pour des pensées oisives. Les jeunes filles et les jeunes veuves se consacreront aux œuvres de charité et autres semblables ; elles se rendront ainsi utiles à leur prochain et ne perdront pas leur temps en folles rêveries. De telles occupations pourront leur procurer des jouissances qu'elles n'auraient peut-être même pas trouvées dans le mariage.

Le plus sûr moyen d'éviter les désirs sexuels, c'est la grande tension cérébrable. Quand l'esprit s'applique à de sérieux problèmes, le sens génésique s'oblitère et nous avons fréquemment observé des gens absorbés par une œuvre scientifique importante, chez qui l'appétit sexuel s'éteignait pendant longtemps ou qui devenaient impuissants.

Notre intention n'est cependant pas de recommander une telle tension d'esprit, qui n'est pas physiologique ; il n'en est pas moins certain qu'un travail intellectuel ne dépassant pas les limites normales et prenant une grande partie de notre temps est le meilleur préventif contre les désirs sexuels et les tempère, sans nuire aux fonctions des glandes génitales.

Nous voyons qu'il existe différents procédés pour modérer les désirs sexuels chez les individus qui ne peuvent les satisfaire, mais la solution la plus naturelle du problème demeure toujours le mariage.

3. — LES AVANTAGES DU MARIAGE

On sait combien sont différentes les opinions sur le mariage. Il est certain cependant qu'il existe un très grand nombre de ménages heureux ; les avantages physiologiques et moraux que présente alors le mariage servent à prolonger notablement la vie. L'amour aide à supporter le malheur : Il n'y a que demi-mal quand le mal est partagé. Les joies procurées par une mutuelle et cordiale sollicitude détournent souvent la maladie. Souvent du reste l'un des conjoints a plus vite fait de remarquer chez l'autre, que celui-ci ne l'aurait fait lui-même, les premiers signes d'une maladie imminente ; ce qui permet parfois de la prévenir. Souvent aussi l'encouragement, l'aide spirituelle d'une épouse fine et affectueuse est pour l'homme extrêmement précieuse sous tous les rapports. Bref, les qualités supplémentaires que trouvent dans un bon mariage deux individus de sexe différent constituent une chose excellente et utile sous tous les rapports et non pas simplement au point de vue d'un commerce sexuel, inoffensif et mesuré, dont nous venons de montrer l'utilité. Ajoutons à cela les joies si nombreuses et si intéressantes que l'on se crée en s'occupant d'enfants qui vous sont chers. La joie éprouvée par les parents au fur et à mesure que leurs enfants grandissent et qu'ils les voient réussir dans les périodes plus avancées de leur vie, contribue beaucoup à leur procurer la sérénité avec ses bienfaisantes conséquences. La vieillesse des grands-parents trouve un adoucissement à ses peines dans le plaisir que leur donnent les petits-enfants. Cornaro, l'auteur célèbre d'un ouvrage sur la vieillesse souvent relu depuis plusieurs siècles, affirmait, étant grand-père, qu'on rajeunit en vivant avec les enfants ou plus généralement avec la jeunesse. L'homme marié, qu'il soit malade ou en bonne santé est beaucoup mieux soigné qu'un garçon et l'on sait combien il est important d'être bien soigné. Dans beaucoup de maladies une épouse affectueuse et intelligente peut parfois rendre plus de services qu'un médecin. Considérons d'une part la vie de restaurant et de taverne du célibataire, de l'autre l'amélioration rapide de la physionomie de l'homme après son mariage, et nous conclurons à l'influence heureuse d'un bon mariage sur la santé et sur la longue durée de la vie. Il garde les individus en particulier des abus sexuels et des excès de boisson. Le mariage est souvent même leur remède souverain. Beaucoup d'états morbides peuvent être favorablement influencés par un mode de vie régularisé par le mariage. Il peut être favorable parfois même à des cardiaques, d'après *Louis Rénon*. Nous tenons à affirmer, qu'il n'y aurait pas un seul mariage malheureux, si les hommes n'étaient pas si irréfléchis et imprudents et si, au lieu de considérer le mariage le plus souvent comme une peine et une charge, ils apportaient plus de circonspection au choix de leur femme.

Le célibat est un inconvénient social, que la civilisation a certainement augmenté, car on ne le trouve pas chez les peuples non civilisés. Chez les vieux Hindous le célibat était puni. Les Parsis de nos jours, qui sont des disciples de Zoroastre considèrent, d'après Du Perron, le célibat comme un péché mortel. D'après Tseng-Ki-Tong, l'auteur d'un ouvrage sur la Chine, paru il y a longtemps à Leipzig, une vieille fille serait considérée en Chine comme un phénomène. En tous cas c'est une injustice criarde de notre société, qu'une jeune fille laide, pourvu qu'elle ait des parents riches, puisse goûter aux joies du mariage, tandis que la plus belle jeune femme, parée de toutes les vertus, est obligée d'expier par un long dépérissement le choix moins judicieux de ses parents.

CHAPITRE IX

HYGIÈNE DE L'ESPRIT

1. — LA VIEILLESSE EST SOUVENT UNE CONSÉQUENCE DES AGITATIONS DE L'AME

Nous avons eu l'occasion d'observer dans l'île de Capri un batelier de 80 ans qui en dépit de son grand âge maniait encore la rame avec vigueur. Comme nous lui demandions à quoi il devait une telle vigueur dans son grand âge, il nous répondit : « sempre allegre » ! Ce « toujours gai » devrait être la devise de notre vie ; car de tous les facteurs de la vieillesse, les troubles de l'esprit, les chagrins et les soucis sont les plus importants. Interrogé sur la cause de sa vigueur après 92 ans, le peintre anglais M. Frithe répondit : No worry and six cigars a day ! (Aucun souci et six cigares par jour). De même M. Famin, l'académicien centenaire, était bien connu à Chartres pour sa gaîté persistante.

Les agitations de l'âme ont souvent de pénibles conséquences et peuvent même entraîner la mort comme l'histoire en rapporte de nombreux exemples. C'est ainsi que Louis de Bourbon mourut brusquement d'épouvante, pendant qu'on exhumait les ossements de son père. Le célèbre anatomiste Vésale dut mourir de frayeur, en découvrant qu'une femme qu'il était sur le point de disséquer, était encore en vie.

Mais il n'y a pas seulement que les chocs moraux désagréables, comme l'angoisse ou l'épouvante, qui soient capables de provoquer pareils phénomènes ; les grandes joies peuvent en être responsables. Il arrive encore maintenant que des gens, apprenant qu'ils viennent de gagner une fortune, tombent morts de leur joie violente. On raconte que la nièce du grand Leibnitz, en découvrant sous le lit de son oncle mort une grosse somme d'or, tomba raide morte. Si elle avait bien hérité de l'or de son oncle, elle n'avait pas hérité de sa philosophie, sans quoi elle aurait évité semblable coup du sort. Ainsi Sophocle dut mourir de joie en apprenant que sa tragédie avait, comme on dirait aujourd'hui « fait le maximum ».

Si heureusement les ébranlements moraux n'entraînent que rarement la mort, plus fréquemment ils sont l'origine de maladies pénibles. C'est très fréquemment à leur suite qu'apparaît une maladie qui dure alors toute la vie, le diabète sucré. Nous avons rapporté deux cas, concernant une jeune femme et une jeune fille, qui jouissaient d'une parfaite santé quand un jour, à la suite d'une émotion violente, apparurent les premiers symptômes d'un diabète grave, auquel toutes deux succombèrent au bout d'un an. *Naunyn* rapporte dans son ouvrage classique sur le diabète que de nombreux cas de cette maladie se déclarèrent après le bombardement de Strasbourg en 1870, comme conséquence de l'angoisse et des frayeurs du siège.

De telles conséquences ne peuvent s'expliquer que par l'action des émotions violentes sur le système nerveux central. Elles excitent les nerfs si importants auxquels est soumise la régulation de la pression sanguine, le sympathique et le pneumogastrique. Par inhibition du grand sympathique survient une vasodilatation des viscères abdominaux où le sang s'accumule. Le cœur et les centres les plus importants de la moelle allongée sont par suite anémiés et la mort peut en être la conséquence.

Ainsi n'agissent à vrai dire que les plus violentes émotions. Le plus souvent il y a simplement excitation du sympathique et augmentation de la pression sanguine, ce qui peut du reste aboutir, sur des cerveaux aux capillaires dégénérés, à une rupture de ces vaisseaux et à l'apoplexie.

Les chagrins et les soucis nous prédisposent aux maladies infectieuses et aux intoxications. Souvent l'appétit disparaît sous leur influence ; il en résulte un état de dénutrition qui diminue notre résistance aux causes nocives. Si les gens à l'esprit toujours serein, vivent longtemps et gardent leur vigueur, nous observons aussi malheureusement trop souvent le contraire : les chagrins et les soucis raccourcissent notre jeunesse. Il arrive assez fréquemment qu'après une angoisse ou une peur violentes les cheveux blanchissent brusquement ; ce fut le cas de l'infortunée Marie-Antoinette. De même, un beau matin, les beaux cheveux noirs d'une de nos cousines de Croatie devinrent gris et finalement blancs comme neige, à l'annonce d'un malheur.

La couleur et la longueur des cheveux sont, comme nous l'avons vu dans le deuxième chapitre de cet ouvrage, sous la dépendance de certaines glandes vasculaires, surtout la thyroïde et les glandes sexuelles. Il est possible que la décoloration des cheveux, qui est un phénomène typique de la vieillesse soit due à l'influence des agitations de l'esprit sur la glande thyroïde. Il n'est pas rare d'observer à la suite de profondes agitations morales une tuméfaction de cet organe ; des émotions violentes et persistantes peuvent même entraîner son hyperactivité, état que traduit la maladie de Basedow et aboutir en fin de compte à son épuisement, à son insuffisance définitive, c'est-à-dire au myxœdème. Des faits analogues s'observent pour les glandes génitales dont on connaît les relations intimes avec la thyroïde. Les mêmes troubles moraux peuvent amener chez l'homme l'impuissance et chez la femme l'arrêt subit de la menstruation. Du reste les émotions mentales d'origine sexuelle entraînent des modifications de la thyroïde. Les anciens Hébreux avaient coutume de palper le cou de la jeune mariée après la nuit de noces, et d'y rechercher la tuméfaction de la thyroïde pour savoir si la défloration avait été accomplie. Ils n'ignoraient pas en effet ce fait physiologique de la tuméfaction thyroïdienne à la suite de la défloration. On l'observe chez les animaux, chez le cerf en rut par exemple et beaucoup de grands peintres ont tenu compte dans leurs tableaux de ce phénomène physiologique.

Souvent aussi les chocs moraux sont à l'origine de l'acromégalie qui est causée comme on le sait par des altérations de l'hypophyse. Cette glande peut donc souffrir parfois de la simple influence des dépressions morales. Dans un des cas qui me sont personnels une condamnation à la prison fut l'origine de l'acromégalie, à laquelle vint encore s'ajouter plus tard le diabète. Des faits semblables ont été observés par Pel.

Des recherches, effectuées par Pawlow sur des

chiens, ont montré que des excitations psychiques provoquent une abondante sécrétion de suc pancréatique. On peut donc admettre l'existence d'un rapport entre les ébranlements de l'esprit et le diabète qui apparaît à la suite des altérations du pancréas.

L'élévation de la pression sanguine, qui survient fréquemment sous l'influence des émotions, est une preuve des modifications qu'elles font subir aux capsules surrénales. Les variations de la pression sanguine hâtent l'apparition de l'artériosclérose. Chez les vieillards dont les surrénales sont le plus souvent hypertrophiées, les émotions seront d'autant plus nuisibles.

Il faut surtout éviter les excitations de l'esprit de cause sexuelle ; les cas de mort subite qu'on peut leur attribuer ne sont pas rares et celle d'un homme d'état fit, il n'y a pas très longtemps, le tour de la presse.

Le foie lui-même peut être atteint par les émotions. L'ictère émotif est bien connu et il n'est pas rare que chez les lithiasiques biliaires un choc moral soit l'origine d'une colique hépatique. Fait plus intéressant encore, les glandes mammaires qui sont en rapport si intime avec les glandes sexuelles sont entraînées parfois dans leur souffrance ; de même après de fortes émotions on peut voir le lait se tarir ou perdre sa bonne qualité, par formation sans doute de substances toxiques. Enlève-t-on à la vache son petit veau, elle se montre irritée et ne donne plus de lait ou le lait qu'elle donne est de très mauvaise qualité. Comme nous visitions un matin une métairie et que nous y trouvions les huit vaches, qu'elle contenait, en train de mugir avec animation, nous en avons trouvé la cause dans ce fait qu'un veau, à qui toutes donnaient à boire et qu'elles devaient considérer chacune comme leur nourrisson, était attaché depuis quelques heures dans un coin de l'étable opposé à leur place et d'où elles ne pouvaient l'apercevoir. La vache a également un « cœur ». Si la phlegmatique vache réagit ainsi à ses impressions, combien plus un homme sensible sera-t-il capable de le faire !

Nous pouvons remarquer journellement de nombreuses personnes qui prennent à cœur toutes sortes d'agitations morales déprimantes, en souffrent beaucoup et vieillissent très rapidement. Nous le voyons sur celles qui ont perdu leur fortune ou un membre de leur famille, surtout chez celles qu'une sentence a déshonorées. Combien ont vieilli de plusieurs années en quelques jours, après leur condamnation, parce que l'honneur, ce bien le plus envié de l'homme, leur a été enlevé.

Nous pouvons conclure de tout ce qui précède, que les agitations morales agissent sur les glandes vasculaires sanguines dont les modifications entraînent la vieillesse. C'est donc de l'état de ces glandes que dépendra l'établissement plus ou moins rapide de la vieillesse.

2. — QUELQUES REMARQUES SUR LA FAÇON D'ÉVITER ET DE TRAITER LA MAUVAISE HUMEUR, LES CHAGRINS ET LES SOUCIS

Il n'y a pas un homme, quelle que soit sa situation sociale, qui soit à l'abri des désillusions et des surprises du sort. La mort d'un membre de sa famille plonge dans un profond chagrin aussi bien le riche que le pauvre. Si nous ne pouvons avoir la prétention d'éviter les causes extérieures de nos malheurs, nous avons cependant le moyen de prévenir au moins leurs conséquences nuisibles et de les limiter. La science nous a donné ce moyen d'affronter le destin et d'être faiblement atteints par les coups qu'il nous porte. C'est par l'excitation du nerf principal des glandes vasculaires, du grand sympathique, que celles-ci réagissent aux affections morales. Nos glandes sont-elles en bon état, elles résisteront facilement à leur action nuisible et elles nous éviteront l'empreinte des profonds chagrins. C'est surtout la volonté et l'intelligence que commandent les glandes sanguines, surtout la thyroïde, et toutes deux sont essentiellement affaiblies chez les personnes atteintes de dégénérescence thyroïdienne. Leur jugement est limité ; il leur manque la faculté de mesurer les causes et de prévoir leurs effets ; aussi sont-elles portées à faire d'une mouche un éléphant. L'événement le plus insignifiant leur réserve les plus gros soucis. La simple contemplation d'un ciel gris, couvert de nuages, suffit à leur donner des idées noires, « the blues » des Anglais.

Le courage est une qualité qui dépend d'un bon état des glandes sexuelles. Nous l'avons considéré comme la qualité masculine par excellence. Il fait complètement défaut aux castrats. Il manque souvent aux vieilles femmes dont les ovaires sont dégénérés ou aux hommes dont les testicules ont subi l'atteinte de débauches soutenues ou de maladies graves. Si un homme n'a pas de volonté, a une intelligence affaiblie et manque de courage, comment pourra-t-il lutter contre les coups du sort et les désillusions ? Il se laissera courber par elles comme un faible roseau ! Tout autrement se conduira l'homme normal, dont les glandes vasculaires sont saines. Il ne se laissera pas abattre par les circonstances ; il leur livrera combat, visière haute et tâchera de leur faire prendre une autre direction qui éloignera leurs risques. Les hommes dont les glandes vasculaires sont dégénérées se laissent commander par les circonstances. Leur volonté, leur intelligence sont affaiblies ; ceux au contraire, qui possèdent une volonté forte et de hautes facultés de penser, dominent toutes choses et se les subordonnent. Chose triste mais vraie : depuis que le monde existe, l'homme subtil a toujours remporté la victoire sur l'homme niais. L'individu au caractère puissant règle les circonstances et ne se laisse pas diriger par elles. Il peut même forcer le bonheur. Pour de tels hommes il n'est pas d'obstacles. Je crois fermement que l'homme avec sa haute intelligence et son esprit volontaire tient dans la main son propre bonheur. Affirmer en se lamentant, que le bonheur n'existe pas, est indigne d'un homme. Tout dans ce monde a une cause, même les échecs d'un plan soigneusement conçu. Tout est soumis à des lois déterminées. Le bonheur et le malheur possèdent également leurs lois. Est heureux généralement celui qui le mérite ; chacun est artisan de son propre malheur. A notre souvenir, il ne nous est jamais encore arrivé de malheur dont nous n'ayons pas été responsable ; seulement nous sommes toujours portés à ne pas nous en apercevoir ; nous préférons accuser le Destin et la Divinité. Mais en réfléchissant bien, nous découvrons une petite faute, une erreur insignifiante, qui nous paraissait très accessoire. Il en est de même lorsque, dans un compte long et compliqué nous oublions un chiffre d'une valeur méprisable : tout l'édifice s'écroule. Comme tout proverbe, celui-ci a un sens profond : Chacun forge son malheur !

Ce sont souvent les désillusions dans nos fonctions ou nos affaires, qui nous causent les plus grosses peines ; ce sont les ambitions déçues qui causent les dépressions morales et les soucis. Mais nous aurions pu éviter tout cela, si nous nous étions consacrés à nos intérêts avec plus de zèle, de constance, d'application, si nous avions surtout déployé plus d'intelligence, pour battre nos adversaires. Avec un peu plus de prévoyance, de précautions et de circonspection, mainte entreprise aurait brillamment réussi. Combien de fois n'a-t-on pas vu une simple distraction causer de durs malheurs ou même provoquer la mort d'un grand nombre de personnes ? L'imprévoyance, la négligence, la légèreté sont des défauts particuliers surtout à ceux dont les glandes thyroïde et sexuelles sont dégénérées. Tous ceux qui sont à même de traiter des personnes au corps thyroïde dégénéré, ou des vieilles filles aux glandes sexuelles dégénérées par la vieillesse ou n'ayant jamais fonctionné, auront l'occasion de remarquer combien ces personnes sont oublieuses et distraites, au point qu'on doit tout leur noter par écrit, même les choses les plus insignifiantes. Il n'est pas étonnant que rien ne leur réussisse.

Pour éloigner de nous les chagrins et les soucis, nous devrons nous attacher surtout à maintenir en bon état nos glandes sanguines dont l'activité tient sous sa dépendance, à n'en pas douter, nos qualités intellectuelles. Nous y arriverons d'abord en observant les préceptes hygiéniques que nous connaissons, ensuite par l'emploi de médicaments tels que l'iode, ou les extraits de glandes thyroïde ou sexuelles. Si nous sommes capables, par l'administration de tablettes thyroïdiennes de faire d'un enfant à l'esprit faible un enfant intelligent (cela est possible même avec des idiots achevés), pourquoi n'arriverions-nous pas à semblable résultat chez un homme âgé dont l'artériosclérose cérébrale a diminué l'intelligence et dont toutes les entreprises font naufrage. Nous avons souvent observé que l'iode et à plus forte raison les extraits thyroïdiens augmentaient l'intelligence même chez des personnes ne manifestant aucun signe d'artériosclérose; il est bien connu que l'iode entraîne une meilleure irrigation des tissus, et par suite du cerveau. La glande thyroïde règle la circulation cérébrale et lorsqu'elle est en activité, le cerveau est mieux irrigué, fait sur lequel *de Cyon* insistait déjà. *Brown-Sequard* a constaté que les extraits testiculaires sont capables d'augmenter la force de pensée, « la vigueur mentale ». Nous avons pu le vérifier sur nous-même et sur un de nos malades à qui nous donnions des extraits ovariens et testiculaires en même temps que des tablettes thyroïdiennes.

Nous espérons avoir réussi à montrer que certaines causes, beaucoup peut-être, de nos excitations morales sont susceptibles d'être écartées de notre route. Mais que dire de la maladie et de la mort? Nous ne pouvons pas croire que la maladie soit une chose tout à fait inévitable. Nous pensons que, comme tout malheur en ce monde, les maladies et souvent même la mort sont notre œuvre. La maladie est souvent causée par des négligences insignifiantes, par un défaut d'hygiène alimentaire; fréquentes sont les maladies de reins à la suite de préjudices minimes qui étaient passés inaperçus et ne se révèlent qu'au bout de nombreuses années. Pourquoi donc maudire Dieu et le monde, alors que nous seuls sommes responsables. Comme le dit *Henle*, la maladie est la conséquence d'influences récentes greffées sur de plus anciennes. Nous parlons ici d'ailleurs de l'agent morbide plutôt que de la maladie elle-même, qui est une réaction bienfaisante de la nature contre les agents nocifs.

Bien des malheurs ne peuvent être prévenus. Mais s'il est atteint d'une pareille infortune, l'homme sage en mesurera froidement la grandeur et la portée et par son énergie empêchera la douleur de le terrasser. Au contraire l'homme sans énergie, ni force d'âme se donnera tout entier à sa douleur et refusera toute consolation. Sa seule ressource est la religion. C'est pourquoi il y a parmi les vieilles femmes tant de dévotes ; il s'agit du reste plus souvent alors de superstition que de religion vraie.

Si nos glandes sanguines sont en bon état, il ne nous sera pas difficile de surmonter les coups du destin ; car elles régissent notre état moral et nous donnent l'intelligence, le jugement et la volonté. L'exercice peut développer ces facultés ; et nous croyons fermement que la volonté peut être entraînée elle-même ; seulement il est nécessaire de commencer très tôt, dans l'enfance, à l'âge où l'état moral peut être pétri en quelque sorte. Dans maintes écoles, surtout dans les écoles religieuses, les enfants apprennent systématiquement à se dominer ; quelquefois même on dépasse la mesure. On pourrait fonder l'éducation sur une base rationnelle scientifique et médicale ; l'on pourrait utiliser pratiquement la grande influence des glandes sanguines sur les qualités intellectuelles et sur la volonté en particulier. A ce point de vue on devrait considérer les conséquences détestables de l'onanisme, si l'on réfléchit combien sont endommagés par sa pratique des organes de grande valeur. Il n'est pas étonnant que chez les onanistes l'intelligence et la volonté soient fortement affaiblies. Il viendra un moment, j'espère, où les professeurs connaîtront aussi bien que les médecins la physiologie de ces glandes vasculaires si précieuses, la thyroïde et les glandes sexuelles surtout. L'hygiène morale devrait être enseignée aussi bien à l'école que dans la famille.

Mais en quoi consiste cette variété d'hygiène? Il est clair, d'après ce qui précède, que toute chose favorable aux glandes sanguines l'est également à l'intelligence. Dès lors un régime approprié est fort important ; ce sera surtout un régime lacto-végétarien, augmenté de quelques œufs et d'une petite quantité de viande. Déjà les différences de caractère qui existent entre les végétariens et ceux qui mangent de la viande démontrent les avantages d'un pareil régime. L'iode, qui active la circulation cérébrale, les extraits thyroïdiens, ovariens et testiculaires, ont une influence favorable sur les qualités de l'esprit.

Si un malheur pénible nous arrive, nous devons prendre des mesures pour paralyser son influence sur l'organisme ; car, sous l'influence des troubles moraux, les glandes vasculaires se mettent à sécréter plus abondamment. La meilleure preuve en est, pour la thyroïde, que c'est le plus souvent à la suite de grands ébranlements moraux qu'apparaît la maladie de Basedow, où la sécrétion thyroïdienne devenue surabondante agit sur l'organisme comme un véritable poison. Aussi devons-nous, pour réprimer nos chagrins et nos soucis, tâcher, comme dans toute auto-intoxication, d'ouvrir toutes les voies d'élimination des toxines, en excitant l'activité de la peau, des reins et de l'intestin. Parfois la nature s'aide elle-même en provoquant, après de violentes émotions, de fortes sueurs ou une abondante excrétion d'urine. S'il n'en est pas ainsi, nous devons imiter la nature et chercher à provoquer ces deux résultats à l'aide des divers moyens sudorifiques, à l'aide d'un bain chaud ou brûlant, ou en ingérant des boissons très chaudes.

Nous devons surtout essayer d'oublier les chagrins et les soucis. Il faut se persuader qu'il est inutile de se créer des douleurs à l'occasion de la mort d'un parent ou d'un ami. Même si nous gardions le deuil pendant 30 ou 50 ans de notre existence, nous ne pourrions rappeler à la vie, ne fut-ce que pour une minute, le mort qui nous est cher. Par contre une heure d'un tel chagrin peut nous vieillir de plusieurs années et creuser notre visage de profonds sillons. Par bonheur la nature s'aide elle-même et donne les larmes à ceux qu'elle n'a pas pourvu d'une virilité, d'une intelligence ou d'une volonté suffisantes ; l'écoulement des larmes diminue la tension de leur cerveau.

Au point de vue de l'hygiène de l'âme, nous aurions beaucoup à apprendre des Chinois. Lorsqu'ils sont en deuil, ils mettent des vêtements d'une blancheur éblouissante et tout dans leur maison, jusqu'au cercueil, est garni de draperies blanches. Au lieu de ces couleurs vivifiantes nous avons adopté le noir désolant et cherchons à paraître aussi sombre que possible. Nous faisons de notre mieux pour nous déprimer le plus que nous pouvons. Nous restons des mois loin de toute société et nous évitons fièrement, obstinément, toute occasion susceptible de distraire et d'égayer notre esprit. Il n'est donc pas étonnant que les conséquences nuisibles de nos chagrins nous atteignent encore plus profondément. La plus hygiénique de nos dispositions de tristesse est encore un beau discours funéraire, s'il est capable de nous arracher des larmes. Rien ne paraît moins hygiénique que de voir une jeune veuve s'habiller de noir et s'envelopper de voiles sombres, éviter toutes les occasions susceptibles de rasséréner son esprit, fuir le théâtre ou le concert et se consacrer longtemps à ses seules peines et à ses lamentations. On trouverait difficilement un meilleur moyen d'entraîner rapidement la vieillesse. Il n'y a heureusement pas beaucoup de pareilles veuves, surtout parmi les jeunes ; il y a naturellement encore moins de veufs.

Nos règles de deuil sont tout à fait contraires à l'hygiène. Nous ne pouvons cependant pas rendre au mort le moindre service. Comme nous risquons par contre de raccourcir notre existence, la période de tristesse, de deuil, devrait être aussi courte que possible. Au lieu de déprimer l'homme encore davantage grâce à des coutumes qui n'ont pas de sens, on devrait au contraire l'égayer. Il existe, il est vrai, beaucoup de gens qui sont loin de prendre aussi tragiquement la tristesse, surtout lorsqu'ils sont d'heureux héritiers. Mais s'il s'agit d'une tristesse, hypocrite comme la plupart de nos conventions sociales, finissons-en au plus tôt !

L'apaisement de l'esprit est la clef qui nous ouvre une longue jeunesse et une longue vie. Par tous les moyens il nous faut veiller à l'oubli rapide des événements fâcheux. Si nous en étions responsables, c'est encore plus vite et plus facilement que nous devrions les oublier. Dans quel but nous ferions-nous de la peine pour une chose passée, s'il ne nous est pas possible de la modifier ? Les beaux-arts, la science peuvent nous apporter aide et consolation, en distrayant nos tristes pensers. Existe-t-il des chagrins et des soucis, aussi grands soient-ils, qui soient capables de persister pendant l'audition d'une des admirables symphonies de Beethoven ou d'un morceau des autres grands classiques, Mozart, Haydn, Bach, Händel, Chopin, Wagner ? Quel est celui qui n'oublie pas toute sa souffrance en présence des tableaux de Velasquez, Rembrandt, Van Dyck ou d'un des admirables portraits féminins de Gainsborough, Fragonard, Reynolds, Romney? Ne trouve-t-on pas une grande consolation dans la lecture d'un Gœthe, d'un Schiller, d'un Lessing ou des vers d'un Horace? L'étude des classiques constitue dans les écoles un guide pratique pour l'hygiène morale. Aussi devrait-on développer de bonne heure chez les enfants l'amour des beaux-arts, de la musique et de la peinture, pour lequel leur esprit est si dispos. Le latin et le grec, les formules algébriques sont vite oubliées ; au contraire le goût pour les beaux-arts est sans cesse éveillé ; ils nous aident plus que toute autre chose à supporter les mauvais moments. Le plus grand but de l'école est d'ennoblir l'esprit de l'enfant. C'est le moyen le plus sûr de donner à l'État de bons serviteurs et le meilleur procédé de prévenir le crime.

On peut estimer heureux ceux qui, d'un cœur désintéressé, se consacrent à la science. On trouve difficilement une plus grande satisfaction que celle qui nous est offerte par l'étude de l'homme et des animaux, par l'observation des admirables dispositions de la nature. La nature est notre meilleure consolatrice. Sommes-nous atteints par une douleur, allons seulement nous promener par un clair soleil à travers les bois ou les prés, magnifiquement parés de leurs fleurs ; nous en reviendrons bien rarement sans consolation. On voit très souvent des personnes qui, en se consacrant exclusivement à la science, y trouvent leur plus grande consolation. Un neurologue en vue, que nous révérons beaucoup pour son savoir indiscuté, passe toute la journée dans son laboratoire. On raconte qu'après l'enterrement de sa femme, il retourna aussitôt dans son cabinet de travail poursuivre ses recherches scientifiques. Depuis que nous le connaissons, son esprit est toujours calme et satisfait ; c'est là à vrai dire un brevet de longue vie. Au contraire l'ambition, l'effort pour gagner les honneurs et la richesse, nous sont profondément nuisibles et raccourcissent l'existence. Combien de politiciens, qui se prodiguent dans les discussions et finissent par devenir ministres, payent leur réussite d'une mort précoce ! Les multiples désillusions d'une telle lutte pour les honneurs, entraînent des variations considérables de la pression sanguine qui peuvent elles-mêmes provoquer l'artériosclérose. Un simple petit discours prononcé avec conviction, peut élever déjà notablement la pression sanguine. On conçoit combien l'élèveront davantage les longs discours et les débats parlementaires. Heureusement la plupart de ces discours ne sont pas empreints toujours de la plus franche conviction. Un peu d'ambition est en quelque sorte un assaisonnement pour la vie ; s'il y en a trop elle constitue un poison. N'oublions pas quelle vérité se dégage des préceptes hindous qui nous conseillent de ne tendre ni vers la richesse, ni vers les honneurs ; car à quoi nous servent-ils, si l'épuisement de la lutte nous entraîne de bonne heure au tombeau. Mieux vaut être un mendiant plein de vie qu'un millionnaire mort.

Maints individus, en présence d'une forte douleur, ne connaissent d'autre issue que la mort et se suicident. La majorité de pareilles gens possède une intelligence médiocre, d'où résulte leur infériorité dans la lutte vitale ; en même temps ils n'ont qu'une faible énergie. Le suicide est plus ou moins une lâcheté de la part de celui qui ne se sent pas suffisamment fort pour supporter la lutte et pour vaincre les préjugés souvent ridicules de ses concitoyens. Or une intelligence diminuée, une volonté affaiblie, la lâcheté sont des défauts qui dépendent souvent d'une dégénérescence des glandes thyroïde ou sexuelles. C'est pourquoi fréquemment les castrats deviennent mélancoliques sur leurs vieux jours et se suicident. Les jeunes filles même dont les ovaires sont malades nourrissent souvent des idées de suicide. On pourrait donc peut-être éviter le suicide en améliorant, par l'hygiène et la thérapeutique, l'état des glandes sexuelles et du corps thyroïde. A vrai dire, la meilleure arme contre le suicide, comme du reste un abri précieux contre toutes les tourmentes morales, c'est encore la foi.

3. — AVANTAGES HYGIÉNIQUES DE L'ESPRIT RELIGIEUX

Une de nos malades, appartenant à la haute aristocratie hollandaise perdit en peu de temps son mari, avec qui elle était mariée depuis 20 ans, et son fils unique, qu'elle affectionnait tous deux par-dessus tout. Nous pensions qu'elle dût être complètement anéantie par ce coup terrible du destin. En interrogeant à ce sujet un des membres de sa famille, nous avons appris qu'elle était restée tout à fait calme et qu'elle avait supporté ce choc terrible pour elle mieux que tous ses proches.

Comme cette dame est, à notre connaissance, depuis des années, une personne croyante, exceptionnellement dévote, nous attribuerions volontiers à ses croyances la façon dont elle a supporté son infortune. Nous avons insisté dans le précédent chapitre sur l'influence nocive des troubles moraux sur l'organisme, surtout sur les glandes vasculaires sanguines et montré qu'ils pouvaient ainsi provoquer non seulement diverses maladies, mais souvent aussi hâter la vieillesse. Ce sont encore les personnes religieuses qui supportent le mieux, comme nous venons de le voir, de pareils coups du destin. Elles acceptent d'abord le sort inévitable et ne murmurent pas contre le Dieu qui le leur a réservé; elles cherchent toute leur consolation dans la Religion. A ce point de vue le prêtre est vraiment un médecin de l'âme.

Le suicide est très rare chez les personnes croyantes, surtout chez les catholiques, car le secours de la religion leur est alors interdit après la mort.

Quelle que soit l'opinion religieuse qu'on professe, il est impossible de nier ce que nous venons d'affirmer. Pour des milliers de nos concitoyens, la religion est sans aucun doute un remède psychique de premier ordre. Nous avons pu fréquemment observer que le calme moral du patient, sa ferme confiance dans l'appui divin qui ne doit pas lui manquer, ont une action très favorable sur le cours de mainte maladie grave.

Le prof. *Eberson*, d'Amsterdam, nous a dit avoir fait de fréquentes constatations analogues sur ses malades. Suivant ce que nous a communiqué le prof. *Charles Beck*, de New-York, les malades religieux supportent mieux l'anesthésie que d'autres; ils ont moins peur et leur activité cardiaque est aussi moins excitée. Tous les maîtres de la médecine depuis longtemps ont remarqué que l'état moral du patient influe considérablement sur le cours de la maladie. Dans le diabète sucré, le prof. *Seegen*, l'a maintes fois observé et rien n'est plus difficile que de faire diminuer la glycosurie du diabétique déprimé. Quel médecin, tant soit peu observateur, pourrait nier cette élémentaire vérité ?

Notre célèbre collègue *Kant* a insisté sur l'influence du moral sur le physique. C'est en se basant sur cette action que *Charcot* a obtenu tant de cures miraculeuses de neurasthéniques et d'hystériques. Comme la religion gouverne l'état moral, elle peut faire valoir son influence dans le même sens ; c'est ce qui a conduit aux pratiques exagérées de « la santé par la prière » de la « Christian Science ». Il est indéniable du reste que de telles pratiques peuvent agir favorablement sur certains cas d'hystérie. Les personnes vraiment religieuses sont en somme dignes d'envie, car leur équilibre moral les rend plus résistantes aux maladies, elles peuvent plus facilement garder la jeunesse et vivre plus longtemps.

Si nous avons cru bon de dire quelques mots sur ce sujet, nous l'avons fait suivant l'exemple d'*Hufeland* qui était un grand médecin et un grand connaisseur d'hommes.

4. — LA MALADIE N'EST QUE L'EXPRESSION DES TENTATIVES CURATRICES DE LA NATURE

Maintes personnes maudissent leur sort, lorsqu'elles sont accablées de douleurs dans leur lit et cependant, si l'on réfléchit, il faut reconnaître que la douleur n'est souvent qu'un adjuvant de la guérison. Très souvent une douleur légère est le premier avertissement, l'indication de quelque dérangement de notre organisme, qu'il est urgent de réparer. Souvent on peut supprimer un mal, par des moyens appropriés, dès son apparition; c'est ce qu'on appelle couper la maladie. Bien peu d'hommes en useraient ou se laisseraient imposer un régime sévère, s'ils n'y étaient contraints par leurs douleurs.

Maintes maladies peuvent être considérées comme graves et raccourcissant la vie du fait même qu'elles ne provoquent chez l'homme aucune souffrance et endorment l'homme dans l'insouciance. Beaucoup de diabétiques vivraient plus longtemps si des douleurs venaient, en les tourmentant, leur rappeler la nécessité d'un traitement régulier et d'un régime sévère. La douleur est utile à l'homme.

D'autres symptômes pénibles des maladies doivent être considérés comme l'expression de l'effort tenté par la nature pour la guérison. Lorsque quelqu'un a absorbé une nourriture de mauvaise qualité, la nature s'efforce de l'éliminer en provoquant la diarrhée. Il n'y a pas de danger qu'un glouton continue longtemps à se ruiner l'estomac; il perd en effet l'appétit et son estomac importuné n'aspire qu'au repos. Heureux aussi, si l'organe surchargé vient s'aider lui-même en provoquant le vomissement. Lorsqu'un goutteux a son attaque, il sue abondamment et se délivre ainsi de substances nuisibles. Une fois la maladie terminée au contraire, on a parfois après la convalescence une telle sensation de fraîcheur, que les Grecs disaient non sans raison : « το παθὸς ἰατρος ἐςτι ».

La maladie, nous pouvons parfois nous en rendre compte, peut être un moyen de guérison directe. Quelqu'un de très gros devient-il diabétique (c'est dans ce cas habituellement la forme légère du diabète qui apparaît), il a dès lors beaucoup plus de chances de vivre longtemps. Nous avons observé une Américaine, qui pesait 162 kilogs ; elle devint légèrement diabétique et ce ne lui fut guère nuisible car elle maigrit de ce fait et elle est certainement capable de vivre plus longtemps que si son obésité avait pris de plus fortes proportions.

Nous avons déjà montré que la fièvre représente un effort de l'organisme vers la guérison ; il en est de même nous l'avons vu de certaines maladies de peau. C'est ainsi qu'un syphilitique, qui a des éruptions cutanées étendues ou d'autres localisations extérieures de son mal, est plus à l'abri des complications nerveuses de cette maladie que celui dont l'infection n'a jamais eu de manifestations extérieures.

Nous voyons donc que ce que nous appelons la maladie n'est pas autre chose qu'un effort de la Nature vers la guérison, une sorte de réaction de défense contre les causes nocives. La maladie proprement dite existe déjà depuis longtemps, à partir du moment où l'ennemi envahisseur a fait son entrée dans l'organisme. De cet instant initial à celui qui voit apparaître la réaction organique qui caractérise en fait la maladie, il peut s'écouler souvent un long intervalle, parfois de quelques années, comme dans la lèpre et la maladie du sommeil. Le plus rationnel serait évidemment d'intervenir dès le début, au moment où l'ennemi n'est pas encore ancré dans la place. Malheureusement les signes qui annoncent sa présence ne sont pas encore suffisamment évidents. Ce peuvent être de légers maux de tête, de l'anorexie, de la lassitude, de l'abattement; ce sont, on le voit, des symptômes vagues; il est cependant indispensable de les surveiller. Il ne faut pas mépriser les plus légers symptômes morbides, surtout chez les enfants; c'est pourquoi il serait nécessaire d'appeler là-dessus l'attention des parents et des maîtres. Combien de vies humaines pourraient ainsi être épargnées.

Pour dépister les manifestations les plus légères d'une maladie prochaine, il faudrait pouvoir étudier suffisamment chez un homme, ce qui le différencie d'un individu normal. La science qui nous enseigne les fonctions des organes normaux, devrait être encore plus appréciée qu'elle ne l'est; la physiologie devrait être la base de tout raisonnement médical et de toute thérapeutique. Les Chinois, qui nous sont de beaucoup supérieurs en logique, n'honorent leur médecin qu'autant qu'ils sont en bonne santé; chaque famille devrait avoir son médecin qui examinerait régulièrement tous ses membres, surtout les enfants, car c'est le seul moyen de dépister les premières différences qui feront du sujet normal un sujet malade. La prophylaxie des maladies devrait commander toute notre thérapeutique.

Pour que le médecin soit un véritable serviteur de la Nature, il devrait toujours la suivre pas à pas dans les efforts qu'elle fait pour atteindre la guérison. La réaction naturelle de défense contre les substances nocives est-elle trop faible, on doit la relever par des médicaments appropriés. Si, à la suite d'ingestion d'aliments avariés, une diarrhée survient, gardons-nous bien de l'arrêter, ce serait enfermer le loup dans la bergerie. Tout au contraire, il faut imiter la nature et donner un purgatif. Si quelqu'un, après un refroidissement ou pendant une attaque de goutte, se met à suer abondamment il serait certainement illogique d'arrêter cette sueur bienfaisante ; il serait préférable d'utiliser un médicament sudorifique tel que le salicylate. Cette réaction au contraire est-elle trop violente, comme chez une jeune fille dont l'activité thyroïdienne est considérable et qui au cours d'une typhoïde a une élévation thermique trop élevée et dangereuse, le médecin a le devoir de refréner la réaction en donnant à la malade les antipyrétiques appropriés.

Les détails qui précèdent nous portent à penser que les symptômes morbides, autrement dit ce que nous convenons d'appeler la maladie, comme du reste d'autres prétendus maux, sont utiles à la conservation de l'espèce humaine.

5. — CONSEILS HYGIÉNIQUES POUR CEUX QUI FONT UN TRAVAIL INTELLECTUEL PÉNIBLE

Les savants ont souvent une mauvaise mine, souffrent souvent des nerfs, de l'estomac, de l'intestin ; ce sont souvent aussi des constipés chroniques. Un grand travail intellectuel fait affluer au cerveau une plus grande quantité de sang, qui naturellement fait défaut à d'autres organes, ce qui provoque une sécrétion moindre de suc gastrique et une diminution de l'appétit. On devrait autant que possible interrompre tout travail intellectuel une heure avant le repas. L'afflux du sang au cerveau gêne le sommeil. Aussi l'on devrait éviter toute préoccupation cérébrale une ou deux heures avant d'aller se coucher ; la lecture au lit est particulièrement nuisible.

Après une bonne nuit, le cerveau, suffisamment reposé, peut se remettre au travail dans de meilleures conditions. Aussi les heures matinales sont-elles les plus propres au travail intellectuel. Ce sont d'ailleurs les heures les plus tranquilles. Je travaille moi-même de préférence le matin, de 5 à 8, surtout l'hiver, car la promenade n'est guère possible à ces heures-là en cette saison.

Nous avons précédemment fait remarquer que les organes les plus irrigués sont ceux qui deviennent le plus aisément artérioscléreux ; c'est pourquoi, le travail intellectuel intense entraîne fréquemment la sclérose des vaisseaux cérébraux, surtout quand on a l'habitude de fumer et de boire. La boisson ne fait que nuire à la qualité du travail. Dans les conditions normales les intellectuels peuvent devenir très vieux ; nous en avons de nombreux exemples ; les plus célèbres sont ceux d'Hippocrate, Démocrite, Platon, Plutarque, Leibnitz, Newton, Galilée, Michel-Ange, Carlyle... etc. Socrate composa ses Panathénées à 94 ans ; le célèbre Hufeland publia la 5e édition de sa Macrobiotique, à un âge très avancé ; Gœthe conserva toujours intact son génie créateur. Récemment j'ai reçu d'un de mes collègues anglais, âgé de 80 ans, un très remarquable ouvrage sur le diabète, qu'il vient de publier.

Sauf de rares exceptions, les plus grands esprits, qui atteignirent un âge avancé, avaient mené une vie mesurée, au point de vue physique et même intellectuel. Celui qui vivrait aussi hygiéniquement que Newton, pourrait, même avec une constitution faible, devenir très vieux comme lui. Il mangeait en effet très peu, n'avait aucune passion et ne travaillait jamais jusqu'à la fatigue. Travailler avec mesure, se reposer à temps, c'est là le premier commandement de l'hygiène spirituelle. Le cerveau, plus encore que tout autre organe a besoin de repos. On ne devrait pas travailler plusieurs heures sans interruption.

Nous recommandons fort d'aller se coucher vers 10 ou 11 heures, de se lever entre 5 et 6 h. 1/2, et, sitôt après s'être un peu rafraîchi, de se mettre au travail. On peut déjeuner vers huit heures ; une promenade devrait suivre avant de recommencer la besogne. Celle-ci doit être interrompue une heure avant le déjeuner et ne doit être reprise qu'une heure après. A la saison chaude il est préférable de travailler dans un jardin ou dans un bois, dès que la nature du travail le permet. On cessera une heure avant le repas du soir ; après quoi on ne fera plus rien que se promener, comme on doit le faire si possible avant le repas. Le plein air est très favorable aux travaux intellectuels ; la forêt, les champs excitent la pensée ; si le soleil n'est pas trop chaud on peut s'y exposer durant le travail. Il faut cependant se garantir les yeux, et ombrager le papier ou le livre. L'ensemble, créé par le soleil, l'air pur et le travail de l'esprit, est des plus agréable et des plus précieux. Les laboratoires et les bibliothèques devraient être largement ouverts à l'air et à la lumière.

En hiver, fréquentons pour nous distraire nos amis, le monde, les concerts les théâtres ; en toute saison il est bon de passer le dimanche à la campagne. Il est nécessaire de suivre les prescriptions générales d'hygiène ; pour ce qui est du régime, il serait bon, pendant les grands travaux intellectuels, de renoncer à la viande et d'adopter le régime végétarien complété d'œufs et de laitages. En tous cas on doit éviter un régime carné abondant ; il rend l'esprit lourd et paresseux et provoque le désir de l'alcool, du tabac, du café et d'autres excitants nuisibles, dont on ne sent nullement le besoin avec un régime végétarien.

La régularité et la mesure permettent au travailleur intellectuel d'espérer une longue vie et le protègent contre l'écroulement précoce de ses facultés. Celui-ci peut d'ailleurs survenir dans les jeunes années. Bœrhave en cite deux exemples : « J'ai connu un jeune homme qui savait tout, qui était un véritable puits de science ; il atteignit à peine 25 ans. Un autre, qui travaillait nuit et jour avec une ardeur d'abeille, mourut de langueur à 19 ans, sans autre symptôme morbide. » De même que les savants et les littérateurs, le médecin dont la tension d'esprit est continuelle, doit particulièrement se surveiller. Les efforts qu'il fait pour prolonger la vie des autres raccourcissent la sienne, — ô ironie du sort ! — Peu de métiers exigent autant de réflexion que la médecine. D'ailleurs les médecins sont constamment exposés à la contagion ; comme la tension de leur esprit nuit à leur santé et diminue leur résistance, ils feront bien d'éviter toutes les influences nocives et en particulier tous les déréglements.

CHAPITRE X

TRAITEMENT DE LA VIEILLESSE

1. — TRAITEMENT MÉDICAMENTEUX DE LA VIEILLESSE

On peut souvent remarquer que les personnes utilisant l'arsenic dans un but médical ou autre ont un aspect plus jeune et plus frais. Nous avons vu nous-même disparaître ou s'atténuer, grâce à ce médicament, chez certaines personnes, les rides du visage. L'arsenic occasionne en effet un apport de graisse dans le tissu sous-cutané. Or, chez les personnes âgées, c'est à la diminution de cette graisse cutanée qu'est due l'apparition des rides ; celles-ci sont donc passibles d'un traitement arsenical. Il est remarquable que les mangeurs d'arsenic atteignent souvent un âge avancé et supportent légèrement les plus grandes fatigues. Ils gravissent habilement même dans leur vieillesse les montagnes de leur pays. Ils sont indifférents à toute fatigue physique. L'arsenic peut agir de deux façons : il permet d'exécuter des travaux pénibles et donne à la peau une couleur plus fraîche.

Maintes dames, maintes actrices renommées ont absorbé régulièrement jusque dans leur vieillesse des quantités considérables d'arsenic. Un cas intéressant à ce sujet fut porté devant un tribunal autrichien, il y a quelques années : Une servante, par ressentiment, voulut empoisonner lentement sa maîtresse ; aussi mélangeait-elle à la nourriture de petites quantités d'arsenic. Au lieu d'en être incommodée, la dame devint de jour en jour plus belle. Furieuse, la servante essaya des doses incomparablement plus fortes ; des symptômes d'intoxication, enfin apparus, démasquèrent la servante.

Les animaux, en particulier les chevaux, prennent un aspect plus avantageux quand on leur donne de l'arsenic ; c'est un procédé cher aux maquignons.

L'arsenic et l'iode existent en assez grandes quantités dans notre corps et y jouent un rôle capital dans la nutrition. Comme l'ont montré *Gauthier* et *Bertrand* le corps thyroïde contient de grandes quantités d'arsenic qui peuvent passer dans le lait. Lorsque ces substances diminuent, comme c'est le cas pour l'iode dans la vieillesse (*Baumann* et *Jollin*), on doit les introduire artificiellement dans l'organisme. Ce n'est pas le cas cependant pour les personnes très âgées, chez qui l'arsenic agit plutôt comme un poison. Il est surtout utile à combattre une vieillesse trop rapide et à rajeunir la physionomie. Comme le fer, l'arsenic agit sur la constitution du sang ; aussi son emploi est-il indiqué en particulier chez les femmes qui vieillissent. La meilleure façon d'utiliser l'arsenic est donc de l'employer en combinaison avec le fer, sous la forme naturelle des eaux minérales (La Bourboule ; Val sinestra ; Levico-Roncegno-Güberquelle), qui agissent de façon surprenante sur les femmes. Après ce traitement des femmes plutôt fanées reprennent une physionomie plus fraîche et une certaine corpulence. L'arsenic et le fer sont d'après moi de véritables spécifiques féminins ; c'est peut-être le fait d'une action spéciale de ces deux corps sur les ovaires. On sait que la chlorose, comme l'ont montré *Dalché, Noorden,* est due à des altérations ovariennes. Il est donc probable que le fer et l'arsenic, prescrits dans cette maladie, agissent sur les ovaires, qui, nous le savons, ont eux-mêmes une influence sur la composition du sang.

D'une cure ainsi combinée nous avons obtenu d'excellents résultats chez des femmes de 30 à 50 ans que nous soumettions encore aux bains de boue de Carlsbad très riches en fer. Chez des femmes plus âgées, ayant dépassé l'âge de la ménopause, et qui par conséquent avaient leurs ovaires dégénérés, l'action de cette cure fut moins remarquable.

Comme *Sajous* l'a montré, l'arsenic agit surtout sur les capsules surrénales ; c'est à cela qu'il faut attribuer les pigmentations cutanées qui apparaissent après l'absorption de doses considérables ou longtemps maintenues. Avec de petites doses, nous avons observé une augmentation de la pression sanguine, analogue à celle que provoque l'adrénaline. Les extraits thyroïdiens ont une action justement opposée ; c'est pourquoi on réagit contre l'absorption de fortes doses de ces extraits en y ajoutant un peu d'arsenic. Nous employons nous-même de préférence à l'arsenic l'adrénaline.

Dans le traitement de la neurasthénie et de l'hystérie qui sont fréquemment causées par des altérations de glandes sexuelles, l'arsenic et le fer donnent aussi de bons résultats. Leur usage, joint au traitement local, est très utile dans les cas de gonorrhée chronique avec prostatite.

Plus actives que les eaux arsenicales sus-nommées sont les solutions arsenicales diverses, telles que la

Liqueur de Fowler, l'atoxyl, les cacodylates, le métharsinate, etc., qui par suite doivent être pris à doses beaucoup moindres. En employant ces préparations, nous avons observé quelquefois, dans des cas où elles étaient associées au régime lacto-végétarien, l'arrêt de la chute et la repousse des cheveux. Dans tous les cas on doit commencer par de petites doses et aller en augmentant progressivement. De même la cure arsenicale, après 8 à 10 jours, doit être interrompue un certain temps. L'usage des eaux minérales arsenicales peut durer de 4 à 6 semaines. Il est bon de commencer par de petites doses (une cuillerée à bouche tous les jours) ; peu à peu on peut arriver à 5 ou 6 cuillerées à bouche, après quoi on rediminue lentement la dose quotidienne. On peut associer à ce traitement la préparation d'extraits thyroïdiens, ovariens ou testiculaires. Ce traitement est surtout indiqué quand on prévoit et qu'on veut prévenir une vieillesse précoce.

L'emploi du fer contre la vieillesse est justifié par ce fait que le fer excite les organes hématopoïétiques. Ceux-ci, la moelle des os et les glandes vasculaires dont ils dépendent, la thyroïde et les ovaires, dégénèrent progressivement à mesure que la vieillesse approche. Puisque le fer agit vraisemblablement par l'entremise des ovaires, l'iode par celle du corps thyroïde, il pourrait en résulter que le fer n'ait plus aucune action à un âge très avancé, en raison de la dégénérescence absolue de ces glandes. L'amélioration de la chlorose par ces moyens est due en effet à l'action du médicament sur les ovaires qui jouent dans l'apparition de cette maladie un rôle important. Les bains de boues ferrugineuses améliorent la chlorose de la même façon.

Chez les prostatiques et les impuissants, nous avons l'habitude d'ordonner de préférence des eaux minérales ferrugineuses et arsenicales, combinées aux bains de boue et de fixer un régime lacto-végétarien riche en céréales. Les eaux minérales de Forges, Spa, Franzensbad... etc., sont à recommander. Plus utiles sont naturellement celles qui contiennent en même temps de l'arsenic. *Grawitz* conseille le fer réduit ou les solutions de perchlorure de fer. Les pilules de Blaud sont un médicament approuvé depuis longtemps. D'après *Bunge* le fer non organique n'augmente la quantité d'hémoglobine que si les aliments contiennent en abondance du fer en combinaison organique. La meilleure préparation de fer est certainement le sang lui-même, dont nous parlerons plus tard.

Nous avons appris à considérer l'augmentation du tissu conjonctif et du tissu graisseux comme une manifestation anatomique typique de la vieillesse. Un moyen de lutter contre cette formation exagérée c'est l'iode, qui était employé dans les cirrhoses hépatiques et rénales. D'après *Heinz* les préparations iodées empêchent l'accroissement du tissu conjonctif, rendent les parois vasculaires plus perméables aux leucocytes et augmentent leur souplesse. L'iode est, on le sait, le principe essentiel de la glande thyroïde. Plus elle contient de substance colloïde, plus elle contient d'iode. Celui-ci existe en quantité insignifiante chez l'enfant, il augmente ensuite pour rediminuer dans la vieillesse. C'est pourquoi l'appauvrissement en iode de la thyroïde dans la vieillesse doit être combattu rationnellement par un traitement iodé. *Garnier* a constaté sur l'animal une augmentation de substance colloïde sous l'influence de quantités déterminées d'iodure de sodium ingéré ; *Blum*, *Baumaun*, *Kocher* et *Aschbacher* ont également constaté l'augmentation du contenu iodé de la thyroïde. Si on donne de grandes quantités du médicament, on peut voir survenir, après une hyperactivité thyroïdienne, une diminution ou même un défaut de substance colloïde. Souvent encore on peut voir apparaître une importante hypertrophie thyroïdienne accompagnée de tous les autres symptômes de la maladie de Basedow ; c'est là une preuve certaine de l'action excitante exercée par l'iode sur l'activité thyroïdienne. Dans certains cas même de maladies de Basedow guéries, l'administration d'iode a pu amener des rechutes. Il va sans dire que l'iode donnera toujours les meilleurs résultats dans les cas où la thyroïde est altérée par la syphilis ou d'autres maladies infectieuses.

Les extraits thyroïdiens ont une action analogue à celle de l'iode ; tous deux peuvent provoquer une vaso-dilatation et, surtout l'extrait thyroïdien, une diminution de la pression sanguine et de la viscosité du sang. C'est pourquoi l'iode est employé avec succès dans l'artériosclérose qui se développe comme on sait chez la plupart des hommes après 50 ans, souvent plus tôt. Nous avons remarqué que les personnes que nous avions mises au traitement iodé, avaient au bout de quelque temps une physionomie plus fraîche. Le Dr Gibson en a également fait l'observation. Nous soignons en ce moment un homme de 58 ans qui eut il y a 6 ans une hémorragie de l'œil droit et fut soigné alors par Fuchs, de Vienne. Il avait tous les symptômes de l'artériosclérose. Il niait avoir eu la vérole et nous n'avons pu constater en effet aucun signe d'une contagion récente, ce qui n'écarte nullement la possibilité d'une syphilis ancienne. Le traitement iodé fit merveille et changea complètement l'aspect du malade. Il continue de prendre de l'iode par intervalle depuis six ans et en dépit de ses cinquante-huit ans sa physionomie est florissante, juvénile. Il y a quelques mois il a épousé une jeune femme de dix-huit ans.

On donnera l'iode de préférence sous forme d'iodure de sodium. En raison de leur commodité, on préfère actuellement les préparations de saïodine, d'iodeglidine, d'iodipine, qui sont supportées en grande quantité par les malades sans généralement les incommoder. Comme pour l'arsenic il est bon d'interrompre de temps en temps l'usage du médicament. *Claude Bernard* a constaté que l'iode pénètre rapidement dans l'organisme, mais ne s'en sépare que très lentement.

Chez maintes personnes, l'iode entraîne, déjà en petites quantités, des symptômes d'iodisme. Nous l'avons remarqué principalement chez des sujets qui venaient de suivre un traitement thyroïdien, ou qui étaient encore jeunes, ou dont l'état général excellent laissait supposer une activité thyroïdienne normale.

Depuis cinq ans, nous prenons nous-même dans un but expérimental et par intervalles des tablettes thyroïdiennes. Pour vérifier si ces dernières provoquent des réactions semblables à celles de l'iode, nous avons pris régulièrement pendant cinq jours, après le repas, une tablette d'iodeglidine. Déjà après la quatrième tablette nous avons eu un fort coryza et sur le visage et la poitrine apparurent des boutons que la cinquième tablette ne fit qu'augmenter. Nous expliquons ces accidents par ce fait que nous venions de suivre un traitement thyroïdien. Ayant recommencé la même expérience en laissant un long intervalle entre les deux traitements, nous n'avons pas vu reparaître les accidents. Nous croyons que l'iode aussi agit favorablement sur l'élimination de certains poisons tels que le mercure.

L'iode possède une action bienfaisante à condition d'être employé raisonnablement et à petites doses ; comme il agit par l'entremise de la glande thyroïde, à petites doses il excite son activité ; les grandes doses l'épuisent et l'on obtient une action opposée à celle que l'on désire. Maintes personnes, après avoir pris de petites quantités d'iode, ont des symptômes d'une vive hyperactivité thyroïdienne ; on peut l'expliquer par l'existence déjà normalement d'une glande thyroïde très active.

Le fer, l'iode et l'arsenic (Gauthier, Bertrand) sont trois éléments constitutifs importants de l'organisme auquel ils sont apportés de l'extérieur ; le corps thyroïde de l'enfant ne contient en effet que fort peu d'iode ; nous l'introduisons donc peu à peu par les aliments. Une preuve en est que les herbivores possèdent une glande thyroïde riche en iode, surtout les moutons américains qui, dans les gros pâturages du Texas, atteignent parfois des proportions colossales. En tous cas un régime végétarien est tout à fait recommandable quand il contient de l'iode et du fer.

En somme, l'arsenic est un médicament capable de guérir et de prévenir la vieillesse. Il en est de même, du fer, surtout chez la femme. L'iode n'est qu'un moyen curatif de la vieillesse, car il redonne au corps thyroïde dégénéré par l'âge une activité nouvelle et améliore la circulation. Il permet donc d'éviter l'artériosclérose ou de l'influencer très favorablement, quand elle existe.

2. — PROPHYLAXIE ET TRAITEMENT DE LA VIEILLESSE PAR L'ORGANOTHÉRAPIE

Il y a 22 ans, lorsque parurent les premiers travaux sur les résultats merveilleux obtenus avec les extraits thyroïdiens du mouton, on les accueillit avec autant de scepticisme qu'on en accorde aux cures miraculeuses. Le même sort serait réservé à mes affirmations de la possibilité d'un traitement opothérapique de la vieillesse, si je n'avais pour les appuyer toute une série de preuves et en particulier les résultats qu'en ont obtenu les auteurs les plus éminents. Déjà le fait que le corps thyroïde dégénère peu à peu avec l'âge, que sa teneur en iode diminue, les ressemblances qui existent entre la vieillesse et les dégénérescences thyroïdiennes en général, sont en faveur d'un traitement thyroïdien de la vieillesse.

Dans le myxœdème, nous pouvons obtenir une sensible amélioration, en instituant ce traitement. Pourquoi ne serait-il pas efficace chez les personnes dont les glandes ont été altérées non par la maladie mais par l'âge. C'est d'autant plus logique que la vieillesse et le myxœdème ont des signes cliniques communs. *Murray, H. Mackenzie, Hertoghe, Laache*, etc., à qui nous devons presque toutes nos connaissances sur le myxœdème, ont observé que des personnes âgées atteintes de cette maladie, prenaient un aspect beaucoup plus jeune après avoir suivi un traitement thyroïdien. Beaucoup paraissaient avoir rajeuni de dix à vingt ans. Nous avons fait la même observation sur certains de nos malades myxœdémateux, obèses, ou artérioscléreux. Dans le cas de vieillesse prématurée, nous avons obtenu les meilleurs résultats.

Les préparations thyroïdiennes agissent d'autant mieux que le corps thyroïde est en meilleur état ; s'il est dégénéré leur action est moins prononcée, elle peut être nulle. C'est pourquoi il est impossible de garder vivants, avec de simples tablettes de corps thyroïde, des animaux éthyroïdés.

Le traitement thyroïdien n'est guère indiqué à partir d'un très grand âge ; il est au contraire profitable encore à des personnes de soixante-dix à quatre-vingts ans, dont la thyroïde conserve encore des parties actives. On peut apprécier l'état de cet organe d'après celui des fonctions qu'il gouverne : intelligence, mémoire, activité de la peau, de l'intestin et des reins. La constitution chimique de l'urine, sa quantité, sa concentration, sa teneur en acide urique et en sel, sont encore utiles à connaître. Il n'est pas forcé du reste que chaque personne de soixante à soixante-cinq ans ait des signes de dégénérescence thyroïdienne. On a pu trouver des corps thyroïdes peu changés à l'autopsie de gens plus âgés.

Le traitement par les extraits thyroïdiens ayant pour but d'exciter l'activité des parties intactes du corps thyroïde, son emploi n'est guère indiqué dans la jeunesse. Dans la vieillesse, véritable auto-intoxication chronique, il augmente le pouvoir excréteur de la peau, de l'intestin et des reins ; il augmente la production de chaleur ce qui n'est pas inutile aux vieilles gens ; enfin il relève la nutrition générale.

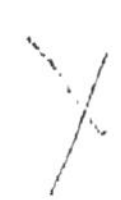

Pour mieux établir l'action favorable des extraits thyroïdiens, Murray, Hertoghe, Oppenheim, Laache, Vetlesen, etc., ont publié des photographies de myxœdémateux avant et après le traitement. Tous paraissent avoir rajeuni. Ces auteurs, comme d'ailleurs aussi

Ewald, Mackenzie, notent qu'après le traitement des gens aux cheveux gris ou des chauves avaient recouvré des cheveux noirs; ceci paraît être un conte; c'est cependant un fait bien connu des observateurs. Nous avons vu sur nous-même, après ce traitement, les cheveux grisonnants à l'endroit de la raie tomber et faire place bientôt à des cheveux noirs. Nous avons vu dans le service du Dr Mackenzie, à Londres, deux cas bien intéressants: Une femme à laquelle on n'aurait donné que quarante-deux ans avait cependant soixante-cinq ans ; mais elle prenait depuis plusieurs années des tablettes thyroïdiennes. Une autre femme, qui avait suivi le même traitement, était âgée de quarante-deux ans et paraissait cependant au moins dix ans plus jeune. Récemment, nous avons vu dans le service du Dr Gibson, à Édimbourg, une vieille myxœdémateuse de soixante-douze ans, qui prenait des tablettes depuis vingt ans et paraissait avoir au plus soixante ans. Après une telle cure, les traits s'accusent davantage et deviennent plus fins ; le poids diminue ; la peau devient humide ; l'urine augmente de quantité et l'intestin paresseux retrouve son activité. L'agilité de ces personnes est considérablement augmentée ; elles ne pouvaient auparavant marcher plus de dix minutes sans fatigue ; elles escaladeraient maintenant des montagnes et se sentent revivre, suivant leur propre expression. Leur état mental est certainement aussi amélioré, leur mémoire devient plus fidèle ; leur intelligence est plus grande. *Dürig* a observé le contraire chez un malade à qui il avait donné de fortes doses d'antithyroïdine de Mœbius. Il vit survenir alors une timidité absolue, un affaiblissement de la mémoire, de la paresse intellectuelle, et cet état dura plus de quinze jours après la suppression du médicament. Nous avons observé semblable chose, à un degré moindre, chez quelques malades dont nous avons traité par le même moyen le diabète, du reste avec succès. Si donc l'opothérapie thyroïdienne améliore l'intelligence, si d'autre part l'antithyroïdine la diminue, c'est là une preuve formelle de ce que nous affirmions au chapitre IV : l'intelligence est commandée par la sécrétion thyroïdienne.

Le moment le plus propice pour commencer le traitement me paraît être l'apparition de l'obésité qui est l'une des premières manifestations de la vieillesse. Plus celle-ci avance, plus les signes d'insuffisance thyroïdienne se prononcent, plus les doses à employer seront fortes. Dans les cas légers, chez des individus assez jeunes encore, une tablette par jour est suffisante ; on en donnera deux chez les gens plus âgés. Des doses trop fortes peuvent être nocives ; il en est de même des faibles doses longtemps maintenues. C'est pourquoi tout traitement thyroïdien doit être interrompu tous les huit à dix jours par des intervalles d'égale durée. Au cas de sénilité prononcée on peut absorber plus de deux tablettes par jour ; mais alors il faut après un traitement de trois à quatre semaines l'interrompre pendant une semaine au moins. Il est d'ailleurs impossible de schématiser une pareille cure qui dépend de chaque cas en particulier. L'essentiel est de donner juste ce qu'il faut. Si nous n'en donnons pas assez, nous n'aurons aucun résultat bien net ; si nous en donnons trop, nous risquons de provoquer une hyperactivité nuisible à l'organisme.

Une telle cure ne peut être prescrite que par des médecins expérimentés, connaissant bien la physiologie et la pathologie du corps thyroïde. Il faut surveiller sans cesse le cœur et le pouls et cesser le traitement dès que le nombre des pulsations atteint 90. A mon avis, un traitement thyroïdien avec de petites doses, entrecoupé d'intervalles suffisants, contrôlé enfin par l'examen fréquent du cœur, du pouls et des urines, est absolument inoffensif. Il est à éviter chez des sujets atteints déjà de tachycardie. On pourrait étudier préalablement le malade, en recherchant sur lui l'action de quelques tablettes iodées, telle que le saïodine, l'iodeglidine. Si quelques tablettes provoquent des accidents d'iodisme, c'est une preuve de grande activité thyroïdienne et la cure doit être rejetée.

Nous n'avons jamais compris pourquoi, à cause de l'imprudence de quelques femmes, habituées à user d'elles-mêmes, sans conseil médical, des tablettes thyroïdiennes de qualité souvent douteuse, et qui en furent intoxiquées, on a repoussé pendant des années l'emploi d'un médicament qui est l'un des plus puissants de notre pharmacopée, qui n'est du reste pas si riche. Des milliers d'hommes doivent-ils s'abstenir de vin sous prétexte que quelques ivrognes en sont intoxiqués?

Avec des quantités trop grandes ou de faibles quantités trop longtemps maintenues on obtient exactement le contraire de ce que l'on désire. Nous avons constaté sur nous-même, après une absorption prolongée de deux tablettes par jour, une augmentation de poids de deux kilogs. Dès qu'on cesse une cure trop longue, une amélioration se fait immédiatement sentir. Les substances de l'extrait thyroïdien s'accumulent dans l'organisme, en particulier dans le corps thyroïde et n'en manifestent leur influence que longtemps parfois après la cessation de la cure.

Une série d'observations cliniques et expérimentales nous expliquent l'action nocive de fortes doses; elles produisent en effet une hyperactivité thyroïdienne, parfois même des symptômes basedowiens, qui peuvent être suivis de myxœdème. *Christiani*, de Berne, ayant transplanté chez des animaux à thyroïde saine une thyroïde d'un autre animal, obtint une dégénérescence de la première. *Walter Edmunds* nourrissait des chiens et des singes avec de grandes quantités de corps thyroïde; il obtenait ainsi dans le système nerveux central des lésions analogues à celles provoquées par la suppression de la glande. *Garnier*, avec de fortes doses d'iodure de potassium, obtenait non seulement une diminution de la sécrétion thyroïdienne, mais encore une dégénérescence de la glande. Il n'est jamais indiqué de continuer longtemps l'administration de grandes quantités de tablettes ; sans quoi les symptômes myxœdémateux apparaissent, comme nous l'avons observé sur nous-même au cours d'expériences d'une durée de cinq années.

Avec de fortes doses il est donc prudent d'employer de petites quantités d'antidote, d'arsenic par exemple ou d'adrénaline. Nous avons constaté, après absorption d'iodothyrine, sur nous-même 90 pulsations ; leur nombre tombait à 65-68, quand nous prenions en même temps X gouttes d'adrénaline ; le sommeil devenait meilleur et la quantité d'urine moindre. L'adrénaline est indiquée chez des sujets dont le pouls est faible, en particulier chez les anémiques.

Tandis que l'extrait thyroïdien abaisse la pression sanguine, l'adrénaline l'élève. On trouve cette dernière en grande quantité dans le sang des myxœdémateux. On sait que l'antithyroïdine de Mœbius, qui, d'après

Hoffmann, est très riche en adrénaline, est retiré du sérum de chèvre éthyroïdé.

En dehors des mesures de précaution indiquées jusqu'ici pour le traitement thyroïdien, on doit porter son attention sur l'origine des préparations. On ne doit utiliser que des produits frais et de bonne marque. Les plus actifs sont naturellement ceux qui contiennent le plus d'iode. D'après *Gideon Wells* les extraits fournis par les glandes des moutons américains sont les plus riches en iode ; après ceux-là les meilleurs sont ceux donnés par les moutons d'Elberfeld. En dehors des produits américains, ce sont les tablettes d'iodothyrine de *Baumann*, qui sont les plus riches en iode; elles contiennent les principes actifs du corps thyroïde, mais non toutes celles qui existent dans la sécrétion même de la glande ; aussi emploie-t-on de préférence ou en même temps d'autres préparations, celles de Burough et Wellcome, de Carrion, de Flourens, de Bouty et Vigier. Pendant quelques années, nous avons essayé les tablettes de Kocher, de Berne, et les préparations de Parke-Davis, de Chicago. Nous avons obtenu dans les deux cas de bons résultats.

Depuis un an, nous employons les tablettes d'iodothyrine associées aux tablettes de Thyraden et jusqu'à maintenant nous n'avons qu'à nous en féliciter. L'iodothyrine a toujours l'avantage de contenir, sous une forme parfaite et chimiquement pure la plus grande quantité d'iode thyroïdien. Notre expérience nous a montré que l'addition d'une petite quantité d'iodure de sodium rend les tablettes plus actives.

Il nous est donc possible d'éviter les accidents dans le traitement iodothyroïdien. On ne doit pas négliger en tous cas le régime des malades. Il faut éviter surtout l'usage de la viande ; celle-ci exige en effet de la part de la glande thyroïde une plus grande activité. C'est ainsi que nous avons pu sur nous-même, durant un régime essentiellement carné, observer une très forte diminution de poids. L'usage du thé, du café, du tabac est aussi à limiter pendant une cure thyroïdienne. Il est bon de faire fréquemment l'analyse des urines, car on peut y trouver du sucre, pendant un régime carné trop abondant. Comme nous prenions un peu plus de viande que d'habitude, en absorbant deux tablettes par jour, nous avons pu constater dans nos urines une glycosurie qui atteignit 0,3 0/0 ; elle disparut dès que nous avons abandonné la viande et peu de temps après nous pouvions absorber une demi-livre de raisins sans que du sucre apparaisse dans nos urines.

Il est rationnel encore d'employer les préparations thyroïdiennes contre l'artériosclérose et la néphrite interstitielle, maladies qui sont souvent l'apanage de la vieillesse. Elles occasionnent une forte élimination des principes essentiels de l'urine. Celle-ci prend une coloration plus foncée et l'excrétion chlorurée auparavant très diminuée augmente du double. Dans la néphrite chronique, les extraits thyroïdiens peuvent être donnés comme antidote de l'excès d'adrénaline contenu dans le sang.

Pour faire une bonne cure thyroïdienne, on prendra pendant plusieurs jours une tablette avant de se coucher. Le mieux sera de la prendre avec une solution de bicarbonate de soude ou une eau minérale alcaline telle que l'eau de Vichy. Nous avons l'habitude de la prescrire avec un verre d'eau de Carlsbad fortement alcaline. Nous ne saurions affirmer encore que l'eau minérale alcaline influence favorablement l'action thérapeutique ; en tous cas la chose n'est pas improbable. Du reste nous avons remarqué que tous les autres extraits d'organe, sauf l'adrénaline, sont parfaitement supportés dans les solutions alcalines.

Chez les femmes qui vieillissent, en plus des extraits thyroïdiens, il est bon d'employer les extraits ovariens, ceux surtout obtenus avec les ovaires du porc. Ils remplacent en partie du moins les glandes sexuelles dégénérées sous l'influence de la ménopause ou enlevées souvent par castration. L'adiposité, qui apparaît à la suite de la dégénérescence ovarienne, est un phénomène typique de la vieillesse ; il est très indiqué de le combattre par un traitement mixte thyro-ovarien. Dans un cas d'obésité concernant une jeune fille dont les ovaires et l'utérus ne s'étaient pas développés, *Burghart* obtint, par l'administration d'extraits ovariens, une diminution de poids de 8 kilogs. Dès que le traitement cessait, l'obésité empirait. L'hypertrophie graisseuse localisée des glandes mammaires, qui est causée, comme nous l'avons montré au Congrès international de Lisbonne, par des altérations des ovaires, est également améliorée par les tablettes ovariennes.

Lœwy et *Richter* ont constaté qu'elles augmentent les processus d'oxydation et *Spielmann* et *Etienne* ont noté une augmentation du nombre des globules rouges. Les extraits ovariens ont donc une action comparable à celle du fer et il ne serait pas étonnant que l'action de ce dernier soit due à l'influence qu'il exercerait sur les glandes sexuelles.

Nous avons traité environ 60 à 70 femmes par les extraits ovariens (l'Ovaraden de Knoll, de préférence) et nous nous en sommes toujours bien trouvé. Tous les symptômes si gênants qui accompagnent la ménopause sont très favorablement influencés. Les maux de tête, l'insomnie, l'abattement n'apparaissaient plus après une cure de plusieurs semaines. Les femmes obèses, auxquelles nous prescrivions en même temps des tablettes thyroïdiennes, diminuaient sensiblement de poids. Les gros seins pendants et les hanches diminuaient considérablement de grosseur. Le double menton avait également tendance à disparaître.

Une cure ovarienne est utile à toute femme qui atteint la ménopause ou qui après une castration vieillit prématurément. *Chroback* et *Landau* les premiers obtinrent les meilleurs résultats en traitant les troubles menstruels ou ceux consécutifs à la castration par les tablettes ovariennes. Nous les avons employées également dans les maladies du système nerveux ou du tube digestif, mais nous ne pouvons communiquer là-dessus des résultats certains. Dans l'hystérie nous avons obtenu une certaine amélioration. Nous croyons que leur emploi peut être utile dans certaines maladies nerveuses, qui sont en rapport avec des altérations ovariennes, la démence précoce par exemple. Dans deux cas de mélancolie et dans un cas de développement insuffisant de l'activité ovarienne, l'emploi des tablettes ovariennes nous a donné de bons résultats. Leur usage en tous cas est inoffensif. Dans aucun cas nous n'avons observé d'accidents. Même la dose quotidienne de quatre tablettes est toujours bien supportée. Nous avons pris nous-même deux tablettes pendant deux mois sans aucun inconvénient. Les meilleures préparations sont celles qui sont faites avec les ovaires du porc, qui contiennent le plus d'iode. Les préparations actives doivent être faites avec les corps jaunes de l'ovaire ; ceux-ci, comme *Prenant* et *Born* l'ont montré les premiers, ont une structure semblable à celle des autres glandes sanguines. Habituellement nous prescrivons pendant la première semaine deux tablettes par jour avant de se coucher ; plus tard quatre tablettes, deux vers 4 heures de l'après-midi et deux le soir avant de se coucher.

Moins efficaces que les extraits ovariens sont les extraits testiculaires actuellement employés. Ils ne me paraissent pas contenir le principe actif de la sécrétion interne du testicule. Comme l'ont montré *Shattock* et *Seeligmann, Ancel* et *Bouin*... etc., les cellules interstitielles du testicule, qui ont une configuration assez rapprochée de celle des ilôts de Langerhans du pancréas, sont étroitement en rapport avec la sécrétion interne du testicule. Cependant nous ne considérons pas les préparations testiculaires, formées en grande partie par ces cellules, comme aussi actives qu'on a pu le supposer; d'après les recherches de *Spangaro* les testicules atrophiés de vieillards montrent très souvent de grandes quantités de ces cellules interstitielles. L'emploi des testicules de taureau, animal du reste sexuellement peu actif, ne me paraît pas bien efficace. Ce sont les animaux carnivores, comme le porc, qui sont à utiliser dans ce but.

Le grand physiologiste *Brown-Sequard,* à qui nous devons la connaissance des sécrétions internes, affirmait déjà, sur la foi de nombreuses expériences, que les extraits testiculaires animaux étaient capables d'influencer les symptômes de la vieillesse. Il utilisait des extraits préparés avec des testicules écrasés de cobaye et de chien et se les injectait à lui-même dans le bras et la jambe ; il affirmait ressentir bientôt une augmentation importante de sa force musculaire et de ses capacités intellectuelles. Les centres nerveux développaient une plus grande énergie. Il lui était possible de travailler beaucoup plus qu'auparavant et sans fatigue. Monter les escaliers était devenu pour lui maintenant chose facile. Le dynamomètre marquait un accroissement sensible de sa force musculaire. Sans l'aide d'aucun purgatif, les selles étaient devenus régulières; le jet d'urine était puissant, ce qui prouvait la grande force de la musculature uréthrale.

Ces observations de Brown-Sequard furent, malgré l'autorité de son auteur, accueillies avec scepticisme par la plupart, comme c'est la règle d'ailleurs, lorsqu'il s'agit d'un nouveau traitement; elles constituaient cependant le fondement de nos connaissances opothérapiques. Aussi ses données ont-elles été confirmées depuis. C'est ainsi que *Zoth* et *Pregl* constatèrent après l'administration d'extraits testiculaires une augmentation de la force musculaire à l'ergographe de Mosso, apportant ainsi la preuve qu'il ne s'agissait pas d'un phénomène d'auto-suggestion. Dans la maladie de Parkinson, dans le tabès dorsal les extraits testiculaires donnèrent encore de bons résultats à Brown-Sequard et d'Arsonval. La spermine de Poehl peut, comme l'ont établi *Poehl* et *Tarchanoff* augmenter l'alcalinité du sang et en même temps renforcer la résistance de l'organisme aux infections, ce qu'ont établi *Lœwy* et *Richter*.

Bukojemsky, *Hirsch*... etc., ont constaté l'activité de la spermine dans le marasme sénile, *Bosse* l'a éprouvée avec succès dans le prurit sénile. Ce dernier auteur rapporte un cas intéressant qui concernait une malade atteinte d'atrophie optique syphilitique. Cette malade, presque aveugle, fut améliorée si rapidement par 16 injections de spermine, qu'elle put reconnaître les aiguilles d'une montre. D'ailleurs on trouve la spermine dans divers organes. Les glandes sanguines, surtout naturellement les testicules, en contiennent de grandes quantités.

Une autre préparation d'organes nous rend de précieux services dans la lutte contre la vieillesse. Ce sont les extraits de reins de porc. Comme l'ont montré *Choupin, Renault, Gilbert* et *Carnot, Obolensky, Dubois, Teissier*... etc., ils peuvent notablement améliorer les néphrites, les états urémiques ou ceux qui résultent de l'élimination insuffisante des produits toxiques et de leur rétention dans l'organisme. Nous avons publié dans un rapport à la Medical Association of Greater New-York[1], une série de cas améliorés par l'opothérapie rénale. Au bout de quelques semaines de traitement, dans les néphrites chroniques parenchymateuses, nous avons constaté toujours une diminution et même parfois une disparition totale des cylindres dans les urines. Le dernier cas que nous avons observé est celui d'un malade de Boston, auquel nous avons fait suivre la cure de Carlsbad et prendre en même temps des tablettes rénales. Trois semaines après, les cylindres avaient disparu de l'urine, chose qu'il nous serait impossible d'attribuer seulement à la cure minérale. Non seulement on voit diminuer les éléments figurés, mais encore la quantité d'albumine, tandis que l'urine au contraire devient plus abondante. Nous considérons donc que l'emploi des préparations rénales est utile chez ceux qui montrent à un certain âge des signes d'insuffisance rénale, une diminution de la quantité quotidienne d'urine, l'apparition de cylindres. L'emploi

1. 15 octobre 1906.

simultané de tablettes thyroïdiennes est à recommander, puisque il en résulte généralement une élimination chlorurée plus intense et une augmentation du poids spécifique de l'urine, signes qui indiquent une amélioration de l'activité rénale.

Après les extraits thyroïdiens nous considérons que les extraits pancréatiques sont parmi les plus actives préparations d'organe; l'importance de leur rôle dans les états dyspeptiques n'est pas douteuse. On sait que le pancréas, au fur et à mesure des progrès de l'âge se sclérose. Nous avons même trouvé complètement altéré chez certains sujets encore jeunes toute la partie sécrétante de l'organe; seuls les ilôts de Langerhans étaient encore intacts. On conçoit que dans ces conditions la digestion soit difficile ; le pancréas ne peut pas alors sécréter les quantités de ferment indispensables à la digestion des albumines, des graisses et des hydrates de carbone. C'est pourquoi beaucoup de vieillards maigrissent. Pour eux les extraits pancréatiques sont comme une sorte d' « Extra-Pancréas » qui apporte aux albumines et surtout aux graisses le supplément de suc qui leur manque. C'est ce qui résulte des travaux de Salomon, von Noorden, E. Meyer.

Par l'emploi de ces extraits, nous avons toujours obtenu une amélioration des troubles digestifs. Nous avons pris nous-même deux ou trois tablettes, après des dîners assez copieux, surtout lorsque nous avions usé de certains mets que nous avons toujours digéré avec difficulté. Peu après survenaient des éructations gazeuses et nous sentions disparaître la douleur et la pesanteur stomacales. Au cours d'un voyage en Italie où nous avons eu quelquefois à notre disposition des mets d'origine et de fraîcheur douteuses, les tablettes pancréatiques nous ont rendu de très grands services. Elles nous permettaient, après le repas du soir qui est le plus important, d'avoir une nuit tranquille.

L'emploi des extraits pancréatiques est à recommander aux vieillards dyspeptiques ou chez ceux qu'on veut engraisser. Grâce à leur secours, de plus grandes quantités de lait sont plus facilement supportées, même par des personnes, jeunes filles ou femmes, qui ne l'aiment pas.

Le foie et le pancréas ont ensemble d'étroites connexions. Les altérations de l'un réagissent souvent sur l'autre et à partir d'un certain âge les deux organes sont altérés. D'après notre expérience, les extraits pancréatiques se montrent actifs dans les deux cas, en particulier dans la lithiase biliaire où le pancréas est souvent atteint et où peut survenir un amaigrissement considérable. Dans un cas que nous avons observé récemment, cet amaigrissement fut de 25 kilogs en une année. L'administration des tablettes provoque une excitation de l'appétit. Il est regrettable que le prix de ces préparations soit élevé.

La preuve est donc faite que l'organothérapie autorise pour l'avenir de grandes espérances dans l'art de guérir. Ce qui est possible avec la thyroïde, les surrénales, le pancréas doit l'être certainement avec d'autres organes ; ce ne peut être qu'une question de technique à perfectionner.

3. — EMPLOI DU SANG COMME ALIMENT FERRUGINEUX ET COMME MÉDICAMENT ORGANOTHÉRAPIQUE

Le fer est l'élément le plus important de notre sang ; son insuffisance peut avoir de très sérieuses conséquences. Aussi devons-nous apporter du fer à notre organisme ; nous avons pour cela deux moyens principaux : l'un, naturel, emprunte le fer à des aliments qui en contiennent beaucoup ; l'autre, artificiel, l'emprunte à des médicaments. Ces deux procédés peuvent être très avantageusement combinés l'un à l'autre.

Parmi tous les aliments contenant du fer se trouve le sang et en première ligne le sang de porc. Le fer qu'il contient a, d'après *Bunge,* comme toutes les combinaisons organiques de ce métal, la propriété d'être résorbé et assimilé plus facilement et plus abondamment que le fer inorganique.

D'après les recherches de *Bunge, Häusermann* et *Abderhalden,* les animaux, qui sont maintenus à un régime alimentaire pauvre en fer, deviennent anémiques. Ils ont observé cette anémie chez de jeunes lapins nourris avec du lait. Leur donnait-on au contraire des légumes verts, des choux, des carottes, des herbes, on pouvait constater bientôt une augmentation du fer dans le sang.

Même si nous ne sommes pas anémiques, nous devons veiller à ce que l'organisme reçoive avec les aliments une quantité de fer suffisante. Cela est surtout important pour la femme après la ménopause, à une époque où les ovaires dégénèrent et l'anémie est un phénomène fréquent. Comme nous l'avons déjà dit et répété, les ovaires et la glande thyroïde exercent une grosse influence sur la formation du sang. Nous avons dit aussi que la moelle osseuse, principal foyer d'origine des hématies, est influencée par ces glandes vasculaires sanguines.

Déjà la grande fréquence des états anémiques chez la femme est en faveur du rôle considérable que jouent les ovaires dans leur apparition. Aussi von Noorden considère-t-il la chlorose comme le résultat d'une dégénérescence ovarienne. Dans cette maladie une nourriture riche en fer sera la plus avantageuse. Mais si on lui surajoute encore du fer inorganique, on peut rendre plus active la formation de sang dans la moelle osseuse. Les femmes anémiques ou vieillissantes y gagnent un aspect jeune, plus empreint de fraîcheur. L'emploi du fer est indiqué dans la vieillesse, car celle-ci amène souvent une diminution de la formation du sang. Comme le dit *Naunyn*[1] : « Les vieillards sont anémiques ». *Geist* a déjà insisté sur la diminution de la quantité du sang dans la vieillesse, fait qu'il attribue à l'atrophie des organes hématopoïétiques. D'après *Grawitz*[2] l'anémie des vieillards est due à un état atrophique du sang lui-même. Comme *Geist* l'a déjà fait ressortir, les hémorragies sont difficilement supportées dans la vieillesse. *Grawitz* l'attribue au passage plus pénible du liquide des tissus dans les vaisseaux en raison de leurs altérations séniles. L'hématopoïèse n'existe pour ainsi dire plus dans l'extrême vieillesse, puisque l'activité de la moelle osseuse est considérablement réduite (Bezançon et Labbé). En réalité la moelle osseuse des vieillards est très altérée ; la moelle rouge ou lymphoïde de la jeunesse s'est transformée dans la suite en moelle graisseuse pauvre en cellules et à un âge élevé en une moelle gélatineuse. Dans les os courts et plats la moelle peut faire exception à cette règle évolutive. D'après Grawitz, l'action du fer dans une vieillesse avancée est très incertaine. La raison en est sans doute que les organes hémato-

1. NAUNYN, *Traité des maladies des vieillards de Schwalbe*, Berlin, 1909.
2. GRAWITZ, *Ibid.* et *Pathologie clinique du sang*, Leipzig, 1906.

poïétiques, sur lesquels agit le fer, sont dégénérés. Puisque le fer inorganique n'agit que peu à un âge avancé, il est très rationnel de recommander une alimentation riche en fer, composée par exemple de jaunes d'œufs, d'une certaine quantité de viande, d'épinards, d'asperge, de carottes, de pommes de terre... etc., surtout lorsqu'on suit un régime où le lait prédomine ; on sait que c'est un aliment pauvre en fer.

Comme nous l'avons déjà dit, le sang de porc est l'aliment le plus riche en fer. Par l'usage du boudin ou d'une variété de pouddingau sang faite dans certaines régions, nous apportons à l'organisme une quantité importante de fer animal. Comme Bunge le raconte dans son traité de physiologie, les jeunes filles chlorotiques de Bâle vont à l'abattoir boire le sang des animaux fraîchement tués ; et si l'on voit souvent les chiens et les chats lécher ou sucer avidement le sang d'autres animaux, c'est peut-être que leur instinct les avertit des bienfaits de cette nourriture. L'usage de sang frais n'est guère appétissant, il est même souvent dangereux, car les animaux abattus peuvent être malades. Certaines personnes déjà nerveuses le supportent mal, dans les conditions où elles l'absorbent à l'abattoir. Une malade nous a raconté qu'elle avait pris longtemps chaque jour une grande quantité de sang frais, mais qu'elle avait cessé par suite de l'apparition de troubles digestifs et de la présence du sang dans les selles.

Sous ce rapport l'hématogène du Dr Hommel, préparé avec le sang de bœuf, est meilleur. On obtiendrait avec lui de bien meilleurs résultats, en employant le sang de porc ; cent grammes contiennent en effet d'après *Bunge* 226 milligrammes de fer.

Le tableau suivant dont les termes sont empruntés

Sang de bœuf	Sang de porc	
80,89	71,6 0/0	Eau
10,31	14,22 0/0	Hémoglobine
6,98	4,66 0/0	Albumine
0,052	0,11 0/0	Graisse
	0,048 0/0	Acide gras
0,02	0,069 0/0	Sucre
0,199	0,044 0/0	Cholestérine
0,135	0,231 0/0	Lécithine
0,003	0,006 0/0	Nucléine (en acide phosphorique)
0,054	0,696 0/0	Oxyde de fer
0,007	0,0068 0/0	Chaux
0,004	0/0 89 0/0	Magnésie
0,004	0,2309 0/0	Potasse
0,0364	0,2406 0/0	Soude
0,0040	0,1002 0/0	Acide phosphorique
0,017	0,749 0/0	Acide phosph- inorganique
	0,2696 0/0	Chlore

à Abderhalden, montre les différences qui existent entre le sang de porc [1] et le sang de bœuf [2].

Les organes du porc plus que ceux du bœuf se rapprochent par leur structure des nôtres ; le caractère omnivore de l'animal le fait encore davantage se rapprocher de l'homme. C'est ainsi qu'un cochon peut manger en un jour 6 à 8 kilogrammes de viande de cheval. C'est pourquoi les préparations organiques faites avec les testicules, les ovaires, les reins et le pancréas du porc sont plus actives que celles obtenues avec d'autres animaux, le bœuf par exemple et qu'on emploie d'habitude. L'usage du sang de porc permettrait donc d'espérer de meilleurs résultats ; cependant il est difficile d'en obtenir de grandes quantités, car le cochon fournit à l'abatage une quantité de beaucoup inférieure à celle donnée par le bœuf. Du reste la plupart des porcs sont abattus une fois engraissés ce qui diminue leur quantité de sang. Un cochon de 300 livres ne donne qu'un litre de sang, un bœuf de 900 au contraire donne de 9 à 12 litres. Le fait que les animaux gras ont moins de sang, déjà noté par *Ranke*, l'a été au sujet des porcs engraissés par Heissler. Comme ces animaux, à la suite d'un transport défectueux à l'abattoir, sont souvent atteints de pneumonie, l'emploi de leur sang n'est à recommander qu'après examen de l'animal.

Une grande quantité de fer est contenue dans le boudin qu'on peut accommoder de différentes façons, sans qu'il excite une répulsion analogue à celle du sang frais. Dans maints endroits, en Angleterre par exemple, au Danemark, en Suède et Norvège, on

1. Abderhalden, *Zeitschrift f. Phys. Chemie*, 1898, 25, 56.
2. — *Ibid*. 1897, 23, 521.

prépare avec du sang de porc mélangé à du sucre, de la farine, parfois aussi à du miel, de l'orge, du gruau, du raisin sec, une sorte de pudding, que nous pouvons indiquer comme très savoureux. On trouve très souvent ces puddings au sang sur les menus des restaurants norvégiens et, au Danemark, on les voit aux étalages des boucheries, car ils se conservent longtemps.

Le boudin contient d'après *König* [1], *Farwich* et *C. Kraut* :

A L'ÉTAT NATUREL				A L'ÉTAT SEC			
Eau	Substances azotées	Graisse	Azote libre matières extractives	Cendres	Substances azotées	Graisse	Résidu sec
0/0	0/0	0/0	0/0	0/0	0/0	0/0	0/0
49,93	11,81	11,48	25,09	1,64	23,59	22,90	3,77

Le sang mériterait d'être vendu plus fréquemment. Du reste, lorsqu'il est convenablement préparé, il est facile à digérer et se résorbe rapidement. Nous ne comprenons pas qu'il trouve comme aliment un si petit emploi. Bunge réclame pour lui une plus large place dans l'alimentation. En dehors de ces matériaux nutritifs, le sang contient encore d'autres substances très importantes. Il contient, en dehors du fer, du manganèse et du phosphore. Il contient également de petites quantités d'iode et d'après *Gauthier*, il renferme aussi de l'arsenic. On y trouve des graisses émulsionnées

1. J. König, *Die menschlichen Nahrungs, u. Genussmitte'*, Berlin 1913, I, S. 76.

(0,1 à 0,2 0/0), de la lécithine, de la cholestérine (Hoppe-Seyler), du glycogène, du glucose, de la jecorine,... etc. Il contient enfin d'importants ferments, en particulier une diastase, un ferment dédoublant le sucre et la graisse, sans compter les anti-corps tels que les alexines et les opsonines, sans compter aussi les produits de sécrétion des glandes sanguines, dont la présence est extrêmement importante. Le fait que cette sécrétion est directement versée dans le sang est généralement admis depuis *Claude Bernard*. Par l'usage du sang, nous apportons donc à l'organisme les produits sécrétés par la glande thyroïde, les ovaires, les testicules et les capsules surrénales et qui résistent généralement à l'action des sucs digestifs. La sécrétion surrénale a déjà été décelée dans le sang. Pour ce qui est de la sécrétion thyroïdienne, on ne peut la mettre en évidence qu'indirectement ; on sait que le sérum d'animaux éthyroïdés (antithyroïdine de Mœbius) contient un principe antagoniste des produits thyroïdiens. Les animaux, pourvus de leur thyroïde, doivent donc posséder dans leur sang le principe positif de la thyroïde, autrement dit sa sécrétion. Celle des glandes sexuelles passe aussi dans le sang, comme nous l'avons déjà dit en passant. *Kehrer* a montré que le lait d'une vache en rut pouvait mettre en rut une autre vache, ce qui nous prouve le passage dans le sang, puis dans le lait de la sécrétion interne des glandes sexuelles. Nous ne pouvons nous expliquer autrement l'action de préparations semblables à l'hématogène de Hommel, en dehors du fer qu'elle contient et dont une dose de 2 à 3 cuillerées à bouche ne fait absorber qu'une toute petite quantité. Nous ne nous expliquons même pas que le fer, tel qu'il est contenu dans le sang, ait à lui seul une action si considérable. Nous croyons qu'il agit par les sécrétions internes plutôt que par le fer qu'il contient. Les proportions de ces sécrétions dans l'organisme nous montrent qu'elles agissent déjà en fort petites quantités. Des glandes aussi minuscules que les surrénales ou la glande pituitaire dont le poids est de quelques grammes seulement, sont susceptibles de pourvoir par leur sécrétion aux besoins de tout l'organisme humain. L'expérience nous apprend du reste qu'une petite parcelle de ces glandes suffit à nos besoins, sans phénomènes d'insuffisance. C'est pourquoi le sang constitue un précieux moyen opothérapique ; aussi toutes les préparations organiques de sang analogues à l'hématogène de Hommel, et basées sur tout ce qui précède, auraient-elles toute ma sympathie. Peut-être serait-il possible de trouver un produit analogue dont on pourrait prendre en une seule fois de plus grandes quantités.

Une méthode rationnelle de porter du sang frais dans l'organisme, c'est de pratiquer la transfusion du sang, autrement dit l'injection directe du sang dans une veine. Cette méthode n'est pas sans danger (Landois) ; car le sang en quelque sorte étranger est toxique et provoque l'hémolyse. *Mariani* obtenait de bons résultats par l'infusion rectale de sang défibriné de mouton. *Grawitz* regrettait qu'on ne puisse employer du sang humain ; il recommandait de nouvelles recherches [1]. Comme le mentionne Hufeland, la transfusion se pratiquait depuis quelques centaines d'années en Angleterre sur les vieilles brebis, les bœufs et les chevaux, avec le sang d'animaux plus jeunes. On avait observé que les animaux devenaient après l'opération

1. Grawitz, *l. c.*, page 200.

plus vivants, plus alertes. A Paris *Denis* et *Riva* essayèrent la transfusion sur l'homme et en obtinrent de bons résultats ; mais des cas de mort survinrent et un arrêt du parlement interdit des nouvelles expériences. *Hufeland* écrit dans sa macrobiotique que la transfusion avait rendu la raison à un fou. Il est curieux que de telles entreprises ou expériences aient été faites à une époque aussi éloignée de la nôtre. Bien que les chirurgiens d'aujourd'hui fassent souvent des opérations audacieuses, la transfusion me paraît être devenue très rare. *Bier* [1] l'a expérimentée dans quelques cas graves de lupus. Après avoir observé des phénomènes toxiques il vit survenir une amélioration évidente. Ne devrait-il pas être possible d'établir une médication sanguine de la vieillesse par le même procédé ? Comme le sang humain, en raison de ses diverses tares biologiques latentes, expose à certains dangers du fait de la transfusion (on pourrait peut-être les éviter en étudiant la question), il serait plus indiqué de l'administrer sous une forme appropriée par la voie buccale. Le sérum de Mœbius, donné par la bouche, donne déjà des résultats thérapeutiques certains. Nous voudrions que ces lignes puissent servir au développement d'une thérapie si rationnelle. Peut-être n'est-il pas hasardé de prédire que les siècles futurs seront organisés en vue d'un tel traitement de la vieillesse. Peut-être astreindra-t-on les meurtriers physiquement sains à donner dans un but humanitaire, en punition, du sang qu'ils auront répandu, le leur propre qui est aujourd'hui inutilement versé.

1. Bier, *Hyperämie als Heilmittel*, S. 265.

CHAPITRE XI

L'ASPECT JUVÉNILE

L'aspect juvénile d'un individu tient surtout à l'état de son teint, de ses dents, de ses cheveux. Si une personne a un visage frais et coloré, une peau naturellement blanche ou rosée, des joues pleines aux muscles fermes, nous reconnaissons qu'il a une expression juvénile. Quelques petites rides au coin des paupières, les pattes d'oie que l'on trouve surtout chez des personnes au jeu de physionomie animé ne portent aucun préjudice sérieux à l'aspect juvénile.

Pour maintenir le teint frais et en même temps empêcher la peau de se faner, il faut suivre certaines règles hygiéniques. Le lavage journalier au savon n'est pas très profitable. Il vaut mieux, dès qu'on se lève, de bonne heure, tremper la serviette dans de l'eau fraîche et douce (la meilleure serait l'eau de pluie) et de s'en humecter le visage. La fraîcheur de l'eau excite la tonicité des muscles du visage et empêche leur relâchement. Il est bon de faire quelquefois dans la journée, après une fatigue par exemple, une lotion semblable avec de l'eau de Cologne dédoublée ou de l'alcool à 30 0/0. La peau du visage ne doit jamais être humectée que légèrement. Un grand lavage contribue plutôt à la dessécher. Pour enlever la graisse, on peut employer parfois un savon très gras et très doux. Le soir avant de se coucher on peut frictionner le visage avec un onguent formé de graisse animale (de lanoline par exemple), de la glycérine ou avec le Mitinsalbe du Dr Jessner, l'onguent de Schleich. Il n'est cependant pas nécessaire de le répéter tous les jours. Le massage facial, qui entraîne une meilleure circulation de la musculature faciale, doit être pratiqué avec prudence. La chose la plus importante pour la fraîcheur du teint est de veiller à l'évacuation régulière et abondante de l'intestin. On peut remarquer souvent qu'après une purgation, le teint pâle, jaunâtre, devient frais et rose. Que les troubles fonctionnels du foie altèrent souvent la couleur de la peau, c'est là un fait connu depuis bien longtemps.

Très utiles sont le mouvement, surtout les grandes promenades en plein air, parce qu'elles activent la circulation périphérique sur tout le corps, par suite au visage, et qu'elles rendent plus intenses les échanges nutritifs. Il est aussi très important de se nourrir raisonnablement. Le teint d'un fort mangeur de viande n'est certainement pas aussi frais que celui d'un homme adonné surtout à un régime végétarien. Dès qu'on soumet le premier à un régime lacto-végétarien, on voit son teint recouvrer bientôt une saine apparence. C'est pourquoi, usons avant tout de lait, d'œufs, de beurre et de végétaux ; mangeons surtout beaucoup de fruits !

Il n'est pas douteux qu'un état d'âme serein exerce une influence favorable sur l'expression du visage et la couleur de la peau. Les chagrins, les soucis, les passions, laissent après eux des rides sur le visage.

Nous avons précédemment parlé de l'action de l'arsenic, du fer et de l'iode sur l'aspect extérieur. Si des personnes traitées par ces médicaments ont ensuite une apparence juvénile, cela résulte de leur action sur la constitution du sang, sur la circulation et sur la nutrition. Nous avons vu que les tablettes thyroïdiennes exerçaient une influence analogue.

Des rides peuvent apparaître déjà dans le jeune âge, même dans la première enfance, même chez des nouveau-nés, dans les cas où la glande thyroïde est dégénérée. Par un traitement thyroïdien, ces rides peuvent disparaître, surtout dans les cas de vieillesse précoce.

Les bains, principalement les bains très chauds, entraînent une meilleure irrigation sanguine de la peau et augmentent son activité.

Pour garder un aspect jeune, il est très important d'avoir de bonnes dents. Dans la vieillesse elles tombent habituellement. Il survient une atrophie du maxillaire ; les lèvres et les joues manquent dès lors de base osseuse et s'affaissent. Les plis naso-géniens se creusent davantage et le menton devient pointu. La hauteur du visage est diminuée et l'aspect sénile est réalisé. Pour l'éviter il faut donc soigner les dents avec attention.

La chute des dents peut être due à des causes externes et internes. Ces dernières sont les plus importantes et les plus difficiles à éviter. Les premières sont surtout d'ordre bactériologique et peuvent être évitées grâce à une propreté minutieuse. La principale cause interne est la nutrition défectueuse des gencives. Sont-elles insuffisamment irriguées par le sang, celui-ci est-il privé d'un certain nombre de substances importantes ou contient-il des produits toxiques, comme dans le diabète, les gencives s'atrophient. Elles se rétractent et les dents sont alors insuffisamment protégées. Lorsque la salive devient acide, du tartre se dépose et peut occasionner la pyorrhée alvéolo-dentaire. Les racines étant entourées de pus, la carie survient et la dent est irrémissiblement perdue. Ce sont surtout les mangeurs de viande qui ont une salive acide ; elle le devient encore dans certaines maladies, telles que le diabète. La pyorrhée alvéolaire apparaît, comme *Hermann* l'a montré, dans certaines diathèses, la goutte, le diabète, les néphrites chroniques. D'après Patterson, la pyorrhée alvéolaire est très fréquente dans les catarrhes chroniques du nez et du pharynx.

Le meilleur moyen pour assurer la bonne irrigation des gencives par le sang c'est de les masser. On pratique ce massage avec le doigt en allant de bas en haut à la mâchoire inférieure, de haut en bas à la mâchoire supérieure. Par le nettoyage fréquent des dents à la brosse, on obtient à peu près le même résultat. On évitera l'acidité buccale par l'usage d'une eau minérale alcaline. Le plus rationnel est de brosser les dents avec une pâte contenant des alcalins tels que sels de Vichy, bicarbonate de soude. On doit recommander de se rincer fréquemment les dents avec de l'alcool à 30 0/0, ou avec un produit antiseptique et astringent, tel que le borax, la myrrhe chère aux Anglais, la teinture de ratanhia associée à la myrrhe. Le produit idéal pour nettoyer les dents est l'eau oxygénée ; elle rend de précieux services dans le cas où les gencives sont hyperémiées, enflammées ; on les frottera une fois par jour avec un peu de coton humecté d'eau oxygénée.

Hermann guérissait la plus dangereuse maladie des dents, la pyorrhée, en enlevant les papilles gingivales et le tartre qu'elles recouvrent, de même que les bords cariés des alvéoles.

Si le sang apporté aux dents ne contient pas une quantité suffisante de produits sécrétés par les glandes sanguines, de substances thyroïdiennes par exemple dans le myxœdème, nous voyons la gencive devenir malade. Nous avons pu occasionnellement avec des tablettes thyroïdiennes améliorer une hypertrophie et une hyperémie des gencives. Les glandes sexuelles agissent aussi sur l'état des gencives ; c'est pourquoi les états chlorotiques ou la grossesse peuvent s'accompagner d'altérations des dents et des maxillaires.

Désire-t-on se rendre compte de l'âge d'une personne, on considère aussitôt sa physionomie et la quantité de ses cheveux. Sont-ils absents ou ceux qui restent sont-ils blancs et maigres, le visage apparaît beaucoup plus vieux. A l'approche de la vieillesse, le tissu conjonctif augmente dans les capillaires de la papille du cheveu ; l'élasticité de leur paroi est diminuée ; par suite l'apport du sang au cheveu devient difficile. Ici il est bon d'employer l'iode, qui dilate les vaisseaux, et de faire le massage des cheveux, que l'on pratique avec un mince bâtonnet pourvu à son extrémité d'un tampon d'ouate enduit de lanoline. Il faut éviter surtout, de rendre difficile, par le port de chapeaux raides, la circulation du sang dans le cheveu. Le mieux est de se promener sans chapeau, sauf cependant en été au moment des fortes chaleurs, car les rayons lumineux contiennent des rayons chimiques très actifs et nuisibles aux papilles des poils. D'après *Ehrmann* la faradisation des cheveux offre de grands avantages. La sécheresse des cheveux doit être combattue avec des graisses animales, axonge ou lanoline. La chute des cheveux, qui est bien souvent d'origine parasitaire, peut être prévenue par des frictions avec des onguents antiseptiques, du sublimé, de l'alcool, etc.

Il existe un rapport certain entre l'état des cheveux et celui des glandes vasculaires sanguines, surtout la glande thyroïde et les glandes sexuelles. Sont-elles dégénérées, aussitôt le terrain où poussent les cheveux devient pauvre ; ces derniers restent courts, se dessèchent, deviennent cassants et tombent avec facilité. Après un long traitement thyroïdien on peut constater une croissance des cheveux plus active. Ceux qui étaient altérés au début tombent, mais ils sont remplacés par des cheveux frais. On peut obtenir des résultats analogues en employant l'arsenic. Tout ce qui est utile à l'hygiène de la peau et de tout l'organisme est également favorable aux cheveux.

La gracilité contribue de façon importante à donner l'aspect juvénile ; les personnes minces paraissent généralement plus jeunes. L'embonpoint par contre est caractéristique de la vieillesse. Les exercices fréquents en plein air entraînent une meilleure combustion des aliments et l'on peut ainsi, en réduisant en même temps dans l'alimentation les graisses et les hydrates de carbone, prévenir dans beaucoup de cas l'obésité. Les bains de sueur, les purgatifs, une cure à Carlsbad ou Marienbad ont aussi leurs avantages. Enfin on peut obtenir de très favorables résultats en faisant absorber des extraits thyroïdiens, ovariens ou testiculaires.

CHAPITRE XII

LES DOUZE COMMANDEMENTS DE LA LONGÉVITÉ

Dans le rapport d'autopsie de Thomas Parr, qui mourut à 152 ans et 9 mois, le célèbre Harvey, à qui nous devons nos connaissances sur la circulation du sang, attribuait la mort de ce patriarche à ce fait qu'il avait dû remplacer sa nourriture habituelle, misérable, composée de fromage, de lait et de pain dur, par la table bien garnie de ses hôtes londoniens. Non seulement il dut abandonner son vieux régime, considéré par Harvey comme « sorry fare of subrancid cheese and milk in every form » (comme une nourriture misérable faite de fromage à peu près rance et de lait sous toutes ses formes), mais encore il fut obligé, pour gagner le nébuleux climat londonien, de quitter l'air pur et sain de sa campagne où il vivait depuis longtemps dépourvu de soucis ; « sorry fare, but free of care » comme le dit Harvey.

Si quelqu'un nous demandait comment il pourrait devenir centenaire, nous lui répondrions sans tarder : Vas, comme religieux, t'enfermer dans un monastère, ou bien fais-toi admettre dans un hospice anglais, ou bien encore fais-toi paysan. De tels hommes ne connaissent pas les soucis. Leur mode de vie est toujours simple, pauvre mais bien réglé. Ils ne connaissent pas les refroidissements gagnés à la sortie d'un théâtre, d'un concert ou d'un café. Les paysans plus que les rois ont la perspective d'une longue vie.

La possibilité pour l'homme de vivre bien au delà de 100 ans est démontré par l'exemple de Thomas Parr, et par ceux rapportés par *Pflüger, Pel, Metchnikoff*, et *Hufeland*. Parmi les personnes qu'ils citent, il y a un certain Jenkins qui vécut 169 ans, fait qui mérite d'être rapporté à titre documentaire. Leur mode de vie judicieux devrait nous servir d'exemple. Une bonne hérédité des glandes sanguines est assurément un important facteur; cependant des sujets de faible constitution atteindront, grâce à leur mode de vie, une vieillesse avancée et pourront transmettre à leurs descendants des glandes de meilleure qualité.

Afin de réunir les conseils que nous avons détaillés dans les précédents chapitres, nous voulons sous forme de commandements indiquer comment il est possible d'atteindre une grande vieillesse :

1° Vis autant que possible dans un air frais et sain, surtout au soleil, pourvu qu'il ne soit pas trop chaud.

2° Ne mange de la viande qu'une fois par jour et modérément. Compose ton régime surtout avec du lait cru de vache ou de chèvre saines, des œufs, des céréales, des légumes verts, du beurre, du fromage, des fruits. Tous les trois mois évite pendant quelque temps de manger de la viande. Mastique les aliments avec soin.

3° Prends chaque jour un bain et chaque semaine un bain de sueur.

4° Prends soin d'aller tous les jours à la selle. Nettoye l'intestin une fois par semaine à l'aide d'un léger purgatif.

5° Porte des vêtements poreux, surtout des vêtements de laine; ne porte qu'en hiver tout au plus des tricots de lainage. Que le col de ta chemise soit large. Choisis en été un chapeau et des vêtements clairs; en hiver préfère les sombres. Porte toujours des souliers bas.

6° Couche-toi de bonne heure et lève-toi pareillement.

7° Dors la fenêtre ouverte dans une chambre obscure et silencieuse. Que ton sommeil ne dure pas moins de 6 h. 1/2 et plus de 7 h. 1/2 (8 h. 1/2 pour la femme).

8° Repose-toi parfaitement une fois par semaine. Tâche de passer ton temps du samedi au lundi, à la campagne ou à la montagne.

9° Fuis les ébranlements moraux et les excitations de l'âme. N'aies de souci ni pour ce qu'il est impossible de changer, ni pour ce qui peut arriver. Ne parle pas de choses désagréables. Que ta volonté soit forte.

10° Sois mesuré dans tes actes sexuels. Mais ne supprime pas entièrement l'instinct. Marie-toi et si tu deviens veuf remarie-toi.

11° Fuis les locaux mal ventilés ou surchauffés, surtout ceux qui le sont par la vapeur.

12° Use modérément d'alcool, de café, de thé et de tabac.

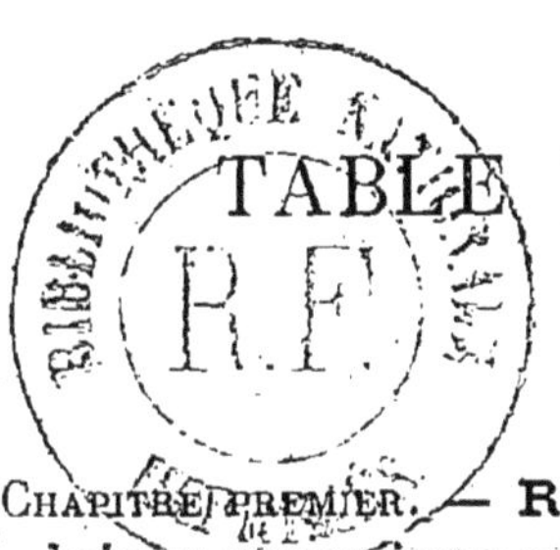

TABLE DES MATIÈRES

CHATEAUROUX — IMP. MELLOTTÉE.

A LA MÊME LIBRAIRIE

Châteauroux. — Imprimerie MELLOTTÉE.

www.ingramcontent.com/pod-product-compliance
Ingram Content Group UK Ltd.
Pitfield, Milton Keynes, MK11 3LW, UK
UKHW020424200726
13857UKWH00002B/281

9 782012 892781